Wegweiser durch das Buch

Der große
Kinderkra

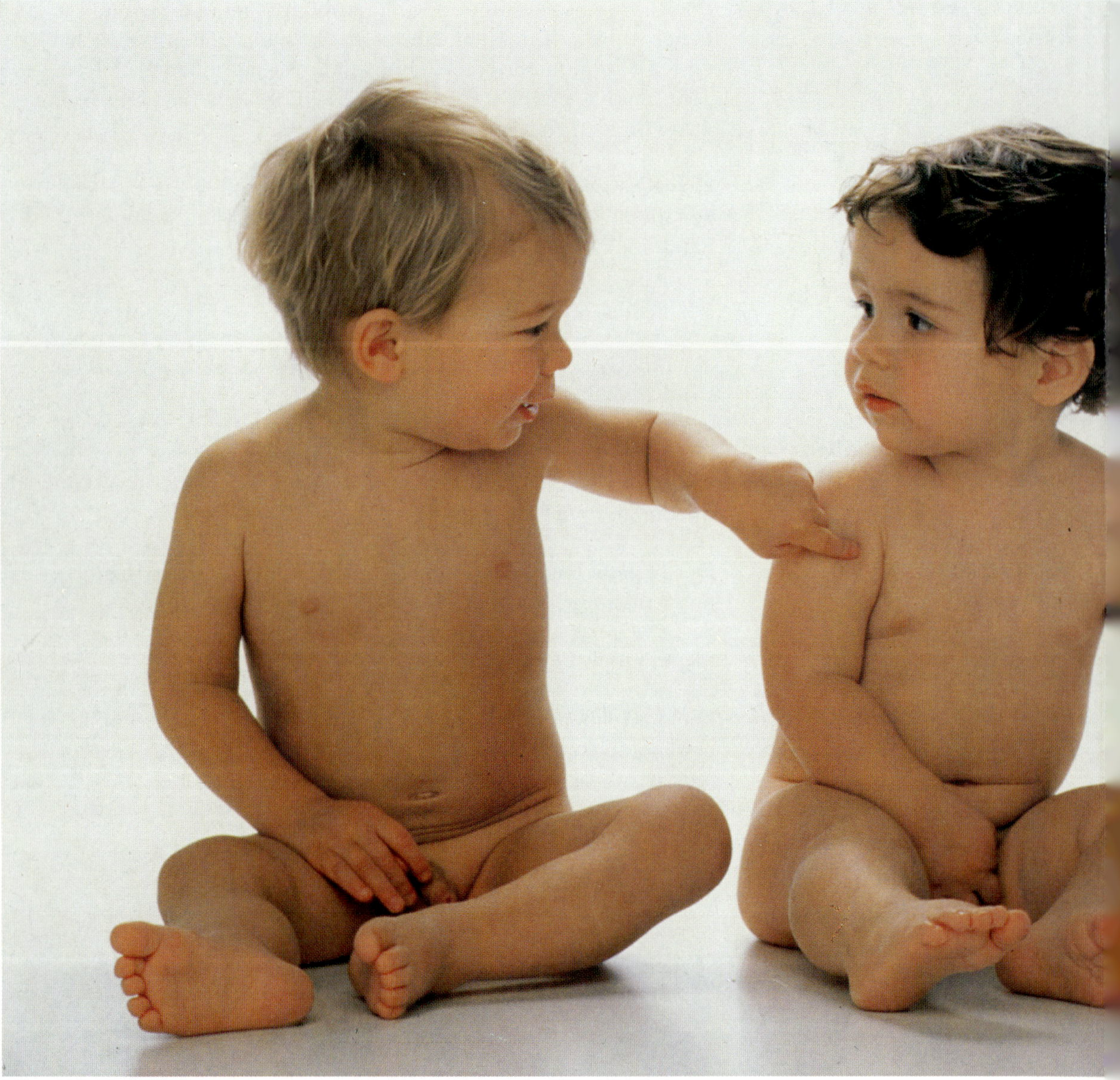

Ratgeber

nkheiten

Dr. med. Helmut Keudel

Kinderkrankheiten

- **Erkennen – Behandeln – Vorbeugen**
- **Die häufigsten Krankheiten vom Säuglingsalter bis zur Pubertät**
- **Rat und Hilfe aus Schulmedizin und Naturheilkunde**

GU GRÄFE UND UNZER

Inhalt

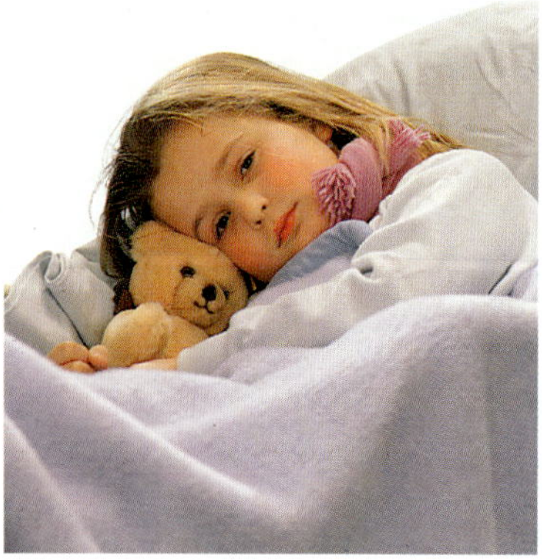

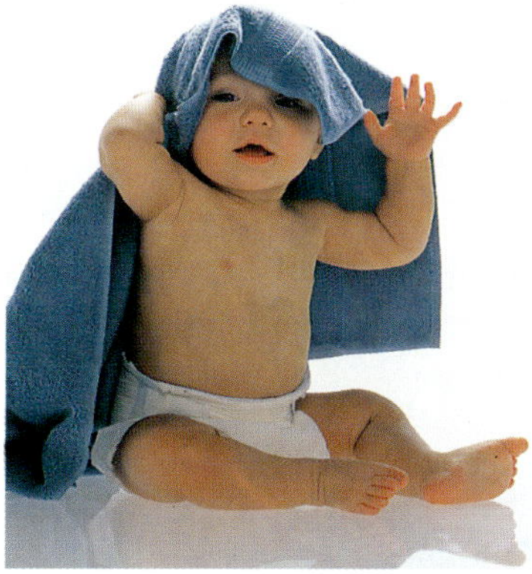

Inhalt

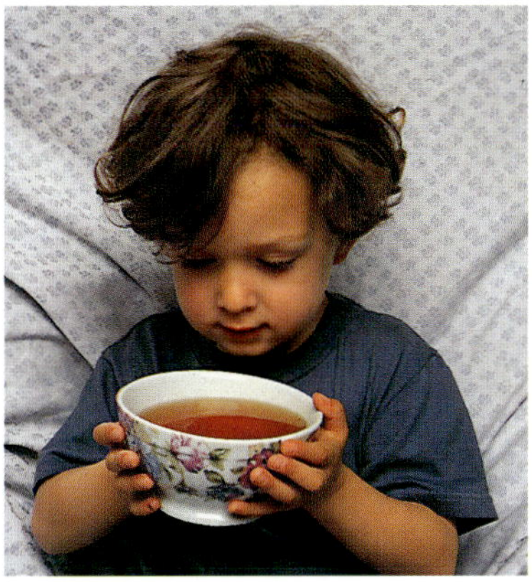

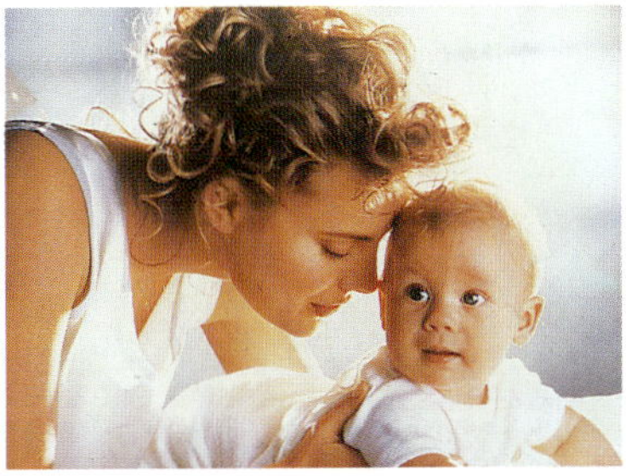

Ein Wort zuvor

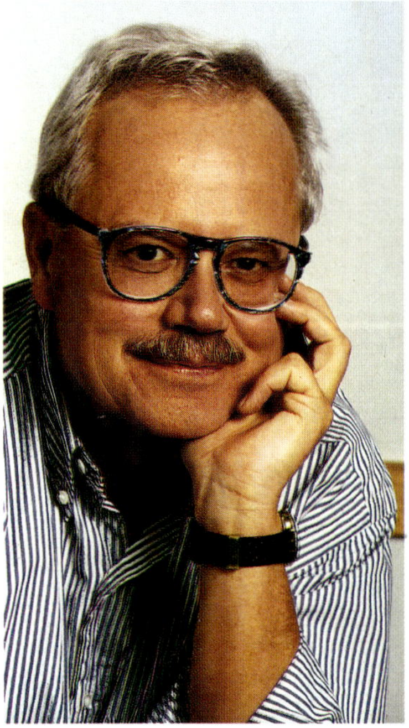

In meiner Praxis stelle ich immer häufiger fest, daß viele Eltern verunsichert sind, wenn es um das gesundheitliche Wohl ihrer Kinder geht: Woran sie erkennen, ob und wie schwer ihr Kind erkrankt ist, wie sie ihm helfen und seine Schmerzen lindern können. Das Wissen über die Pflege des gesunden und kranken Kindes wird meist nicht mehr wie früher von einer Generation an die nächste weitergegeben. Dazu kommt: Viele dieser Überlieferungen sind durch den rasanten Fortschritt der Psychologie und der modernen Medizin überholt.

Damit Eltern nicht ratlos – oft mitten in der Nacht – am Bett ihres kranken Kindes stehen müssen, habe ich dieses Buch geschrieben. Alle, denen ein Kind anvertraut ist, brauchen ausreichende Informationen, um eine Krankheit richtig einschätzen zu können, um entscheiden zu können, ob der Arzt sofort aufgesucht werden muß oder ob es reicht, mit Hausmitteln die ersten Krankheitstage zu überstehen.

Das Buch will Ihnen keine Verhaltensregeln und Vorschriften machen, sondern soll Ihnen die nötigen Informationen geben und Ihre Beobachtungsgabe und Ihren Blick für Zusammenhänge schärfen. Darüber hinaus soll dieser Ratgeber Sie darauf hinweisen, wann es angebracht beziehungsweise unerläßlich ist, ärztlichen Rat zu suchen. (Der Einfachheit halber ist im Buch nur vom »Arzt« die Rede, natürlich ist damit stets »Arzt/Ärztin« gemeint!)

In diesem Buch sind die wichtigsten und häufigsten Krankheiten beschrieben, an denen Ihr Kind erkranken kann. Bitte haben Sie Verständnis, daß nicht alle Krankheiten aufgenommen werden konnten.

Die Behandlungsvorschläge entsprechen dem heutigen Stand der Medizin und basieren auf aktuellen Forschungsergebnissen. Sie sind erweitert durch bewährte Hausmittel sowie homöopathische und andere naturheilkundliche – sogenannte sanfte – Therapieempfehlungen.

Diese Selbsthilfemaßnahmen sind in erster Linie für die Behandlung von leichten Erkrankungen – wie zum Beispiel bei Schnupfen – gedacht. Trotz aller Erfolge der modernen Medizin reichen bei banalen Alltagsleiden, an denen Kinder fast regelmäßig erkranken, Hausmittel oft aus und helfen besser als »schwere Geschütze«. Es ist zwar mühsamer und zeitaufwendiger, Wadenwickel zu machen oder Thymian-Hustensaft anzusetzen, als ein paar Tabletten oder Zäpfchen zu geben, aber dafür sind unerwünschte Nebenwirkungen seltener zu befürchten. Und welches kranke Kind liebt es nicht, wenn sich Mutter oder Vater ausgiebig mit ihm beschäftigen, ihm einen

Wickel auf den schmerzenden Bauch legen oder einen duftenden Kräutertee Löffel für Löffel eingeben? Diese Zuwendungen – und natürlich noch mehr Aufmerksamkeit, Liebe und Fürsorge als in gesunden Tagen – helfen beim Gesundwerden kräftig mit.

Alle vorgeschlagenen Selbsthilfemaßnahmen können im Zweifelsfall die ärztliche Behandlung nicht ersetzen, sondern nur ergänzen und unterstützen. Selbstbehandlung – vor allem bei Kindern – setzt voraus, daß Sie gut genug informiert sind, um erkennen zu können, wann Ihre Grenzen erreicht sind. Dieses Buch soll auf keinen Fall dazu verleiten, auf ärztlichen Rat zu verzichten. Wenn sich der Zustand Ihres Kindes durch Hausmittel und andere Selbsthilfemaßnahmen nicht innerhalb kurzer Zeit bessert, müssen Sie – lieber einmal zu früh als zu spät – den Arzt aufsuchen, zu dem Sie und Ihr Kind Vertrauen haben.

Ein letztes Wort in eigener Sache: Dieses Vertrauen sollte natürlich auf Gegenseitigkeit beruhen, denn der Arzt muß sich auch darauf verlassen können, daß Sie seine Therapieempfehlungen und Anweisungen befolgen.

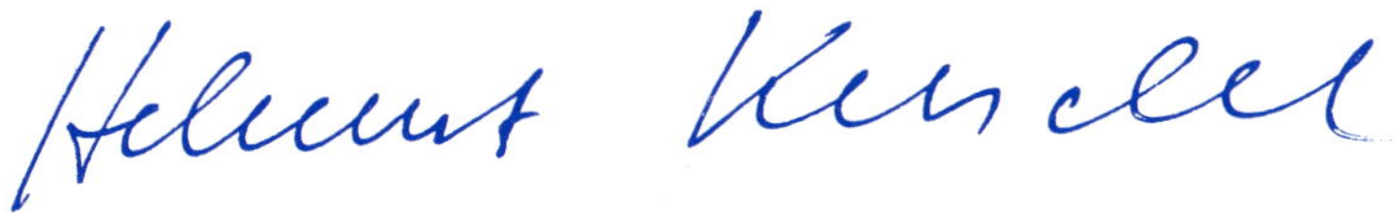

Wenn Kin
krank wer

Ob ein banaler Schnupfen Ihr Kind plagt oder es vor Schmerzen jammert – kranke Kinder sind noch mehr auf die liebevolle Pflege, Aufmerksamkeit und Zuwendung ihrer Eltern angewiesen als in gesunden Tagen.

In diesem Kapitel erfahren Sie, wie Sie Ihrem kranken Kind helfen können, was Sie ihm zu essen und trinken geben sollten, wie Sie es pflegen und bei Laune halten, aber auch, wie Sie am besten mit dem Arzt zusammenarbeiten und Ihr Kind auf einen eventuell nötigen Krankenhausaufenthalt vorbereiten.

Außerdem: Nützliche Empfehlungen für einen gesunden Urlaub – damit Ihr Traumurlaub nicht zu einem Alptraum wird.

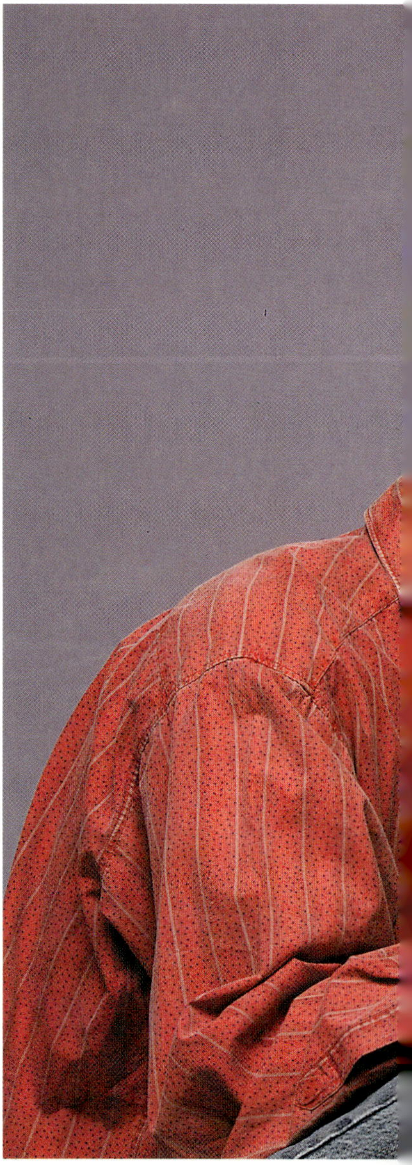

der

den

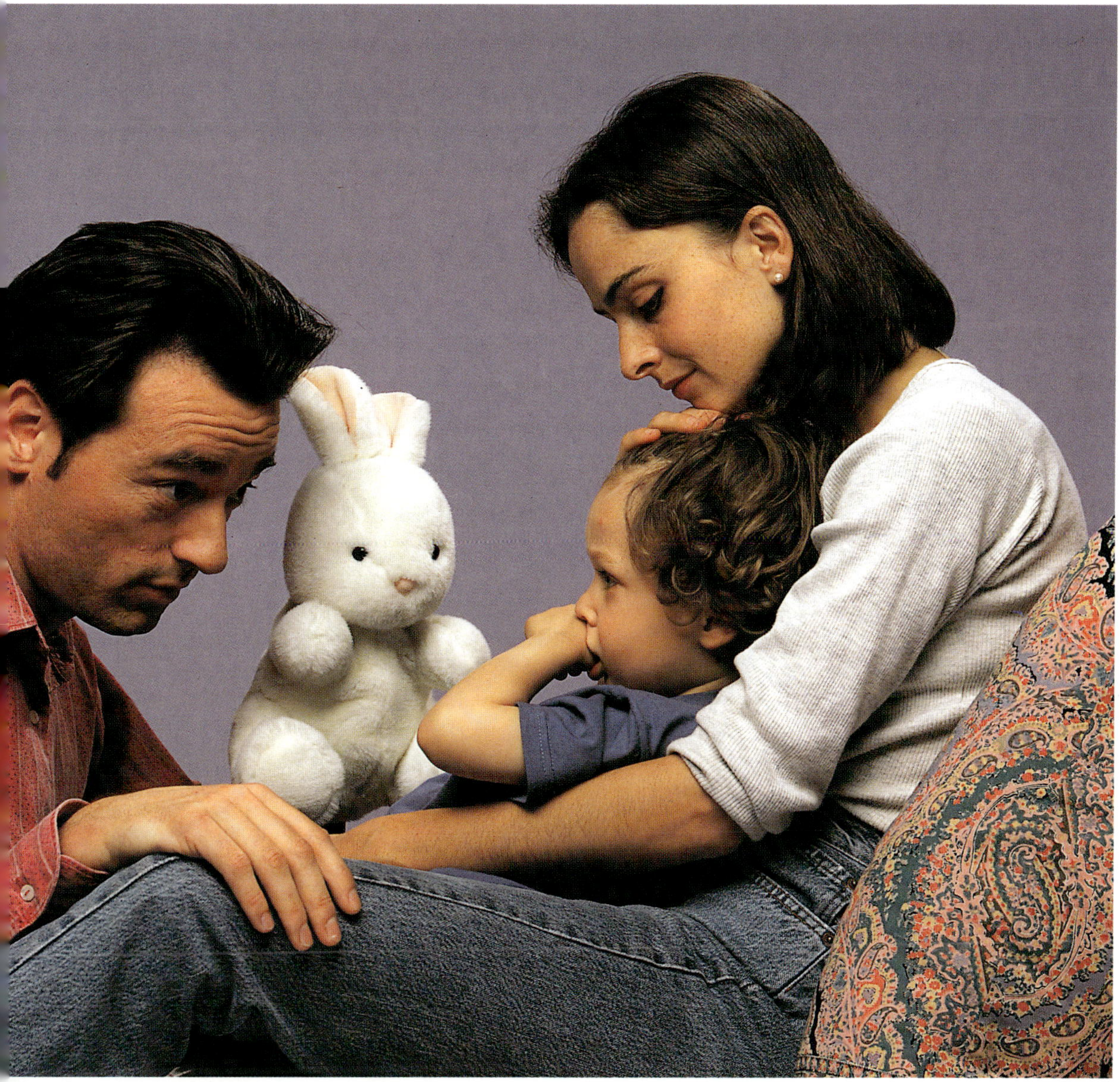

Über Gesundsein und Kranksein von Kindern

So wichtig es auch ist, Krankheiten zu behandeln und zu heilen – an erster Stelle steht, sie zu verhüten und Ihrem Kind ein Umfeld zu schaffen, in dem es sich körperlich, seelisch und sozial gesund entwickeln kann. Dazu brauchen Kinder vor allem Liebe, aber auch liebevolle Erziehung, gesunde Ernährung, ausreichend Schlaf, viel Bewegung an der frischen Luft und körperliche Abhärtung. Denn Gesundheit ist allseitiges körperliches, seelisches und soziales Wohlbefinden und nicht allein das Fehlen von Krankheit – so lautet die Definition der Weltgesundheitsorganisation (WHO).

Von Krankheit bleibt kein Kind verschont

Während Schwangerschaft und Stillzeit gibt die Mutter ihrem Kind einen Teil ihrer Gesundheit weiter: Die Abwehrkräfte, Antikörper genannt, die der mütterliche Körper als Reaktion auf selbst durchgemachte Krankheiten aufgebaut hat, gelangen über die Plazenta und die Muttermilch in den Körper des Kindes, wodurch es gegen diese Krankheiten geschützt ist.

Dieser »Nestschutz« bleibt leider nur einige Monate lang erhalten. Dann muß das Kind anfangen, sein eigenes Abwehrsystem, eigene Antikörper, aufzubauen. Ab etwa einem halben Jahr beginnen Babys ihre Umwelt verstärkt zu erforschen und zu »begreifen« und treffen dabei natürlich auch auf Krankheitserreger wie Viren und Bakterien. Da ihr Immunsystem noch ungenügend trainiert ist, sind Säuglinge und Kleinkinder häufiger krank als größere Kinder oder Erwachsene: Der Kontakt mit Krankheitserregern führt zur Bildung von Antikörpern, die das Kind entweder lebenslang – wie bei Masern und Mumps – oder zumindest eine Weile – wie bei Erkältungen oder Durchfall – vor einer neuen Infektion mit dem gleichen Erreger schützen. Das Kind muß also Krankheiten durchmachen, um eine stabile Gesundheit zu erreichen.

Statistisch gesehen macht ein Kind in seinen ersten sechs Lebensjahren Bekanntschaft mit 200 bis 300 verschiedenen Viren, die Infekte der oberen Luftwege, Schnupfen, Husten oder Halsentzündungen auslösen können. Im Kindergarten-

Laut Statistik macht ein Kind in seinen ersten sechs Jahren Bekanntschaft mit hunderten von verschiedenen Viren, die Erkältungen hervorrufen – kein Wunder, daß immer wieder die Nase läuft oder es im Hals kratzt

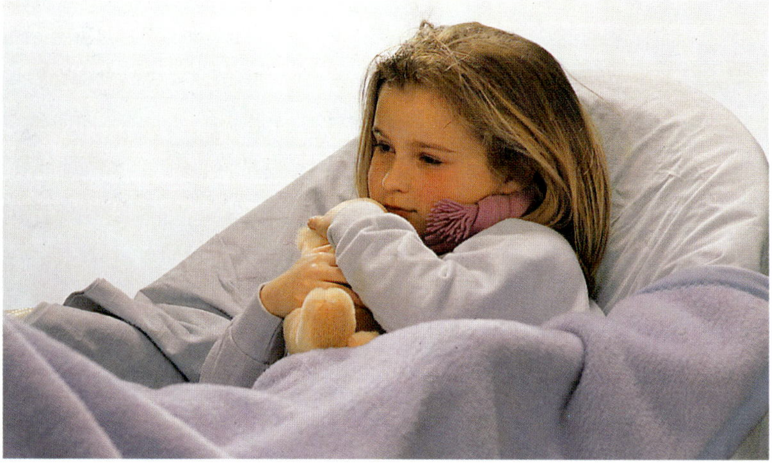

Über Gesundsein und Kranksein von Kindern

Kranke Kinder – berufstätige Eltern
Jeder berufstätigen Mutter und jedem berufstätigen Vater stehen laut Gesetzgeber pro Jahr und Kind zehn Arbeitstage für die Pflege ihres kranken Kindes zu – allerdings pro Elternteil insgesamt nicht mehr als 25 Arbeitstage. Alleinerziehende bekommen pro Kind und Jahr 20 Tage frei, aber auch bei mehreren Kindern insgesamt nicht mehr als 50 Tage. Wenn der Arbeitgeber diese Tage nicht bezahlt, können gesetzlich Versicherte Krankenpflegegeld beantragen. Die Voraussetzungen sind, daß das kranke Kind noch nicht 12 Jahre alt ist, das Kind mitversichert ist, niemand anderes das Kind betreuen kann und der Arzt bestätigt, daß das Kind Pflege und Betreuung braucht.

alter rechnet man mit rund 12 krankmachenden Virusinfekten pro Jahr, Schulkinder erkranken etwa sechs- bis achtmal und Jugendliche circa fünfmal im Jahr. Hochsaison für Erkältungen ist die kalte Jahreszeit von Herbst bis Frühjahr.

Die Viren lauern überall – es nützt nichts, Kinder aus Angst vor Ansteckung aus dem Kindergarten zu nehmen. Schützen können Sie Ihr Kind nur durch Stillen (Seite 225), Abhärten (Seite 197, 228) und Impfen (Seite 220).

So fühlt sich ein krankes Kind

Erwachsene wissen, daß der Schnupfen, der sie plagt, wieder vorübergeht und verfügen oft über ein ganzes Arsenal an Hilfsmitteln, um ihre Beschwerden zu lindern. Kinder empfinden Krankheiten als einen bedrohlichen Einschnitt in ihr tägliches Leben, vor allem, je jünger sie sind. Sie sind hilflos und verstehen nicht, warum sie Schmerzen haben und warum die Mutter ihnen bitter schmeckende Medizin einflößt oder ihre Waden mit feuchtkalten Tüchern umwickelt. Arztbesuche und vielleicht sogar ein Krankenhausaufenthalt verunsichern noch mehr.

Viele Kinder fallen in Krankheitszeiten eine Entwicklungsstufe zurück: Entwöhnte Babys schreien wieder nach der Flasche, Kinder, die bereits sauber waren, machen wieder in die Hose. Diese Rückschritte sollten Sie nicht überbewerten – normalerweise ist alles wieder beim alten, wenn sich Ihr Kind erholt hat.

Liebe ist die beste Medizin

Ist ein Kind krank, braucht es noch mehr Liebe, Zärtlichkeit und Zuneigung als in gesunden Tagen, um das »Erlebnis Kranksein« verarbeiten zu können. Gleichzeitig braucht es sachgerechte Hilfe und Pflege, um wieder gesund zu werden. Deshalb ist der wichtigste Grundsatz beim Betreuen von kranken Kindern: Mitgefühl ja, aber nicht Mitleiden – Ihr eigenes Leid könnte Sie daran hindern, einen klaren Kopf zu behalten und effektiv zu handeln. Seien Sie nicht überängstlich. Wenn Sie Vertrauen und Zuversicht in seine Genesung haben, überträgt sich Ihre positive Einstellung auch auf Ihr krankes Kind.

Verwöhnen Sie Ihr krankes Kind ruhig mehr als sonst – aber nicht maßlos. Manche Kinder gewöhnen sich daran, bei Krankheit zum uneingeschränkten Mittelpunkt der Familie zu werden – und möchten gar nicht wieder gesund werden.

Selbstbehandlung – Möglichkeiten und Grenzen

Eltern merken meist ganz genau, wenn ihr Kind eine Krankheit ausbrütet und erkennen die Frühwarnzeichen. Babys schreien mehr als sonst oder trinken schlecht, ältere Kinder sind weinerlich, haben keine Lust zu spielen oder legen sich zu ungewöhnlichen Zeiten ins Bett.

Ab etwa drei Jahren kann ein Kind mitteilen, daß es sich nicht wohl fühlt – aber Schmerzen kann es noch schlecht lokalisieren. Meist tut der Bauch weh, auch wenn der Schmerz im Knie sitzt, Halsschmerzen werden als Ohrenschmerzen empfunden. Fieber und Erbrechen sind Symptome für die unterschiedlichsten Krankheiten. Zu erkennen, was einem Kind fehlt, ist manchmal sehr schwierig, und Eltern sollten deshalb bei Unsicherheiten den Arzt aufsuchen.

Wenn Ihr Kind krank wird, müssen Sie Verantwortung übernehmen. Beobachten Sie Ihr Kind aufmerksam – und holen Sie im Zweifelsfall Rat und Hilfe beim Kinderarzt.
Beherzigen Sie den Ratschlag: Lieber zweimal zu oft als einmal zu spät zum Arzt!

Keine Panik – erst genau beobachten

Allerdings muß nicht jedes Wehwehchen vom Arzt behandelt werden. Oberstes Gebot bei jeder Erkrankung Ihres Kindes: Ruhe bewahren, genau beobachten, und dann entscheiden, was zu tun ist. Diese Verantwortung müssen Sie übernehmen. Ein aufgeschürftes Knie oder eine Prellung können Sie selbst behandeln, während bei starken Blutungen und Bewußtlosigkeit sofort fachmännisch Erste Hilfe geleistet werden muß.

Hat sich Ihr Kind erkältet, können Sie – wenn es nicht fiebert – mit Hausmitteln die nächsten Tage überbrücken. Bei Fieber, Durchfall und Erbrechen wägen Sie nach Alter des Kindes und der Schwere der Krankheitssymptome ab, ob Sie selbst helfen oder den Arzt aufsuchen. Beim Säugling kann unstillbares Erbrechen innerhalb von Stunden zum Tod führen, während es bei einem Schulkind reicht, einen durch zuviel Eiscreme verdorbenen Magen mit Diät zu behandeln.

Wann müssen Sie den Arzt einschalten?

Bei allen Krankheitssymptomen, die Sie sich nicht erklären können oder die sich innerhalb von zwei bis drei Tagen durch Ihre Selbsthilfemaßnahmen nicht bessern, sollten Sie den Arzt zu Rate ziehen.

Bei folgenden Symptomen sofort zum Arzt:

Fieber

- Fieber über 39 °C, Säugling über 38,5 °C
- Fieber mit Krampfanfällen
- Fieber, wenn schon früher Krampfanfälle aufgetreten sind

Selbstbehandlung – Möglichkeiten und Grenzen

- Fieber mit Erbrechen und/oder Durchfall, Kopfschmerzen, Nackensteife und Benommenheit
- Fieber unter 38,5 °C, das ohne Besserungstendenz länger als drei Tage anhält
- Fieber, das ständig wiederkehrt

Bauchweh, Erbrechen, Durchfall
- Baby: Erbrechen oder Durchfall seit über 6 Stunden
- Kindergartenkind: Erbrechen oder Durchfall seit über 12 Stunden
- Schulkind: Erbrechen oder Durchfall seit über 18 Stunden
- Erbrechen mit Kopfschmerzen und/oder Schwindelanfällen
- Erbrechen mit Bauchschmerzen, besonders im Unterleib
- Erbrechen nach einem Unfall, bei dem möglicherweise der Kopf verletzt wurde
- Durchfall mit Fieber und Unterleibsschmerzen

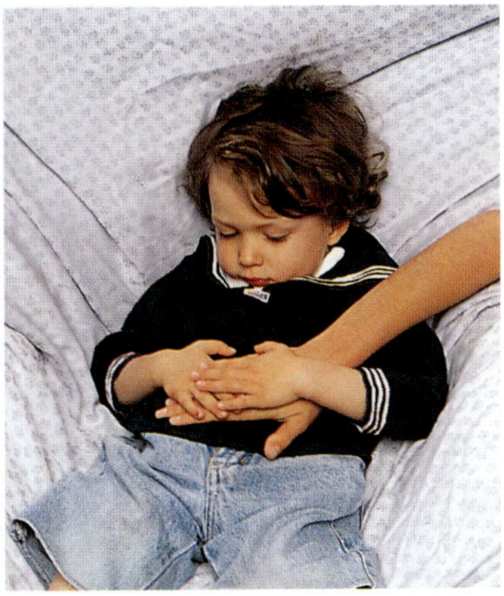

Dreijährige können Schmerzen noch schlecht lokalisieren – meist tut der Bauch weh, auch wenn der Schmerz ganz woanders sitzt

Husten
- Husten mit Fieber
- Husten, der länger als eine Woche anhält, ohne besser zu werden
- Plötzlich auftretender Husten, der nicht besser wird, ohne daß das Kind erkältet ist
- Husten mit Atemnot, vor allem, wenn das Kind nachts davon aufwacht.

Was sollten Sie dem Arzt mitteilen?
- Seit wann ist Ihr Kind krank?
- Ist es plötzlich erkrankt oder ging es ihm allmählich immer schlechter?
- An welchen Symptomen leidet Ihr Kind?
- Treten die Symptome zu bestimmten Zeiten auf? Anfallsartig oder über Stunden anhaltend?
- Hat es Schmerzen? Wie äußern sich die Schmerzen?
- Hat Ihr Kind Fieber? Wenn ja, wie hoch und seit wann? Bitte immer Temperatur messen!
- Wie fühlt sich Ihr Kind in seinem Kranksein?
- Haben Sie bereits etwas zur Behandlung unternommen? Wenn ja, was, wann und wie oft?

Beim Kinderarzt

Bei vielen Kindern löst schon die Ankündigung »wir gehen zum Arzt« Panik aus. Besorgnis und Ängste der Eltern, viel »Tamtam« um den Arztbesuch und häufige Gespräche von Erwachsenen über »schreckliche« Krankheiten signalisieren Kindern, daß ihnen etwas Unangenehmes bevorsteht. Manche Eltern übertragen auch ihre eigene Angst vor Krankheit und Ärzten auf ihr Kind. Damit der Besuch beim Kinderarzt nicht zum traumatischen Erlebnis für Sie, Ihr Kind und den Arzt wird, sollten Sie versuchen, die Ängste abzubauen, ehrlich zu Ihrem Kind zu sein und es richtig darauf vorzubereiten.

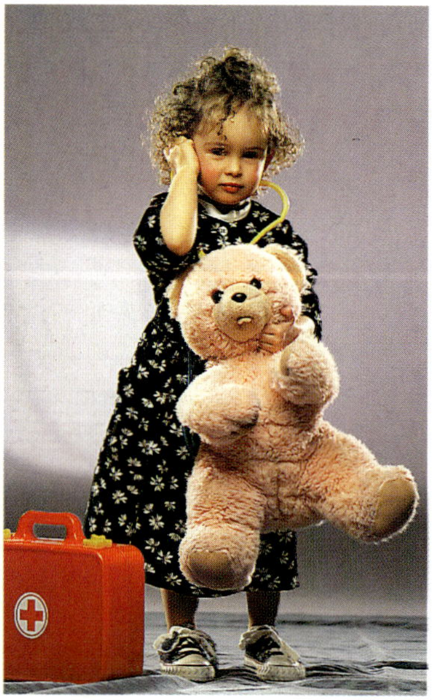

»Doktor« spielen macht Spaß – und Kinder verlieren dabei ihre Angst vor Untersuchungen

So bereiten Sie Ihr Kind auf den Arztbesuch vor

Gehen Sie so selbstverständlich mit Ihrem Kind zum Arzt wie zum Bäcker oder Metzger: Verzichten Sie darauf, es vorher besonders gründlich abzuschrubben oder umzuziehen. Versprechungen wie »der tut dir gar nichts« oder »er piekst dich nur« führen dazu, daß Ihr Kind mißtrauisch wird. Erklären Sie ihm, daß der Arzt ihm helfen wird, es anfassen und untersuchen muß, mit dem Stethoskop abhört, es wiegen und messen und seine Ohren ausleuchten wird. Am besten üben Sie zu Hause mit Ihrem Kind – fast alle Kinder spielen leidenschaftlich gern »Doktor«.

Damit der Besuch beim Kinderarzt reibungsloser verläuft:

• Vereinbaren Sie einen Termin bei Ihrem Arzt, um Wartezeiten zu verkürzen. Schreiben Sie sich Fragen, die Sie an den Arzt haben, zu Hause auf – oft werden sie sonst in der Aufregung vergessen.

• Nehmen Sie alle Vorsorgetermine wahr. Da Ihr Kind nur untersucht wird und nicht wegen Schmerzen oder Krankheit zum Arzt muß, »verkraftet« es den Arztbesuch besser.

• Trösten Sie Ihr Kind nicht während der Untersuchung. Der Trost hinterher ist viel wichtiger.

• Wenn Ihr Kind alt genug ist, um dem Arzt Auskunft zu geben, lassen Sie es selbst die Fragen beantworten, die der Arzt ihm stellt. So kann sich zwischen Ihrem Kind und dem Arzt ein Gespräch entwickeln, das Vertrauen schafft und Ängste abbaut.

• Kann Ihr Kind sich alleine entkleiden, dann helfen Sie nur nach, wenn es absolut notwendig ist. Dadurch erfährt der Arzt bereits viel über die Geschicklichkeit und den Entwicklungsstand Ihres Kindes.

• Versprechen Sie Ihrem Kind keine Belohnung für gutes Verhalten. Fließen dann doch Tränen, vergrößert die Angst um die entgangene Belohnung das Leid noch mehr.

Wann ist ein Hausbesuch nötig?

Auch fiebernde Kinder können mit dem Auto in die Praxis transportiert werden. Sie bekommen schneller ärztliche Hilfe, denn der Arzt kann Hausbesuche erst nach seiner Sprechstunde machen und kennt vielleicht nicht den schnellsten Weg zu Ihnen. Eventuell notwendige Untersuchungen – Blutprobe, Elektrokardiogramm, Ultraschall – können nur in der Praxis vorgenommen werden.

Über einen Hausbesuch sollten die Eltern mit dem Arzt gemeinsam entscheiden. Ein Hausbesuch ist angebracht, wenn ein Kind eine der äußerst ansteckenden Kinderkrankheiten durchmacht, beim Pseudokruppanfall oder Fieberkrampf, auch, um einer Mutter mit mehreren kranken Kindern den Besuch in der Praxis zu ersparen – natürlich auch, wenn die Eltern des Kindes miterkrankt sind und das Haus nicht verlassen können.

Hausbesuche sind aber kein Kriterium für das Können eines Arztes, und jeder Arzt ist bereit, in einer Notfallsituation einen Hausbesuch zu machen.

Tips und Tricks gegen die Angst vor dem Arzt

- Erlauben Sie Ihrem Kind, sein liebstes Schmusetier mit in die Praxis zu nehmen und beim Untersuchen festzuhalten.
- Das Kind kann sich die Stellung beim Untersuchen aussuchen, die es am liebsten mag – meist auf dem Schoß der Mutter. Sie können sich dazu auf die Untersuchungsliege setzen.
- Säuglinge und Kleinkinder fürchten sich weniger, wenn die Mutter sie während der Untersuchung auf dem Arm hält.
- Lassen Sie sich vom Arzt zeigen, wie Sie Ihr Kind richtig halten – dies erleichtert unangenehme Untersuchungen.
- Ziehen Sie Ihr Kind nicht gleich ganz nackt aus – lassen Sie ihm die Unterhose an. Bei protestierenden Kindern besser nur den Körperteil freimachen, der gerade untersucht werden soll.
- Lassen Sie den Arzt Ihrem Kind ruhig ein Gummibärchen oder ein kleines Spielzeug zur Erinnerung schenken. Ansonsten sollte ein Arztbesuch nicht mit großen Geschenken oder Versprechen honoriert werden.

So pflegen Sie Ihr krankes Kind zu Hause

Liebe, Zuwendung und eine sorgfältige Pflege in der vertrauten Umgebung lindern die Beschwerden Ihres kranken Kindes oft besser als alle ärztlich verordneten Medikamente. Verfallen Sie nicht in hektische Betriebsamkeit und seien Sie nicht zu ängstlich – strahlen Sie Ihrem Kind gegenüber Zuversicht und Ruhe aus, damit es sich geborgen fühlt. Wenn Sie sich Sorgen machen, fragen Sie zu Ihrer eigenen Beruhigung den Arzt um Rat. Seien Sie toleranter als sonst und erfüllen Sie Ihrem kleinen Patienten öfter mal einen Extrawunsch.

Das Krankenzimmer

Kranke Säuglinge und Kleinkinder lassen Sie am besten in Ihrer Nähe – zum Beispiel im Kinderwagen, oder Sie funktionieren das Sofa im Wohnzimmer zum Krankenbett um. Vielen Kinder tut es gut, wenn sie tagsüber im elterlichen Bett liegen dürfen. Die Nacht verbringt Ihr Kind dann im eigenen Bett, oder ein Elternteil wird ins Kinderzimmer ausquartiert.

Zwingen Sie Ihr Kind nicht zur Bettruhe, lassen Sie es selbst entscheiden. Fühlt es sich richtig schlecht, bleibt es von selbst im Bett und will schlafen oder dösen. Hat Ihr Kind Fieber und ist trotzdem munter, darf es aufstehen und spielen, wenn es möchte – solange es im Haus bleibt. Natürlich sorgen Sie dafür, daß Ihr Kind vor Zugluft geschützt ist und nicht friert. Nur wenn der Arzt ausdrücklich Bettruhe verordnet, muß Ihr Kind ins Bett.

Kann Ihr krankes Kind andere anstecken?

Erkrankt Ihr Kind an einer Infektionskrankheit wie Mumps, Scharlach oder Windpocken, hat es in der Zwischenzeit seine kleinen Spielkameraden oft schon angesteckt.

Die Inkubationszeit, das heißt, die Zeit von der Ansteckung bis zum Ausbruch der Erkrankung, beträgt meist einige Tage bis wenige Wochen. Gegen Ende der Inkubationszeit – solange Ihr Kind noch völlig gesund erscheint – kann es bereits andere anstecken. Daher braucht Ihr Kind nicht aus dem Kinderzimmer auszuziehen, wenn es dieses mit Geschwistern teilt – eine räumliche Trennung innerhalb der Wohnung verhütet die Ansteckung nicht.

Ob sich ein Kind ansteckt, hängt von seiner Abwehrkraft ab und davon, ob es die Krankheit schon einmal durchgemacht hat und nun immun dagegen ist.

Tips rund ums Krankenbett

- Sorgen Sie dafür, daß das Bett immer trocken und sauber ist. Lieber einmal zuviel die Bettwäsche wechseln: Wenn sie durchgeschwitzt ist, wenn das Bettuch Falten wirft oder noch Krümel vom Essen im Bett sind. In jedem Fall fühlt sich Ihr Kind in frischer Bettwäsche besser.
- Auch im Winter sollten Sie Ihr krankes Kind nicht unter Kissenbergen vergraben. Eine Daunen- oder Wolldecke genügt. Baumwolle oder Leinen eignet sich am besten für das Bettzeug; es sollte mit mindestens 60 °C gewaschen werden können.
- Wenn Ihr Kind erbricht, stellen Sie ihm einen Eimer mit etwas Wasser an das Bett, damit es nicht zur Toilette laufen muß.
- Ist Ihr Kind schwer erkrankt, ersparen Sie ihm mit einem Nachttopf den Gang zur Toilette.

So pflegen Sie Ihr krankes Kind zu Hause

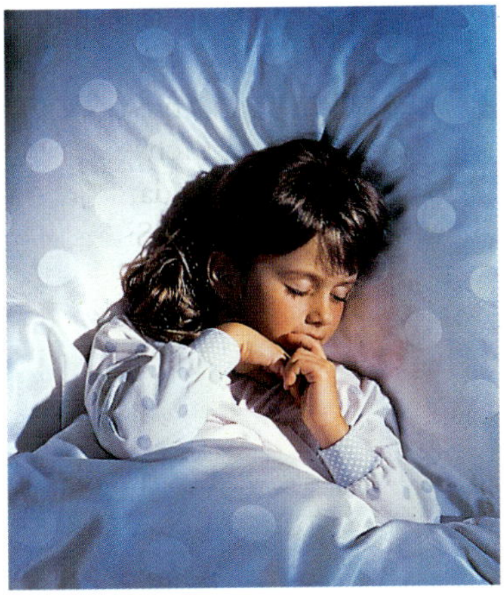

In einem gut gelüfteten, nicht überhitzten Zimmer und in frischer Bettwäsche kann sich Ihr krankes Kind besser »gesundschlafen«

Einem fiebernden Kind ist es eher zu heiß als zu kalt, daher sollte das Krankenzimmer nicht überhitzt sein: 18 °C tagsüber und 15 °C in der Nacht sind die optimalen Temperaturen. Wichtig ist frische Luft, sie regt den Kreislauf an und sorgt für guten Schlaf. Lüften Sie daher auf jeden Fall morgens und abends für mindestens zehn Minuten – auch im Winter. Im Sommer können Sie das Fenster offenlassen. Während gelüftet wird, achten Sie darauf, daß Ihr Kind gut zugedeckt ist und keine Zugluft bekommt, oder Sie nutzen dafür die Zeit, die das Kind im Badezimmer verbringt. Im Winter sollten Sie das Zimmer nur heizen, wenn sich Ihr krankes Kind ständig abdeckt.

Zu trockene Luft reizt die Schleimhäute Ihres kleinen Patienten. Aber Luftbefeuchter im Krankenzimmer können Bakterien durch die Luft schleudern. Besser sind immer wieder frisch angefeuchtete Tücher, die Sie über einen Wäscheständer hängen.

Achten Sie auf besondere Sauberkeit im Krankenzimmer: Wischen Sie Möbel, Gegenstände, Boden öfter feucht ab und säubern Sie Teppiche mit einem Staubsauger. Waschen Sie sich gründlich die Hände, bevor Sie sich Ihrem Kind zuwenden, und auch danach.

Mummeln Sie Ihr krankes Kind nicht wie für einen Winterspaziergang ein – vor allem nicht bei hohem Fieber. Ein durchgehender Pyjama oder Strampelanzug aus Baumwolle genügt. Will Ihr Kind aufstehen, ziehen Sie ihm einen Pullover über den Schlafanzug und warme Socken an die Füße.

Essen und Trinken

Kranke Kinder mögen oft nicht essen, besonders wenn sie Fieber haben. Zwingen Sie Ihr Kind nicht zum Essen – sein Kalorienbedarf ist ohnehin vermindert, da es sich weniger bewegt. Fragen Sie Ihr Kind lieber nicht, auf was es Appetit hat: Es könnten ausschließlich Pommes mit Ketchup sein. Lassen Sie es wählen, zum Beispiel zwischen Reis, Nudeln oder Kartoffeln und richten Sie die Mahlzeiten ein bißchen phantasievoll an. Fettarme und kohlenhydratreiche Kost – dazu gehören auch Brei aus Obst oder Gemüse, Kompott, Toastbrot mit Geflügelwurst oder fettarme Fleischbrühe mit Reis – bekommt kranken Kindern am besten. Säuerliches Obst, zum Beispiel Äpfel, und Gebäck wie Zwieback, Knäckebrot und Salzstangen reinigen zusätzlich den Mund.

Fünf kleine Mahlzeiten am Tag sind besser als drei große – dies gilt auch für kranke Säuglinge: Geben Sie lieber häufiger kleine Mengen als wenige große Flaschenmahlzeiten. Will Ihr Kind gar nicht essen, können Sie mit leicht gesüßtem Tee oder ungezucker-

So pflegen Sie Ihr krankes Kind zu Hause

ten Fruchtsäften für Kalorien sorgen. Es ist wichtiger, daß Ihr krankes Kind viel trinkt, als daß es ißt. Bei Fieber verdunstet der Körper mehr Flüssigkeit und scheidet über die Haut vermehrt Mineralstoffe und Salze aus. Als Flüssigkeitsersatz besonders geeignet sind leichte Tees, verdünnte Fruchtsäfte oder fettarme Fleischbrühe, die Sie in einer Thermoskanne warmhalten können. Bitte geben Sie Ihrem kranken Kind nichts Eiskaltes, sein Magen wird durch zimmerwarme Getränke mehr geschont.

Ist Ihr Kind älter als drei Jahre, stellen Sie ihm Getränke in erreichbare Nähe, zum Beispiel auf einen Hocker oder den Nachttisch. Stillen Sie Ihren Säugling öfter als sonst und bieten Sie Kleinkindern häufig die Teeflasche an. Größere Kinder können vielleicht mit einem interessanten Glas, einem Strohhalm oder einer Schnabeltasse zum Trinken ermuntert werden.

Bei einigen Erkrankungen kann der Arzt eine besondere Diät verordnen, die eingehalten werden sollte. Verweigert Ihr Kind diese Diät, sprechen Sie den Arzt auf Alternativvorschläge an.

Versuchen Sie, bei der Pflege Ihres kranken Kindes die Ruhe zu bewahren, damit Ihr Kind sich geborgen fühlt – auch bei kniffligen Aufgaben, wie einem Baby mit der Pipette Medizin einzuflößen

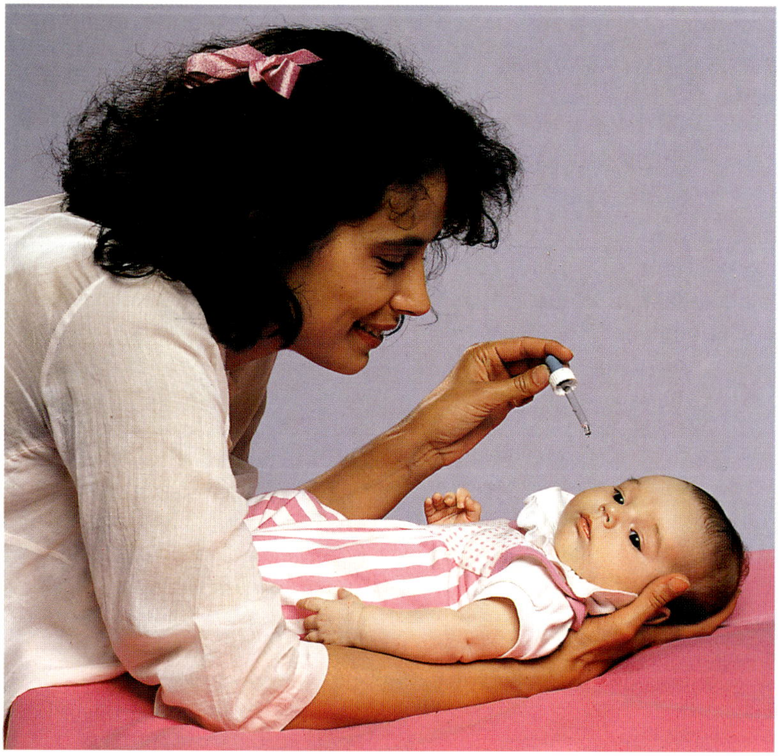

So pflegen Sie Ihr krankes Kind zu Hause

Welche Beobachtungen sind wichtig?
Hat Ihr Kind Fieber, messen Sie mindestens zweimal täglich die Temperatur (Seite 28). Führen Sie ein kleines Protokoll, in dem Sie Fieberverlauf und Veränderungen in Verhalten und Aussehen Ihres Kindes notieren. Achten Sie auf Mundgeruch, Speichelfluß, Hauttemperatur und -farbe, wie oft Ihr Kind sich erbricht oder welche Farbe und Konsistenz sein Durchfall hat. Informieren Sie den Arzt über Ihre Beobachtungen, sie helfen ihm bei der Behandlung.

Krankenbesuche von Freunden sind erlaubt, wenn die Ansteckungsgefahr vorüber ist. Auch für gesunde Kinder sind Krankenbesuche wichtig – sie lernen, daß Krankheit mit zum Leben gehört

Tägliche Körperpflege

Einmal täglich sollten Sie Ihr krankes Kind von Kopf bis Fuß waschen. Dadurch fühlt es sich nicht nur erfrischt: Auch sein durch die Krankheit und das Liegen geschwächter Kreislauf wird angekurbelt. Schieben Sie ein Handtuch unter Ihr im Bett liegendes Kind und reiben Sie es mit einem mit lauwarmem (20 bis 25 °C) Wasser befeuchteten Waschlappen ab. Achseln, Leistenbereich und Genick besonders gründlich säubern. Trocknen Sie Ihren kleinen Patienten sorgfältig ab.

Nur wenn Ihr Kind länger als eine Woche erkrankt ist, wird ein Bad notwendig. Die Wassertemperatur sollte zwischen 35 und 37 °C betragen, das Wasser nur bis zur Taille reichen und das Bad nicht länger als fünf Minuten dauern.

Regelmäßiges Zähneputzen ist besonders wichtig, denn kranke Kinder leiden meist unter trockenem Mund und belegter Zunge. Will Ihr Kind seine Zähne nicht putzen, können Sie sich ausnahmsweise mit Äpfeln oder Salzstangen behelfen. Säuglingen geben Sie verdünnten Salbeitee zu trinken.

Gegen trockenen Mund hilft viel Trinken. Als Erste-Hilfe-Maßnahme können Sie den Mund Ihres Kindes mit einem feuchten Läppchen auswischen oder ihm Orangenstückchen zum Lutschen geben. Bitte verwenden Sie kein Glycerin. Trockene und aufgesprungene Lippen mit Lippenpomade oder weicher Vaseline aus der Apotheke eincremen.

»Mir ist so langweilig ...«

Wenn es Ihrem Kind besser geht, will es spielen und unterhalten werden. Ihrer Phantasie sind keine Grenzen gesetzt. Funktionieren Sie ein großes Tablett zum Spieltisch um, indem Sie es auf zwei umgedrehte Kochtöpfe stellen. Malstifte und Papier, Legosteine, Kaufhauskataloge zum Ausschneiden können Kinder stundenlang faszinieren und beschäftigen. Vorlesen regt die Phantasie Ihres Kindes an, ebenso wie das Hören von Kassetten – im Gegensatz zum Fernsehen.

Nach einem komplikationslosen grippalen Infekt darf Ihr Kind nach einem fieberfreien Tag wieder in die Schule. Kindergartenkinder sollten zwei Tage länger zu Hause bleiben, wenn es die familiäre Situation erlaubt. Gehen Sie in dieser Zeit mit Ihrem Kind viel an die frische Luft, um seine Widerstandskraft zu stärken.

Bei längeren und auch bei chronischen Krankheiten fragen Sie den Arzt, wann Ihr Kind wieder nach draußen darf.

Ihr Kind im Krankenhaus

Wenn Ihrem Kind ein – nicht akuter – Krankenhausaufenthalt bevorsteht, sollten Sie Ihr Kind behutsam darauf vorbereiten. Lassen Sie sich ganz genau erklären, was im Krankenhaus mit Ihrem Kind gemacht wird. Wenn Sie die Situation verstehen, können Sie Ihr Wissen an Ihr Kind weitergeben. Beantworten Sie seine Fragen ehrlich und verheimlichen Sie ihm nicht, daß es sich vielleicht eine Weile nicht wohl fühlen wird – es könnte sonst das Vertrauen in Sie verlieren. Fahren Sie mit Ihrem Kind zum Krankenhaus und zeigen Sie es ihm von außen.

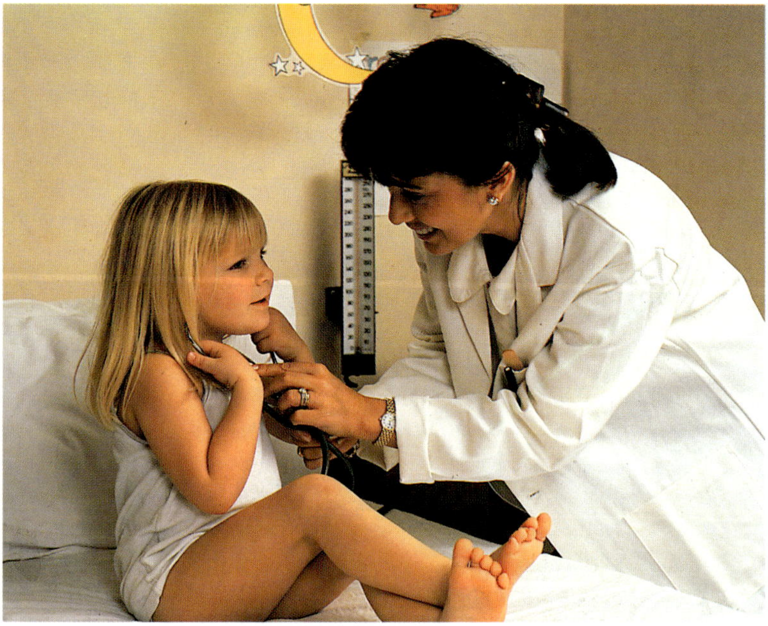

Wenn Ihr Kind erklärt bekommt, was im Krankenhaus mit ihm gemacht wird, kann es seine Ängste abbauen und den Aufenthalt leichter verkraften

Sollen Mutter oder Vater mit ins Krankenhaus?

Bei Säuglingen und Kleinkindern sollten Sie mit im Krankenhaus bleiben, wenn es möglich ist (Mutter-und-Kind-Zimmer), oder wenigstens den ganzen Tag über bei Ihrem Kind sein.

Ab dem vierten Lebensjahr verstehen Kinder meist schon genug – sie schlafen nachts alleine und können auch tagsüber für ein paar Stunden allein gelassen werden. Informieren Sie Ihr Kind dann aber, wann Sie wieder da sein werden, und halten Sie dieses Versprechen auch ein.

Bevor Sie sich spontan für eine Mitaufnahme im Krankenhaus entscheiden: Klären Sie, ob Partner, Großeltern oder Nachbarn während Ihrer Abwesenheit Ihre anderen Kinder und den Haushalt betreuen.

Krank im Krankenhaus

Wenn der Arzt Besuch von Freunden und Verwandten erlaubt, gönnen Sie Ihrem Kind die Abwechslung. Aber bitte wohldosiert und nicht alle auf einmal, das könnte Ihr Kind zu sehr anstrengen.

Verlassen Sie mit Ihrem Kind das Krankenhaus nicht eigenmächtig gegen den ärztlichen Rat. Heutzutage sorgen die Ärzte sowieso dafür, den Krankenhausaufenthalt so kurz wie möglich zu gestalten.

Was gehört in den Klinikkoffer?

- Schnuller, Schlaftier, Schmusedecke
- Lieblingspuppe
- Schlafanzug oder Nachthemd
- Waschbeutel mit Zahnbürste und Zahnpasta, Kamm, Waschlappen, Seife, Hautcreme
- Abwaschbare Bilderbücher
- Familienfoto
- Foto vom Haustier

Ambulantes Operieren: Morgens operiert, abends nach Hause

Ambulante Operationen liegen derzeit im Trend. Das Kind wird im Krankenhaus oder in der Praxis des Kinderchirurgen operiert und darf – wenn der Eingriff ohne Komplikationen verlief – am selben Tag nach Hause, nachdem es sich noch ein paar Stunden von der Narkose erholt hat. Zu den Verlaufskontrollen nach der Operation suchen Sie dann den Arzt in der Sprechstunde auf.

Der Vorteil von ambulanten Operationen: Das Kind bleibt in seiner vertrauten Umgebung und kann zu Hause gepflegt werden. Dabei muß natürlich darauf geachtet werden, daß die nötige Bettruhe eingehalten wird und die Eltern genügend Zeit haben, sich um ihr krankes Kind zu kümmern. Für einen Krankenhausaufenthalt spricht, daß bei Komplikationen wie plötzlichen Nachblutungen sofort Arzt oder Krankenschwester zur Stelle sind.

Zur Zeit werden am häufigsten ambulant operiert: Nasenpolypen, Paukenerguß, Trommelfellplastik, Paukenröhrchen, Anlegen von abstehenden Ohren, Nabel- und Leistenbruch, Phimose, Gelenkkapselverletzungen, Bänderrisse, Meniskusschäden, Warzen, Muttermale und eingewachsene Nägel.

Vor einer ambulanten Operation wird das Kind vom Kinderarzt gründlich auf seine Narkosefähigkeit untersucht. Der operierende Arzt und der Narkosearzt klären Sie über den geplanten Eingriff auf und lassen Sie dann eine Einverständniserklärung unterschreiben.

Gute Reise!

Aus dem Urlaub soll die ganze Familie entspannt und erholt wiederkehren. Damit die schönste Zeit des Jahres nicht zum Horrortrip wird, sollten Sie den Familienurlaub richtig planen und drohenden gesundheitlichen Problemen vorbeugen. Das beginnt bereits bei der Wahl eines geeigneten Reiseziels. Mit Kindern unter zehn Jahren fahren Sie am besten an einen festen Standort – möglichst mit Badegelegenheit. Je jünger das Kind ist, desto näher sollten Sie am Heimatort bleiben, lange Anfahrtszeiten und allzugroße Klimawechsel vermeiden. Untersuchungen zeigen, daß die vielen neuen Eindrücke Säuglinge verängstigen, daß sie unruhiger und quengeliger werden und Schlafstörungen bekommen können.

Kinder lieben Sandstrände und können stundenlang Sandburgen bauen, am liebsten in Gesellschaft gleichaltriger Spielkameraden. Aber auch Ferien auf dem Bauernhof oder einfach ein längerer Besuch bei Oma und Opa sind für Kinder beliebte Reiseziele. Besichtigungstouren oder Abenteuerreisen eignen sich erst für ältere Kinder ab zehn Jahren.

Sonnenhut und viel zum Trinken – unerläßlich unter südlicher Sonne. Noch besser schützen Sie Ihr Kind vor Sonnenbrand, wenn Sie ihm ein Hemdchen überziehen

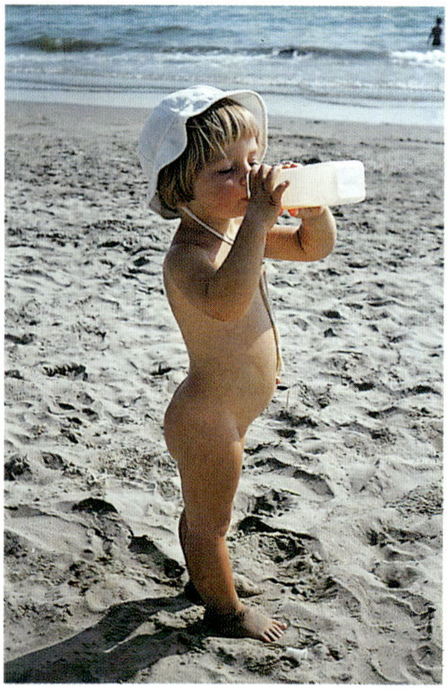

Reisevorbereitungen

Bei Reisen in Deutschland genügt es, wenn Sie die Krankenversicherungskarte mitnehmen. Wenn Sie ins Ausland reisen, haben Sie mit einem Auslandskrankenschein oder noch besser mit einer Zusatzkrankenversicherung mit Rücktransportgarantie für alle Fälle vorgesorgt.

Mindestens sechs Wochen vor einer geplanten Reise in exotische Länder sollten Sie mit dem Arzt über notwendige Impfungen sprechen und Ihren und den Impfplan Ihres Kindes überprüfen lassen. Für einen Urlaub in tropische oder Entwicklungsländer braucht Ihr Kind Impfungen gegen Tuberkulose und infektiöse Gelbsucht und eventuell eine Malariaprophylaxe.

Autofahren ermüdet Kinder mehr als Erwachsene, vor allem, da sie im Kindersitz festgeschnallt sind. Sorgen Sie für Bewegungspausen: Ideal wären zehn Minuten alle halbe Stunde bei unter Sechsjährigen und jede Stunde bei älteren Kindern.

Wenn Ihr Kind an Reisekrankheit leidet, lassen Sie sich vom Arzt spezielle Medikamente verschreiben, denn durch das Erbrechen könnte Ihr Kind zuviel Flüssigkeit verlieren. Homöopathisch können helfen: Tabacum D30, 1 Tablette vor Reiseantritt, und wenn nötig, eine weitere Tablette alle zwei Stunden; alternativ Cocculus D4 oder Petroleum D4 – stündlich 1 Tablette. In Fahrtrichtung sitzen, viel frische Luft während der Fahrt und natürlich der Verzicht auf Zigarettenqualm erleichtern Ihrem Kind die Reise.

Reiseapotheke
- 2 Schnellverbände
- Heftpflaster
- Pflasterverbände
- 2 sterile Kompressen, 7,5 x 7,5 Zentimeter
- Schere
- Splitterpinzette
- Wund- und Heilsalbe
- Desinfektionsmittel (jodfrei)
- Fieberthermometer
- Medikamente gegen Fieber (Tropfen oder Tabletten; Zäpfchen können bei Hitze schmelzen)
- Medikamente gegen Durchfall (Elektrolyte in Pulverform)
- Heilnahrung für Flaschenkinder
- Husten- und Nasentropfen
- Mittel gegen Sonnenbrand und Insektenstiche
- Insektenschutzmittel
- Sonnencreme
- Antibiotikum zur Reserve
- In Urlaubsländer der Dritten Welt sollten Sie Einmalkanülen und Einmalspritzen mitnehmen, für den Fall, daß Ihnen oder Ihrem Kind Spritzen gegeben werden müssen.

Am Urlaubsort

Auch Kinder brauchen Zeit zum Eingewöhnen: Starten Sie nicht gleich mit Ausflügen oder Wanderungen, sondern lassen Sie Ihr Kind in den ersten Tagen seine neue Umgebung erkunden.

Vermeiden Sie Strandbesuche während der Mittagszeit. Vor Sonnenbrand und Sonnenstich schützen Sonnencreme, Sonnenschirme, Sonnenhut und Hemdchen. Säuglinge bleiben im Schatten, mit einem Tüll- oder Moskitonetz zum Schutz gegen Fliegen. Wenn Ihr Kind mag, kann es auf die Badehose verzichten. Wenn nicht, wechseln Sie die Hose sofort, wenn das Kind aus dem Wasser kommt, um Harnwegsinfektionen vorzubeugen.

Cremen Sie Ihr Kind bereits eine halbe Stunde vor dem Sonnenbad mit Sonnencreme ein (Lichtschutzfaktor mindestens 12), nach jedem Bad und regelmäßig jede Stunde. Achten Sie darauf, daß die Sonnencremes frei von Konservierungsstoffen und Emulgatoren sind. Sie können Allergien auslösen, die wie Akne aussehen. Besser sind die neuentwickelten Sonnenschutzmittel mit Lipoproteinen, die Sie in der Apotheke kaufen können.

Lassen Ihr Kind viel trinken, denn durch das Herumtoben beim Spielen verliert es Flüssigkeit, Salze und Kalorien. Ausnahmsweise sind Fruchtsäfte und Limonaden zum Durstlöschen erlaubt!

Im Ernstfall

Wenn Ihr Kind krank oder verletzt ist, suchen Sie einen ortsansässigen Arzt auf. Reiseveranstalter und das Personal in Hotel oder Campingplatz nennen Ihnen den nächstgelegenen Arzt oder ein Krankenhaus. Um für den Ernstfall gewappnet zu sein, können Sie die Adresse gleich nach der Ankunft erfragen. Vergessen Sie nicht Telefonnummer und Anschrift Ihres Arztes zu Hause, um in Problemfällen Rat zu finden.

Die Reiseapotheke

Die Reiseapotheke soll möglichst klein und handlich sein. Am besten eignet sich ein kleiner Kulturbeutel dafür. Eine Reiseapotheke kann den Arzt nicht ersetzen, aber die Zeit bis zum Arztbesuch überbrücken oder bei leichten Verletzungen und Unpäßlichkeiten hilfreich sein.

Die vorgeschlagenen Medikamente verschreibt der Kinderarzt auf Privatrezept, denn Reisemedikamente werden von den Krankenkassen nicht bezahlt.

Krankheite

Ihr Kind hustet, rote Flecken überziehen seinen Körper und die Augen brennen? Jedes einzelne dieser Symptome weist auf eine andere Krankheit hin, und wie die Teile eines Puzzles fügen sich mehrere Symptome zu einem typischen Krankheitsbild zusammen: Ihr Kind könnte sich Masern eingefangen haben.

Die folgenden Tabellen geben Anhaltspunkte, was sich hinter den häufigsten Krankheitssymptomen verbergen kann. Sie sollen nicht zur Selbstdiagnose verleiten, sondern nur Hinweise auf mögliche Krankheitszeichen geben – oft ist das fachmännische Wissen des Kinderarztes nötig, um einer Krankheit auf die Spur zu kommen.

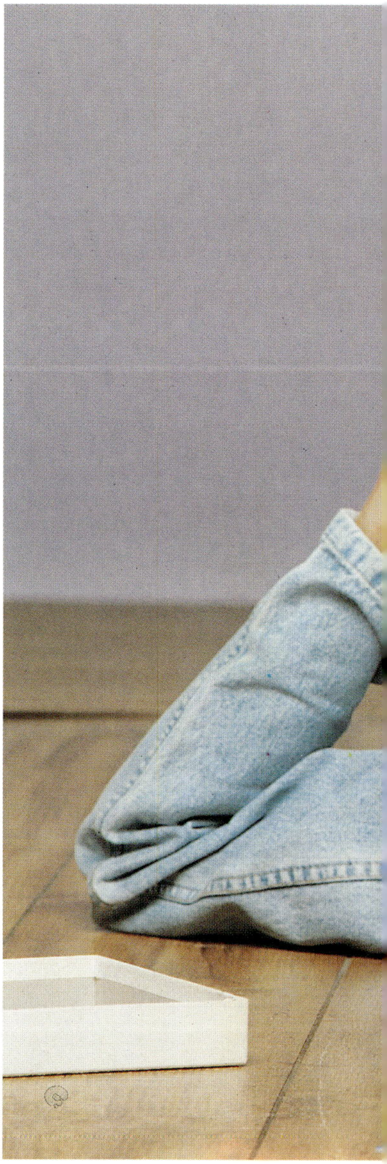

n auf der Spur

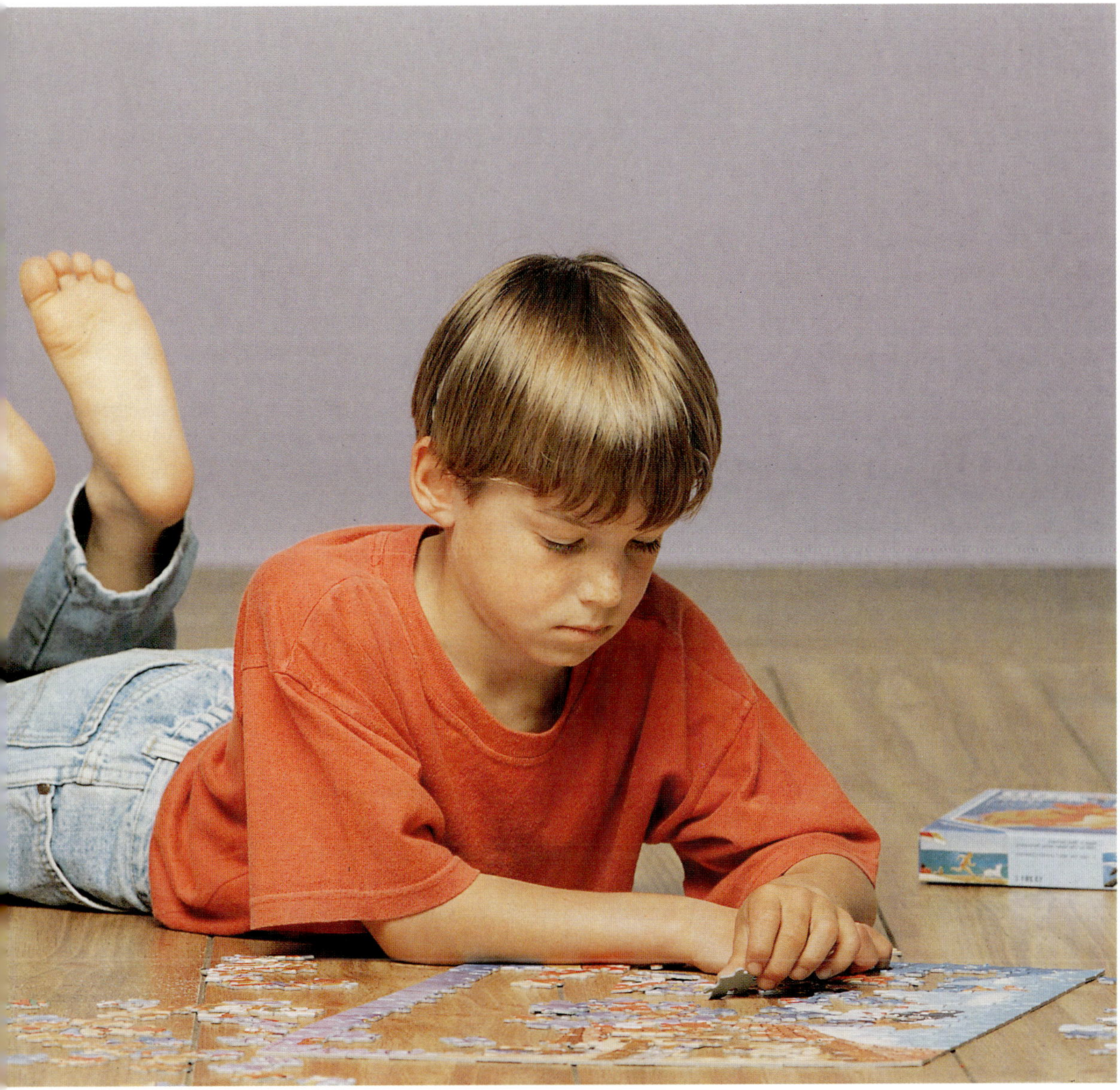

Was fehlt Ihrem Kind?

Fiebermessen

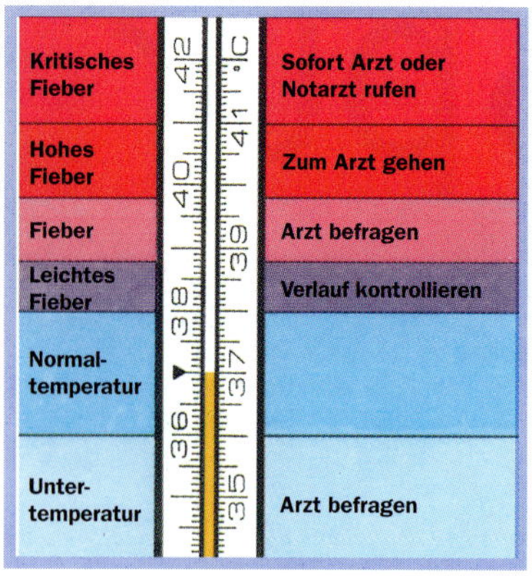

Ist Ihr Kind fieberhaft erkrankt, messen Sie morgens und abends die Temperatur. Steigt das Fieber über 39 °C, sollten Sie zusätzlich mittags die Temperatur nachprüfen und den Arzt um Rat fragen

Bitte beachten!

Hält Fieber länger als 24 Stunden an, muß das Kind zum Arzt. Wenn ein Baby über 38,5 °C fiebert, sollten Sie umgehend den Arzt aufsuchen – nur er kann die Diagnose stellen, Denn beim Säugling kann Fieber das einzige Symptom für eine ganze Reihe von Krankheiten sein, vom Schnupfen bis zur lebensgefährlichen Hirnhautentzündung.

Wenn Ihr Kind einen kranken Eindruck macht, sollten Sie zunächst prüfen, ob es Fieber hat. Die normale Körpertemperatur liegt bei Kindern zwischen 36,1 °C und 37,8 °C. Sie schwankt je nach Tageszeit: Am höchsten ist sie gegen 18 Uhr und am niedrigsten gegen 4 Uhr morgens. Eine ganze Reihe von Faktoren läßt die Körpertemperatur vorübergehend sogar bis 38 °C ansteigen, zum Beispiel wenn das Kind herumtobt, stark schwitzt oder zu warm zum Schlafen angezogen war. Auch nach den Mahlzeiten, wenn für die Verdauung Energie verbraucht wird, kann die Temperatur erhöht sein. Wenn Sie bei Ihrem Kind Fieber gemessen haben, kontrollieren Sie am besten nach einer halben Stunde Ruhe die Temperatur noch einmal – vielleicht hat es sich nur um eine kurzfristige Temperaturerhöhung gehandelt.

Lieber Wadenwickel als Zäpfchen

Mit Fieber reagiert der Körper auf eine ganze Reihe von Einflüssen: Zum Beispiel auf Entzündungen, auf Infektionen durch Bakterien oder Viren, auf einen gestörten Wasserhaushalt oder darauf, daß Ihr Kind zu warm angezogen ist. Manche Kinder bekommen schon bei geringen Anlässen hohes Fieber, während andere auch bei schweren Krankheiten nur leicht fiebern. Fieber ist immer nur ein Signal dafür, daß sich der Körper mit einer Krankheit auseinandersetzt. Durch die erhöhte Körpertemperatur werden die Stoffwechselvorgänge beschleunigt und Krankheitserreger an ihrer Vermehrung gehindert. Daher sollten Sie nicht sofort zum Fieberzäpfchen greifen, wenn Ihr Kind fiebert.

Bei hohen Temperaturen, Schüttelfrost oder bereits durchgemachten Fieberkrämpfen müssen Sie natürlich das Fieber senken – wobei Wadenwickel (Seite 201) Mittel der ersten Wahl sind. Wenn Sie mit Medikamenten das Fieber senken wollen, geben Sie Ihrem Kind Paracetamol und keine Acetylsalicylsäure – sie löst in seltenen Fällen bei Kindern das gefährliche Reye-Syndrom (Seite 190) aus.

So messen Sie die Temperatur rektal

Bei Kindern unter sechs Jahren messen Sie im After, das heißt rektal. Bis zu diesem Alter sind Messungen in der Achselhöhle zu ungenau, und im Mund sollten Sie weder Quecksilberthermometer – sie können zerbrechen und Ihr Kind verletzen – noch Digitalthermometer, die Ihr Kleinkind nicht richtig im Mund halten kann, verwenden.

Wenn Sie das Thermometer rektal benutzen, fetten Sie die Spitze des Thermometers zum Beispiel mit Vaseline dünn ein, damit sie besser gleitet. Messen Sie mit dem Quecksilberthermometer drei

Fiebermessen

Minuten lang. Die rektal gemessene Körpertemperatur beträgt normalerweise zwischen 36,8 °C und 37,5 °C.

Fiebermessen beim Säugling: Legen Sie Ihr Baby auf den Rücken und winkeln Sie seine Beine leicht an. Halten Sie einen Fußknöchel zwischen Daumen und Zeigefinger und den anderen Knöchel zwischen Zeigefinger und Mittelfinger derselben Hand fest. Mit der anderen Hand schieben Sie ihm das Thermometer etwa einen Zentimeter weit in den After. Am besten halten Sie das Thermometer fest, indem Sie es wie einen Bleistift in die Hand nehmen. Wenn Sie dabei den Zeigefinger abspreizen und am Po Ihres Babys abstützen, verhindern Sie, daß es sich bei ruckartigen Bewegungen verletzt.

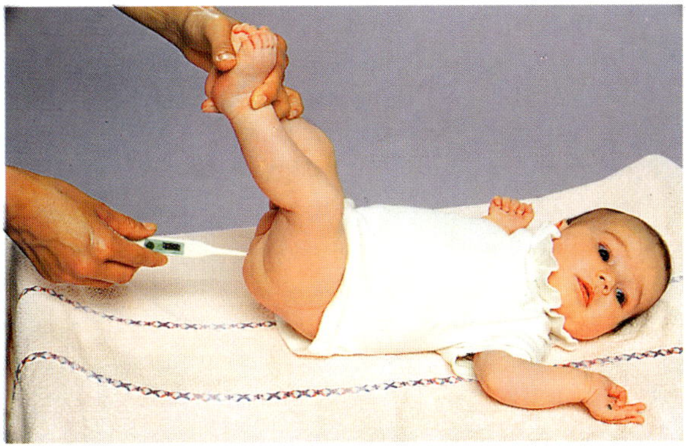

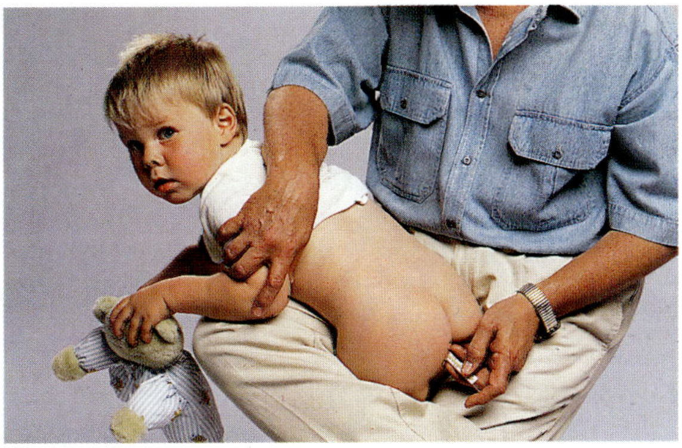

So messen Sie richtig Fieber: Beim Baby die Beinchen festhalten, ein kleines Kind »übers Knie legen«

Fiebermessen beim Kleinkind: Da sich ein kleines Kind oft heftig wehrt, legen Sie es mit dem Bauch nach unten auf Ihren Schoß, halten die Beine Ihres Kindes zwischen Ihren eigenen Beinen fest und beugen den Oberkörper des Kindes über eines Ihrer Knie. Kopf oder Arm halten Sie mit einer Hand fest und mit der anderen führen Sie vorsichtig das Thermometer ein.

Fiebermessen in der Achselhöhle

Bei Kindern über sechs Jahren kann die Temperatur unter der Achsel gemessen werden. Ihr Kind liegt dabei am besten auf dem Rücken. Stecken Sie ihm das Thermometer in die Achselhöhle und halten Sie seinen Oberarm an den Körper, damit das Thermometer nicht herausrutscht.

Mit dem Quecksilberthermometer dauert diese Temperaturmessung sieben Minuten. Die in der Achselhöhle gemessene Temperatur ist etwa ein Grad niedriger als die Körpertemperatur und beträgt normalerweise zwischen 36,2 und 36,8 °C.

Fiebermessen/Pulskontrolle

Verschiedene Thermometer

• Glasthermometer enthalten Quecksilber oder gefärbten Alkohol, um die Temperatur anzuzeigen. Sie sind einfach zu benutzen und messen relativ genau. Ihr Nachteil: Sie können zerbrechen und Ihr Kind verletzen.

Glasthermometer vor dem Benützen solange schütteln, bis die Quecksilbersäule unter die 36 °C-Marke fällt.

• Digitalthermometer melden mit einem akustischen oder optischen Signal, daß der Meßvorgang beendet ist. Sie messen exakt, solange die Batterien einwandfrei funktionieren.

• Infrarot-Thermometer. Mit dem Ohrthermometer wird die Körpertemperatur innerhalb von Sekunden im Gehörgang am Trommelfell gemessen. Nur bei genauer Handhabung des Gerätes werden auch exakte Meßwerte ermittelt.

• Thermometer mit nur lauwarmem Wasser und Seife reinigen, um sie nicht zu beschädigen.

Fiebermessen im Mund

Wollen Sie die Temperatur im Mund, also oral, messen, schieben Sie die Thermometerspitze unter die Zunge Ihres Kindes. Um das Thermometer festzuhalten, muß Ihr Kind die Lippen fest schließen, darf aber nicht auf das Thermometer beißen – es könnte zerbrechen. Bei starkem Schnupfen können Sie das Fieber nicht oral bestimmen, da Ihr Kind durch die Nase keine Luft mehr bekommt. Lassen Sie das Quecksilberthermometer mindestens drei Minuten im Mund, bevor Sie es ablesen. Die durchschnittliche Normaltemperatur liegt zwischen 36,7 bis 37,3 °C.

Pulskontrolle

Wenn Ihr Kind Fieber hat oder kreislaufschwach ist, messen Sie seinen Puls. Der Puls ist eine Druckwelle, die sich durch den Herzschlag in den Gefäßen ausbreitet. Beim Messen des Pulses können Geschwindigkeit und Regelmäßigkeit des Herzschlages kontrolliert werden. Wie schnell der Puls pro Minute schlägt, hängt davon ab, wie alt das Kind und wie aktiv es ist: In Ruhe schlägt der Puls langsamer, nach körperlicher Anstrengung und bei Fieber schneller.

Die Pulsfrequenz messen Sie am besten in der flachen Grube an der Handgelenkinnenseite am Übergang zum Daumenballen. Legen Sie die Fingerkuppen Ihres Zeige-, Mittel- und Ringfingers leicht auf diese Grube und stützen Sie das Handgelenk Ihres Kindes mit Ihrem Daumen. Zählen Sie 15 Sekunden lang die Schläge, die Sie spüren, und multiplizieren Sie das Ergebnis mit vier, um den Pulsschlag pro Minute zu ermitteln.

In der Tabelle finden Sie die altersabhängigen Normalwerte der Pulsfrequenz bei Kindern. Liegt der Puls oberhalb oder unterhalb der angegebenen Grenzen, sollten Sie einen Arzt zu Rate ziehen.

	Pulsschlag pro Minute in Ruhe		
	Untere Grenze	Mittelwert	Obere Grenze
Neugeborenes	70	130	170
1. Lebensjahr	80	120	160
2. Lebensjahr	80	110	130
4. Lebensjahr	80	100	120
6. Lebensjahr	75	100	115
8. Lebensjahr	70	90	110
10. Lebensjahr	70	90	110
14. Lebensjahr	60	70	80

Krankheitssymptome

Fieber

Ab Seite 28 finden Sie Informationen zum Fieber, zum richtigen Fiebermessen und ob beziehungsweise wann der Arzt aufzusuchen ist. Mögliche Gründe für geringes Fieber ohne weitere Krankheitszeichen: ein Wachstumsschub, starke körperliche Bewegung, vorangegangene fieberhafte Erkrankungen oder auch Manipulationen am Fieberthermometer.

Was hinter Fieber stecken kann

Symptome	Mögliche Ursachen	Mögliche weitere Symptome
Fieber mit Husten und Schnupfen	Erkältung (Seite 64)	Ohrenschmerzen
	Beginnende Bronchitis (Seite 62)	Kurzatmigkeit
	Beginnende Lungenentzündung (Seite 69)	Kurzatmigkeit, Bauchschmerzen
	Beginnende Masern (Seite 163)	Bindehautentzündung, weiße Flecken im Mund
Fieber mit Hals- und/oder Ohrenschmerzen	Kehlkopfentzündung (Seite 67)	Heisere Stimme, Atemnot
	Mandelentzündung (Seite 70)	Atemstörungen
	Mittelohrentzündung (Seite 81)	Erbrechen, Schnupfen
	Scharlach (Seite 168)	Bauchschmerzen
Fieber mit Erbrechen	Blinddarmentzündung (Seite 87)	Bauchschmerzen, Durchfall, Verstopfung
	Magen-Darm-Katarrh (Seite 93)	Durchfall, Bauchschmerzen
	Hirnhautentzündung (Seite 137)	Nackensteifigkeit, Kopfschmerzen
	Nierenentzündung (Seite 106)	Schmerzen in der Flanke, Schmerzen im Bauch
	Grippe (Seite 174)	Kopfschmerzen, Gliederschmerzen
Fieber mit Bauchschmerzen	Blinddarmentzündung (Seite 87)	Erbrechen, Durchfall, Verstopfung
	Magen-Darm-Katarrh (Seite 93)	Durchfall, Erbrechen
	Lungenentzündung (Seite 69)	Atemstörungen, Husten
	Scharlach (Seite 168)	Halsschmerzen
Fieber mit rotem Ausschlag	Masern (Seite 163)	Bindehautentzündung, Husten
	Röteln (Seite 167)	Vergrößerte Nackenlymphknoten
	Scharlach (Seite 168)	Bauchschmerzen, Halsschmerzen, Ohrenschmerzen
	Arzneimittelallergie (Seite 148)	Übelkeit, Bauchschmerzen, Durchfall
	Nahrungsmittelallergie (Seite 145)	Erbrechen, Durchfall
	Nesselsucht (Seite 151)	Übelkeit, Kreislaufprobleme
	Sonnenbrand (Seite 122)	Brennende Schmerzen, Übelkeit, Kreislaufprobleme
Fieber mit Hautbläschen	Windpocken (Seite 170)	Starker Juckreiz
Fieber mit gelber Hautverfärbung	Hepatitis (Seite 177)	Bauchschmerzen, heller Stuhl, dunkler Urin
Fieber mit Kopfschmerzen	Grippe (Seite 174)	Gliederschmerzen, Bauchschmerzen, Erbrechen
	Nasennebenhöhlenentzündung (Seite 71)	Schnupfen, Atemnot
	Hirnhautentzündung (Seite 137)	Nackensteifigkeit, Erbrechen, Benommenheit

Bauchschmerzen

Wenn Kinder unter sieben Jahren Schmerzen haben, klagen sie meist über Kopf- oder Bauchweh – selbst wenn es in einem ganz anderen Körperteil weh tut. Kleinkinder können Schmerzen noch nicht genau lokalisieren. Versuchen Sie daher vorsichtig, den Bauch abzutasten, um zu prüfen: Zuckt Ihr Kind an bestimmten Stellen mehr als an anderen zusammen oder verzieht es das Gesicht? Ab dem Schulalter geben Kinder in der Regel genauere Auskunft über ihre Schmerzen

Viele Säuglinge – Jungen fünfmal häufiger als Mädchen – leiden in den ersten drei bis vier Monaten an Bauchschmerzen, die sich mitunter bis zu Bauchkrämpfen steigern können. Das Baby schreit, zieht seine Beinchen an und läßt sich weder durch Zuwendung noch durch Füttern oder Wickeln beruhigen. Ursache für diese sogenannte Dreimonatskolik (Seite 43) sind Blähungen und Unreife des Darms.

Größere Kinder beobachten Sie genau: Bei Koliken (krampfartigen Bauchschmerzen) liegt das Kind gestreckt oder zusammengezogen da, mit den Händen auf dem Bauch gepreßt, und versucht sich möglichst nicht zu rühren. Bei Blinddarmschmerzen fällt auf, daß zusätzlich meist das rechte Bein angezogen wird. Magenschmerzen gehen ohne Koliken, aber mit starkem Übelkeitsgefühl einher.

Akut auftretende Bauchschmerzen können durch eine Vielzahl von Krankheiten verursacht werden – von Darmgrippe bis zur Ver-

Appetitlosigkeit

Wenn ein Kind krank wird – besonders bei fieberhaften Infekten –, verliert es normalerweise vorübergehend seinen Appetit.

Verliert ein Kind durch Appetitlosigkeit an Gewicht oder leidet an Durchfall, Verstopfung oder diffusen Bauchschmerzen mit Gewichtsabnahme, sollten Sie den Arzt um Rat fragen.

Appetitlosigkeit bei ansonsten gesunden Kindern ist eher ein Problem der Eltern, nicht der Kinder. Es ist völlig normal, wenn ein Kind monatelang gut ißt und dann auf einmal für längere Zeit keinen Appetit hat. Die tägliche Kalorienaufnahme kann dabei zwischen 200 und 2000 Kalorien schwanken.

Spielen und Toben an der frischen Luft fördern den Appetit ebenso wie ausreichender Schlaf. Nörgeleien und Streitigkeiten der Eltern oder Geschwister bei gemeinsamen Mahlzeiten können sich bei Kindern »auf den Magen« schlagen. Kinder so lange sitzen zu lassen, bis der Teller leergegessen ist, führt ebenso wenig zum Erfolg wie ständige Ermahnungen, doch endlich etwas zu essen: Das Kind lernt, durch »Essensverweigerung« seine Eltern zu tyrannisieren.

Falsche Ernährungsgewohnheiten wie ständige Knabbereien und kalorienreiche Säfte zwischendurch verderben den Appetit bei den Mahlzeiten. Kinder imitieren ihre Eltern, die mit gutem Beispiel vorangehen sollten.

stopfung. Akute Bauchschmerzen sind immer ernst zu nehmen, da eine Blinddarmentzündung dahinterstecken kann. Suchen Sie daher einen Arzt auf, wenn die Schmerzen länger als sechs Stunden anhalten. Bauchschmerzen treten außerdem häufig als Begleiterscheinung bei Erkältung und Grippe oder Lungenentzündung sowie bei Kinderkrankheiten wie zum Beispiel Mumps auf.

Wenn Ihr Kind wiederholt über Wochen und Monaten an (chronischem) Bauchweh leidet, haben sich in rund 80 Prozent der Fälle seelische Probleme »auf den Magen geschlagen«.

Die Schmerzen werden durch einen warmen Bauchwickel (Seite 200) oder eine Wärmflasche gelindert. Werden die Schmerzen dadurch allerdings schlimmer, kann es sich um eine Blinddarmentzündung handeln. Legen Sie Ihrem Kind sofort einen Eisbeutel auf den Bauch und gehen Sie umgehend zum Arzt.

Was hinter Bauchschmerzen stecken kann

Symptome	Mögliche Ursachen	Mögliche weitere Symptome
Plötzlich auftretende Bauchschmerzen	Beim Baby: Dreimonatskolik (Seite 43)	Anziehen der Beine und Strecken beim Schreien
	In jedem Alter: Magen-Darm-Katarrh (Seite 93)	Erbrechen, Durchfall, Fieber
	Darmverschluß, Darmlähmung (Seite 89)	Erbrechen, Verstopfung
	Blinddarmentzündung (Seite 87)	Erbrechen, Durchfall oder Verstopfung, Fieber
	Lungenentzündung (Seite 69)	Fieber und Husten
	Harnwegsinfektion (Seite 103)	Fieber und Brennen beim Wasserlassen, Erbrechen
Chronische Bauchschmerzen	Psychisch bedingte Bauchschmerzen (Seite 180)	Oft nur in belastenden Situationen
	Nahrungsmittelallergie (Seite 145)	Erbrechen, Durchfall
	Nabelkolik (Seite 95)	Bauchschmerzen im Nabelbereich, belastende Situation
	Wurmerkrankung (Seite 97)	Jucken am Po, Ringe unter den Augen, Appetitlosigkeit
Chronische Bauchschmerzen mit Verstopfung	Chronische Verstopfung (Seite 96)	Erbrechen
	Darmlähmung (Seite 89)	Erbrechen
Chronische Bauchschmerzen mit Erbrechen	Darmverschluß (Seite 89)	Verstopfung
Chronische Bauchschmerzen im Oberbauch	Gastritis (Seite 90)	Bauchschmerzen unmittelbar nach dem Essen
	Zwölffingerdarmgeschwür (Seite 90)	Bauchschmerzen zwei bis drei Stunden nach dem Essen

Durchfall

Durchfallkranke Kinder scheiden große Mengen dünnflüssigen, wässrigen Stuhl aus, dem Blut und Schleim beigemengt sein können. Meist gehen den Stuhlentleerungen krampfartige Bauchschmerzen voraus. Je jünger ein Kind ist, um so gefährlicher ist eine Durchfallerkrankung: Da viel Wasser verlorengeht, besteht die Gefahr der Austrocknung (Exsikkose), vor allem, wenn noch Erbrechen und Fieber hinzukommen. Die häufigste Ursache für Durchfall ist der Magen-Darm-Katarrh (Seite 93).

Wenn Ihr Kind an Durchfall leidet, sorgen Sie dafür, daß es viel trinkt – am besten Orangentee (Seite 205) oder Elektrolyttee aus der Apotheke. Achten Sie besonders auf Hygiene: Waschen Sie sich jedesmal die Hände, nachdem Sie Ihr krankes Kind versorgt haben, und desinfizieren Sie die Toilette, wenn Ihr Kind sie benützt hat. Suchen Sie den Arzt auf, wenn

- ein Baby länger als 6 Stunden,
- ein Kindergartenkind länger als 12 Stunden,
- ein Schulkind länger als 18 Stunden an Durchfall leidet.

Teilen Sie dem Arzt mit, was Ihnen am Stuhl Ihres Kindes auffällt: Welche Farbe? Riecht der Durchfall auffallend übel? Sind Nahrungsbestandteile noch zu erkennen? Ist dem Stuhl Schleim oder Blut beigemengt?

Was hinter Durchfall stecken kann

Symptome	Mögliche Ursachen	Mögliche weitere Symptome
Dünne, wäßrige, hellgelbe bis grüne, stinkende Stühle	Magen-Darm-Katarrh (Seite 93)	Erbrechen, Fieber, kolikartige Bauchschmerzen, Appetitlosigkeit, Wasserverlust
Blutig-schleimige Beimengungen	Salmonelleninfektion (Seite 93)	Erbrechen, Bauchschmerzen, Wasserverlust, Fieber
Breiig bis wäßriger Durchfall	Allergien (Seite 144)	Koliken, Hautausschläge, Erbrechen, Gedeihstörungen
Große Mengen ungeformter, fettglänzender, faulig-riechender Stühle	Cystische Fibrose (Seite 187)	Aufgetriebener Bauch, Abmagerung von Armen und Beinen, Atemnot
Große Mengen ungeformter Stühle	Zöliakie (Seite 191)	Appetitlosigkeit, Gewichtsstillstand, großer Bauch, schlechte Laune
Breiige bis wäßrige Stühle Aber: Statt Durchfall kann auch Verstopfung auftreten	Blinddarmentzündung (Seite 87)	Fieber, Druckschmerz am rechten Unterbauch, Übelkeit, Erbrechen

Erbrechen

Wenn Ihrem Kind übel ist, stellen Sie einen Eimer oder eine Schüssel bereit. Beginnt es zu würgen, legen Sie ihm Ihre Hand an die Stirn und stützen so seinen Kopf – es kann sich dann leichter erbrechen

Erbrechen ist ein nicht unterdrückbares Ausstoßen von Mageninhalt durch den Mund. Je jünger Kinder sind, um so leichter und häufiger erbrechen sie. Rund die Hälfte aller Säuglinge spuckt gelegentlich, wobei sich nur bei etwa fünf Prozent eine zugrundeliegende Krankheit nachweisen läßt. Erbrechen beim Säugling kann leicht mit Aufstoßen nach dem Trinken verwechselt werden, bei dem kleine oder größere Milchmengen aus dem Mund fließen.

Wie beim Durchfall verliert ein Kind durch Erbrechen viel Flüssigkeit. Bieten Sie Ihrem kranken Kind immer wieder zu Trinken an, entweder Kräutertee (Seite 205), Orangentee (Seite 205) oder Elektrolyttee aus der Apotheke.

Langanhaltendes Erbrechen weist auf eine ernstzunehmende Erkrankung hin. Bricht Ihr Kind zwei Mahlzeiten in Folge oder leidet zusätzlich an Kopfschmerzen, Schwindelgefühl, Fieber oder Bauchschmerzen, müssen Sie sofort einen Arzt zu Rate ziehen – um so schneller, je jünger Ihr Kind ist. Teilen Sie dem Arzt Ihre Beobachtungen mit: Erbricht Ihr Kind unverdaute oder verdaute Nahrung? Ist das Erbrochene schaumig, gallig oder blutig durchsetzt? Wann und wie oft hat sich Ihr Kind übergeben?

Was hinter Erbrechen stecken kann

Symptome	Mögliche Ursachen	Mögliche weitere Symptome
Erbrochenes schleimig-schaumig, mit unverdauten Nahrungsbestandteilen, viel Magensaft	Ernährungsfehler	Verstopfung, Durchfall, Koliken, akuter Gewichtsverlust
Erbrochenes mit Magensaft, unverdautem Mageninhalt, grüner oder gelber Galle	Magen-Darm-Katarrh (Seite 93)	Durchfall, Fieber, Bauchschmerzen, akuter Gewichtsverlust, geronnenes Blut im Erbrochenen
	Blinddarmentzündung (Seite 87)	Bauchschmerzen, Durchfall oder Verstopfung, Fieber, Druckschmerz im rechten Unterbauch
Erbrochenes mit Magen- und/oder Darminhalt, Blutbeimengungen	Darmverschluß (Seite 89)	Bauchschmerzen, bretthartér Bauch, Benommenheit
Dem Erbrechen geht immer Fieber voraus!	Hirnhautentzündung (Seite 137)	Nackensteifigkeit, Kopfschmerzen, hohes Fieber, Benommenheit, Krämpfe
Erbrochenes mit oder ohne Nahrungsbestandteilen, gelber und grüner Galle	Migräne (Seite 141)	Kopfschmerzen, meist einseitig, Schwindel, Sehstörungen
Erbrechen nach Essen bestimmter Nahrungsmittel	Nahrungsmittelallergie (Seite 145)	Durchfall, Hautausschläge, Gewichtsverlust

Hautausschlag

Hautausschläge kommen bei Kindern immer wieder vor. Der ganze Körper oder nur bestimmte Areale können betroffen sein, der Ausschlag kann jucken und in allen möglichen Formen – von roten Flecken, eitrigen Pusteln bis zu handtellergroßen Quaddeln – auftreten. Viele Kinderkrankheiten wie Masern, Röteln, Windpocken rufen typische Hautausschläge hervor, aber auch andere Krankheitszeichen wie Fieber. Sonne, Hitze oder Chemikalien können die Haut reizen. Bei manchen Kindern reagiert die Haut allergisch auf Nahrungsmittel, Medikamente oder Kleidung.

Was die Ursache für einen Hautausschlag ist, läßt sich nicht immer feststellen. Genaue Beobachtungen und der Ausschluß von Infektionskrankheiten führen manchmal auf die Spur. Immer wenn Sie durch einen Hautausschlag verunsichert sind – besonders wenn weitere Symptome mitauftreten –, sollte Ihr Kind zum Arzt.

Was hinter Hautausschlag stecken kann

Symptome	Mögliche Ursachen	Mögliche weitere Symptome
Fleckiger Ausschlag, beginnt hinter den Ohren, fließt zu großen Flecken zusammen	Masern (Seite 163)	Meist hohes Fieber, Husten, Schnupfen, Bindehautentzündung, Gliederschmerzen
Masernähnlicher Ausschlag	Röteln (Seite 167)	Kein oder niedriges Fieber, keine Erkältungszeichen, geschwollene Nackenlymphknoten
Ausschlag beginnt im Achsel- und Leistenbereich, samtartiges Gefühl beim Darüberstreichen	Scharlach (Seite 168)	Kein Schnupfen, kein Husten, aber Halsschmerzen, hochroter Rachen und Gaumen, eventuell Eiterherde auf den Mandeln, Fieber, auffallende Blässe um den Mund
Masernähnlicher Ausschlag, meist im im 6. bis 15. Lebensmonat	Dreitagefieber (Seite 159)	Vor Ausschlagsbeginn drei bis vier Tage hohes Fieber
Girlandenförmiger roter Ausschlag	Ringelröteln (Seite 166)	Ausschlag an den Außenseiten der Arme und Beine und an den Wangen, kaum Krankheitsgefühl
Unregelmäßig verteilter roter Ausschlag	Allergien (Seite 144)	Quaddelbildung, Juckreiz
Ausschlag mit wassergefüllten Bläschen	Windpocken (Seite 170)	Ausschlag am ganzen Körper, Fieber
	Gürtelrose (Seite 175)	Streifenförmiger, halbseitig begrenzter Ausschlag
	Herpes-Erkrankung (Seite 116)	Bläschen lokal beschränkt, meist Naseneingang, Lippen, Mundwinkel
Unregelmäßig geformte, begrenzte Hautveränderungen, trocken oder nässend, symmetrisch oder asymmetrisch am Körper verteilt (Ekzem)	Neurodermitis (Seite 152)	Juckreiz, schubweises Auftreten
	Milchschorf (Seite 52)	Beim Säugling vorzugsweise am Kopf
	Windeldermatitis (Seite 56)	Ausschlag lokal begrenzt, hochrot
	Allergie (Seite 144)	Juckreiz

Husten

Mit Husten reagiert der Körper auf Reizungen im Rachen oder in den Atemwegen: Schleim, Fremdkörper, Viren, Bakterien, Allergene, Gase. Husten tritt auch als Begleiterscheinung bei zahlreichen Krankheiten auf. Beim trockenen Reizhusten folgen mehrere kurze Stöße in rascher Folge, ohne daß Schleim abgehustet wird. Feuchter Husten beginnt anfallsartig nach tiefem Luftholen. Schleim wird nach oben befördert, der geschluckt wird oder – etwa ab dem fünften Lebensjahr – ausgespuckt werden kann. Diesen schleimbildenden Husten sollten Sie nicht mit Medikamenten unterdrücken, da die Atemwege sonst nicht vom Schleim befreit werden.

Ihr Kind sollte zum Arzt, wenn es länger als eine Woche ohne Besserungstendenz hustet, oder früher, wenn zum Beispiel Fieber, Halsschmerzen, Ohrenschmerzen, Erbrechen hinzukommen.

Was hinter Husten stecken kann

Symptome	Mögliche Ursachen	Mögliche weitere Symptome
Trockener Reizhusten	Erkältung (Seite 64)	Fieber, Halsschmerzen, Schnupfen, Ohrenschmerzen
	Beginnende Bronchitis (Seite 62)	Fieber, Kurzatmigkeit
	Beginnender Keuchhusten (Seite 160)	Typische Hustenanfälle erst zwei Wochen später
	Beginnende Masern (Seite 163)	Fieber, Ausschlag, Bindehautentzündung
	Beginnende Lungenentzündung (Seite 69)	Fieber, Bauchschmerzen, Kurzatmigkeit
	Beginnendes Asthma bronchiale (Seite 149)	Reizhusten anfallsweise beim Einschlafen, am frühen Morgen oder nach körperlicher Belastung
	Vergrößerte Mandeln (Seite 73)	Atemnot, Mundatmung
Feuchter, rasselnder Husten	Bronchitis (Seite 62)	Fieber, Kurzatmigkeit
	Keuchhusten (Seite 160)	Erbrechen
	Cystische Fibrose (Seite 187)	Atemnot, Bauchschmerzen, Verstopfung
	Lungenentzündung (Seite 69)	Fieber, Bauchschmerzen, Kurzatmigkeit
Trockener Reizhusten mit pfeifendem Geräusch bei der Einatmung (Stridor)	Fremdkörper (Seite 240)	Blutiger Husten, Atemnot
	Krupphusten (Seite 68)	Atemnot, Angstzustände
	Kehlkopfentzündung (Seite 67)	Fieber, Atemnot
Trockener Reizhusten mit pfeifendem Geräusch bei der Ausatmung (Stridor)	Asthma bronchiale (Seite 149)	Atemnot
	Fremdkörper (Seite 240)	Blutiger Husten, Atemnot
	Bronchiolitis (Seite 62)	Fieber, Atemnot
Blutiger Husten mit oder ohne Schleim	Nasenbluten (Seite 238)	Blutiges Erbrechen
	Schwere Grippe (Seite 174)	Fieber, Gliederschmerzen
	Fremdkörper (Seite 240)	Atemnot

Krankheitssymptome
Kopfschmerzen

Auch Kinder können an Kopfschmerzen leiden. Bei Erkältungen, Migräne, Nasennebenhöhlenentzündung, Fieber und Kinderkrankheiten klagen Kinder über Kopfschmerzen. Oft steckt auch keine Krankheit dahinter – schlechte Luft, Tabakqualm, ein Wetterumschwung oder auch Angst und Sorgen können Kopfschmerzen auslösen.

Als Erste-Hilfe-Maßnahme bei Kopfschmerzen ohne andere Symptome legen Sie Ihrem Kind einen kühlen Umschlag auf die Stirn und lassen es in einem abgedunkelten Raum ausruhen. Wird es nicht besser, können Sie notfalls ein Schmerzmittel geben – müssen dann aber auch zum Arzt.

Um der Ursache auf die Spur zu kommen, ist es hilfreich, wenn Sie dem Arzt mitteilen, wo die Kopfschmerzen bei Ihrem Kind lokalisiert sind und zu welcher Tageszeit oder in welchen Situationen sie auftreten.

Was hinter Kopfschmerzen stecken kann

Symptome	Mögliche Ursachen	Mögliche weitere Symptome
Kopfschmerzen ohne weitere Krankheitszeichen	Sehfehler (Seite 79), Schielen (Seite 78)	Schmerzen treten auf, wenn die Augen angestrengt sind (nach Fernsehen, Schule)
	Migräne (Seite 141)	Einseitige Schmerzen, Erbrechen, Sehstörungen
	Chronische Nasennebenhöhlenentzündung (Seite 71)	Schmerzen vor allem im Stirnbereich
	Seelische Belastung (Seite 180)	Oft situationsabhängig
Kopfschmerzen besonders im Nackenbereich, die zum Hinterkopf ansteigen	Fehlhaltungen der Halswirbelsäule	Nach langem Sitzen (Fernsehen, Schule)
	Migräne (Seite 141)	Einseitige Schmerzen, Erbrechen, Sehstörungen
Kopfschmerzen bei schnellen Kopfbewegungen	Schleudertrauma (nach Autounfall, Notbremsung, Sturz)	Übelkeit, Bewegungseinschränkung
Kopfschmerzen im Stirn-, Schläfen- und Augenhöhlenbereich, Schädel oder Hinterkopf, Scheitelbereich	Mittelohrentzündung (Seite 81)	Fieber, Ohrenschmerzen
	Masern (Seite 163)	Fieber, Ausschlag, Bindehautentzündung
	Mumps (Seite 165)	Dicke Backe, Fieber, Bauchschmerzen
	Erkältung (Seite 64)	Schnupfen, Husten, Fieber, Halsschmerzen
	Grippe (Seite 174)	Fieber, Gliederschmerzen, Bauchschmerzen
	Magen-Darm-Katarrh (Seite 93)	Fieber, Durchfall, Erbrechen
	Hirnhautentzündung (Seite 137)	Nackensteifigkeit, Fieber, Erbrechen, Benommenheit
Anfallartige Kopfschmerzen	Migräne (Seite 141)	Schwindel und Erbrechen, Sehstörungen, einseitige Kopfschmerzen
Kopfschmerzen nüchtern: morgens oder nach langen Essenspausen	Diabetes mellitus (Seite 126)	Kalter Schweiß, Übelkeit, Benommenheit
	Hirntumor (Seite 138)	Erbrechen, Sehstörungen, Gleichgewichtsstörungen

Lymphknotenschwellungen

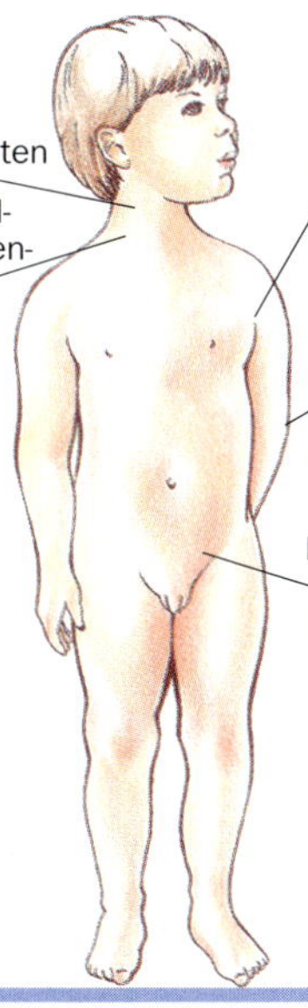

Die Lymphknoten – oft fälschlicherweise als Drüsen bezeichnet – sind Schaltstellen im Lymphgefäßsystem, denen wichtige Aufgaben beim Schutz vor Krankheiten zukommen. Krankheitserreger und Abfallprodukte aus dem Gewebe werden über die Lymphbahnen abtransportiert, in den Lymphknoten abgefangen und von weißen Blutkörperchen unschädlich gemacht.

Im Körper befinden sich etwa 500 Lymphknoten, die an den unterschiedlichsten Stellen sitzen. Bei Verletzungen sowie bei bakteriellen und viralen Entzündungen können die für den jeweiligen Bereich zuständigen Lymphknoten anschwellen. Bei Kindern sind vor allem die Nacken- und Halslymphknoten häufig betroffen, ein Zeichen für Erkrankungen im Nasen-Rachen-Raum, der Ohren und der Kopfhaut.

Geschwollene Lymphknoten sind in der Regel kein Grund, gleich den Arzt aufzusuchen. Bleiben sie allerdings über Tage verdickt oder sind druckempfindlich, sollte Ihr Kind zum Arzt.

An den markierten Stellen sitzen die wichtigsten Lymphknoten

Was hinter Lymphknotenschwellungen stecken kann

Symptome	Mögliche Ursachen	Mögliche weitere Symptome
Verdickte Lymphknoten im Halsbereich	Mandelentzündung (Seite 70)	Halsschmerzen, Schluckbeschwerden, Fieber,
	Mittelohrentzündung (Seite 81)	Halsschmerzen, Ohrenschmerzen, Schwerhörigkeit, Fieber
	Erkältung (Seite 64)	Schnupfen, Husten, Bindehautentzündung, Ohrenschmerzen, Kopfschmerzen, Fieber
	Nasennebenhöhlenentzündung (Seite 71)	Schnupfen, Kopfschmerzen, Fieber
	Vergrößerte Mandeln (Seite 73)	Behinderte Nasenatmung, Schwerhörigkeit
	Röteln (Seite 167)	Typischer Ausschlag
Verdickte Lymphknoten im Achsel- und Leistenbereich	Verletzung (Seite 246)	Fieber, sichtbar gerötete Lymphbahnen
	Fußpilz (Seite 119)	Nässende Hautstellen, Juckreiz
	Ekzeme (Seite 144, 152)	Juckreiz
	Impfung (Seite 220)	Lokale Rötung und Schwellung, Fieber
Verdickte Lymphknoten am ganzen Körper	Pfeiffersches Drüsenfieber (Seite 179)	Fieber, gelbe Beläge auf den Mandeln
	Morbus Hodgkin (Seite 189)	Blässe, Müdigkeit
	Leukämie (Seite 188)	Blässe, Müdigkeit, Hämatome, Fieber, Knochenschmerzen in Gelenknähe

Das krank

Ein Baby schreit, wenn es sich nicht wohlfühlt. Es kann Ihnen nicht sagen, ob und wo es wehtut, und Sie können meist nur raten: Hat es Hunger? Ist es durstig? Möchte es in die Arme genommen und gestreichelt werden? Oder ist es krank, hat vielleicht Ohrenschmerzen oder Bauchweh?

Babys werden leicht krank, und viele Krankheiten können für sie schnell lebensgefährlich werden – bei Fieber, Durchfall oder Erbrechen zum Beispiel trocknet der kleine Körper rasch aus.

In diesem Kapitel finden Sie Informationen über die häufigsten Gesundheitsprobleme von Babys. Besonders wichtig: Suchen Sie ärztliche Hilfe, wann immer Sie sich unsicher fühlen!

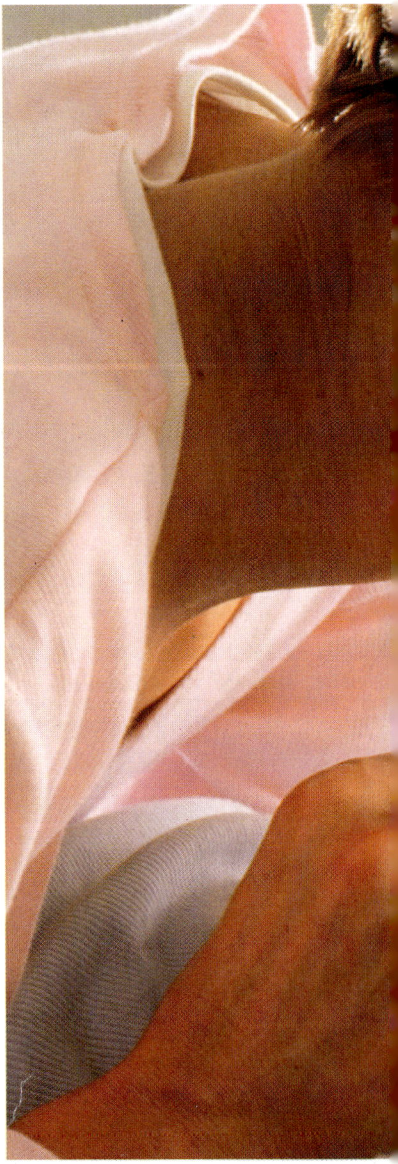

e Baby

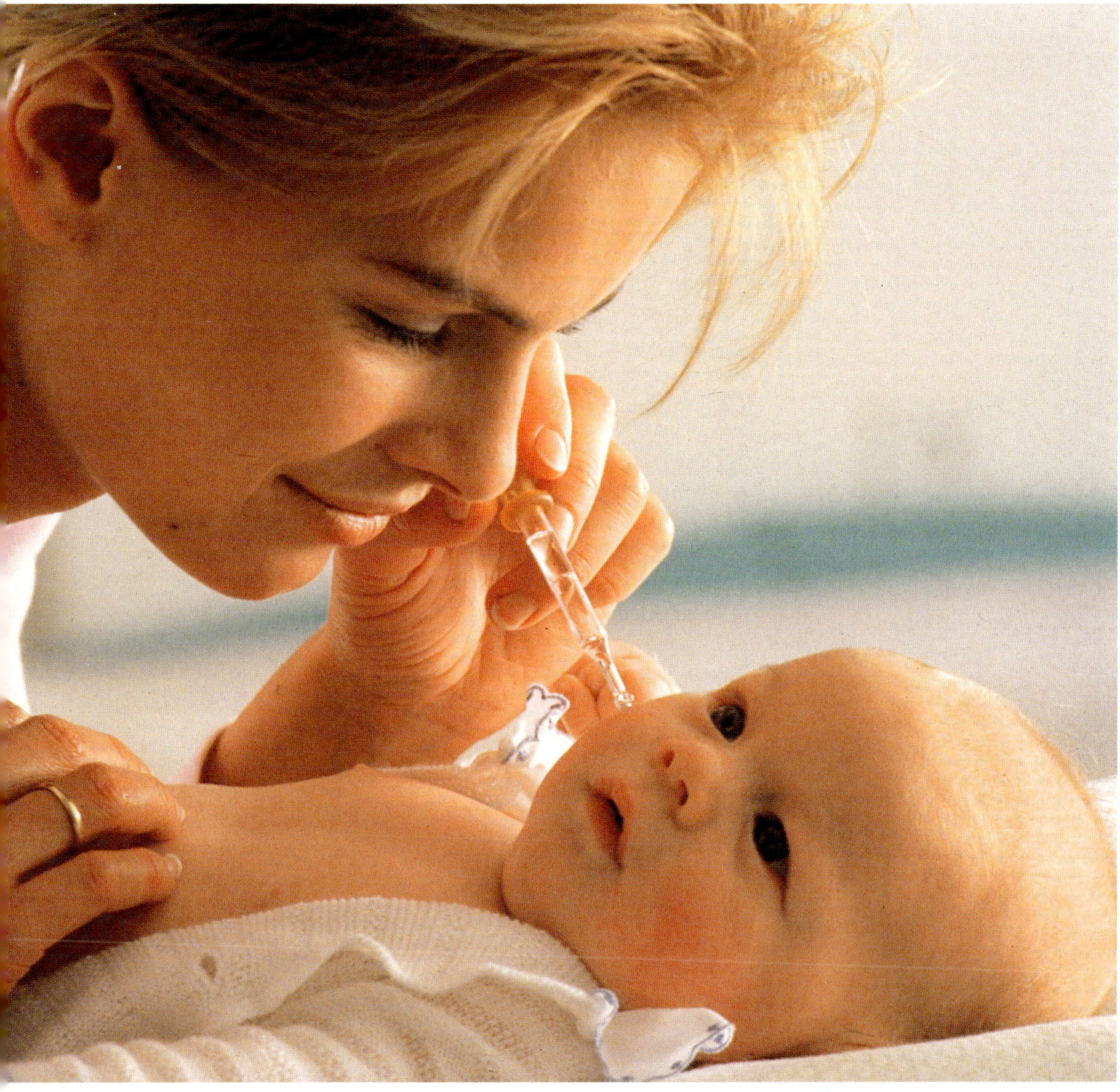

Augenentzündung

Bei Neugeborenen kommt es häufig zur Entzündung des Tränensacks, dem sogenannten Schmierauge. Ein oder beide Augen tränen, manchmal sind kleine Eiterflöckchen am inneren Augenwinkel zu erkennen. Die Ursache: Ein Häutchen verschließt den Tränenkanal zur Nase hin, die Tränenflüssigkeit kann nicht abfließen und staut sich. Bakterien können sich ansiedeln und verursachen die Entzündung, die unbehandelt über Wochen bestehen bleibt.

Soll Ihr Kind zum Arzt?

Bei Verdacht auf Tränensackentzündung sollten Sie den Arzt aufsuchen.

Wenn die Tränensackentzündung trotz Behandlung nicht besser wird, müssen Sie einen Augenarzt zu Rate ziehen. Nur er kann entscheiden, ob der Tränengang zur Nase sondiert werden muß, damit der Tränenfluß in Gang kommt und die Entzündung aufhört.

So hilft der Arzt

- Der Arzt drückt den vereiterten Tränensack aus, um den Verschluß des Tränenkanals zu öffnen und den Tränenfluß in Gang zu bringen.
- Er wird Ihnen zeigen, wie Sie den Tränensack selbst massieren können, damit der Eiter abfließen kann.
- Der Arzt wird, wenn notwendig, Augentropfen gegen die Bakterien verordnen.

HÄUFIGSTE SYMPTOME

- **Verstärkter Tränenfluß auf einem oder beiden Augen**
- **Eiteransammlung im inneren Augenwinkel**

So helfen Sie Ihrem Kind

- Nach ärztlicher Instruktion massieren Sie täglich den Bereich des Tränensacks und Tränenkanals.
- Nach dem Aufwachen waschen Sie Ihrem Baby mit abgekochtem, lauwarmem Wasser (Seite 195) die Augen aus. Verwenden Sie für jedes Auge jeweils einen frischen feuchten Tupfer oder ein Leinenläppchen – keine Wattebällchen, die fusseln können. Kamille ist nicht empfehlenswert, sie kann das Auge noch mehr reizen.
- Homöopathisch unterstützend helfen bei gelbem eitrigem, nicht brennendem Augenausfluß Pulsatilla D4 dreimal täglich 5 Globuli oral und für das Auge Euphrasia Augentropfen oder Euphrasia Augenbad (viermal täglich 1 Tropfen in die Augen oder viermal täglich ein Augenbad).

Bei nicht wundmachendem wäßrigem Tränenfluß hat sich Allium Cepa D4, 5 Globuli drei- bis fünfmal täglich, bewährt, während bei dickem Eiter dreimal täglich 5 Globuli Hepar sulfuris D6 helfen.

Dreimonatskolik

Dreimonatskoliken sind Blähungen und Bauchschmerzen, die in der zweiten Lebenswoche beginnen und mit drei bis vier Monaten wieder verschwinden. Jungen leiden häufiger darunter. Die Babys fangen besonders am frühen Abend meist zur selben Zeit an zu brüllen und lassen sich weder durch Trost noch durch Füttern beruhigen.

Die Beinchen werden abwechselnd angezogen und gestreckt, das Gesicht ist schmerzverzerrt. Die Schreiattacken können – mit Pausen – Stunden dauern und hören dann plötzlich auf.

Die Ursachen der Dreimonatskoliken sind nicht geklärt. Vermutlich spielt die Unreife des kindlichen Darmes ebenso eine Rolle wie abendliche Unruhe in der Familie oder falsche Ernährung der Mutter. Auch zu gieriges Trinken, zuviel verschluckte Luft oder eine Milchunverträglichkeit (Nahrungsmittelallergie, Seite 145) kommen als Ursachen in Frage.

HÄUFIGSTE SYMPTOME

- **Untröstbare Schreiattacken am Abend**
- **Anziehen und Abstoßen der Beinchen**

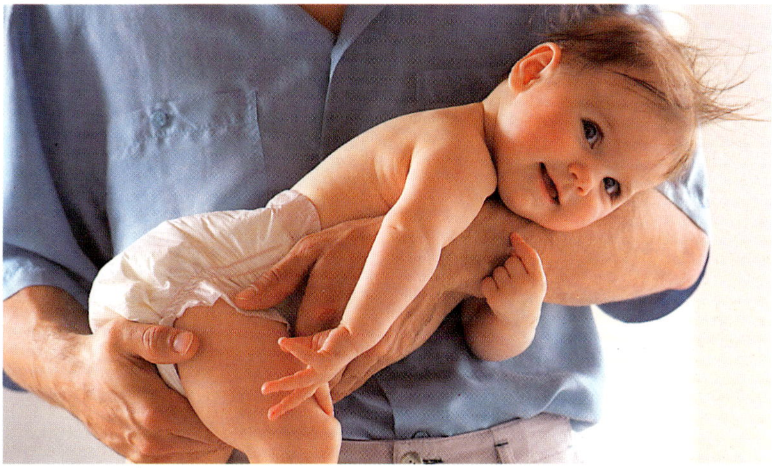

Die Fliegerstellung tut Ihrem Baby bei Dreimonatskoliken wohl: Es bekommt von vorne und von hinten Wärme und Sie haben es sicher im Griff

Soll Ihr Kind zum Arzt?

Wenn die Koliken beginnen, sollten Sie den Arzt aufsuchen, um abzuklären, daß die Schreiattacken keine andere Ursachen haben.

So hilft der Arzt

Nachdem er Ihr Baby untersucht hat, wird er Sie beruhigen und gegen die Blähungen pflanzliche oder chemische Medikamente verordnen.

Dreimonatskolik

Trotz aller Bemühungen hilft manchmal nur geduldiges Abwarten, bis die Schreiattacken nach drei bis vier Monaten von alleine verschwinden. Aber Ihre Zuwendung ist wichtig, sie erleichtert Ihrem Baby diese Zeit

So helfen Sie Ihrem Kind

• Bei Stillkindern: Alles was Sie essen, kann in die Milch übergehen und eventuell bei Ihrem Kind einige Stunden später Blähungen verursachen. Verzichten Sie lieber auf: Bohnenkaffee, rohe Milch, Joghurt, Hülsenfrüchte, Kohlgemüse, Radieschen, Schnittlauch, Rettich, Zwiebeln.

• Neigt Ihr Kind zu Koliken, sollte beim Trinken die Milch nicht in seinen Mund schießen. Bei Stillkindern pumpen Sie die ersten 30 Gramm mit der Hand ab und stillen erst dann.

• Bei Flaschenkindern: Geben Sie abgemessenen gekochten Kamillen-, Fenchel- oder Kümmeltee in eine Schüssel und rühren dann die vorgeschriebene Menge Milchpulver ein, bevor Sie die Flasche füllen. So vermeiden Sie, daß die Milch schäumt. Das Saugerloch soll nicht zu groß sein (ein Tropfen pro Sekunde) und der Sauger nicht zu tief in den Mund des Babys rutschen.

• Beim Stillen und beim Füttern mit der Flasche legen Sie nach einer Minute eine Pause ein, um Ihr Baby aufstoßen zu lassen. Wiederholen Sie dies öfters während des gesamten Fütterns, damit Ihr Baby die geschluckte Luft los wird.

• Massieren Sie bei Blähungen den Bauch Ihres Babys im Uhrzeigersinn. Legen Sie es sich mit seinem Bauch auf Ihren nackten Bauch – das gibt Wärme.

• In der Fliegerstellung bekommt Ihr Baby körperliche Wärme von vorne und von hinten und kann sich besser von überschüssiger Luft befreien. Klopfen Sie ihm sanft auf den Rücken, um die Luft zu lösen.

• Legen Sie Ihrem Baby in Seitenlage eine feuchtwarme Kompresse auf den Bauch (Seite 200).

• Manche Kinder beruhigen sich schneller, wenn ihr Vater sie so liebevoll betreut.

• Homöopathisch helfen Chamomilla D30 oder Calcium carbonicum Hahnemanni D6 oder Calcium phosphoricum D6, 5 Globuli alle zwei bis drei Stunden.

• Helfen alle diese Maßnahmen nichts, geben Sie die vom Arzt verordneten Entblähungsmittel – nicht in die Trinkflasche, sondern jeweils die Hälfte vor und nach der Mahlzeit.

Durchfall

Beim Baby ist Durchfall immer eine schwere Erkrankung, die ohne Behandlung lebensgefährlich werden kann, besonders wenn noch Erbrechen und Fieber hinzukommen. Viel Flüssigkeit geht verloren, und Babys trocknen sehr schnell aus. Behandeln Sie einen Durchfall beim Säugling nicht ohne ärztlichen Rat

Die häufigste Ursache von Durchfall ist ein Magen-Darm-Katarrh (Seite 93), aber auch Ernährungsfehler oder Allergien (Seite 144) können Durchfall auslösen.

Im Vorstadium weint das Baby öfter als sonst, interessiert sich nicht mehr für seine Umgebung und ist trinkfaul. Oft steigt die Temperatur an und das Kind erbricht, bevor es dann plötzlich wäßrig-schleimigen, grün-braunen Stuhl ausscheidet, der schlechter riecht als gewohnt. Der kleine Bauch ist aufgebläht, und lebhafte Darmgeräusche sind zu hören. Nach kurzer Zeit fällt die Bauchdecke durch den Wasserverlust zusammen, und die Augen sinken in die Augenhöhlen.

Wenn sich der Zustand eines Babys nicht innerhalb von 6 bis 12 Stunden durch die folgende Behandlung bessert, muß das Kind sofort zum Arzt. Er wird feststellen, was den Durchfall verursacht hat, und eine entsprechende Therapie einleiten. Bei massivem Wasserverlust wird eine Klinikeinweisung notwendig.

Behandlung von Durchfall beim Säugling

- Am wichtigsten ist, daß das Baby viel trinkt. Dann bekommt es eine spezielle Diät, um Magen und Darm zu schonen.
- Die Krankheitserreger werden durch den Durchfall von alleine ausgeschieden.
- Geben Sie Ihrem Baby schwarzen Tee mit Orangensaft (Seite 205), den Sie mit dünnem Fenchel- oder Kamillentee mischen können, oder Elektrolyttee aus der Apotheke, alle 15 Minuten bis zu 50 Milliliter.
- Ab der sechsten bis achten Woche füttern Sie zusätzlich Karottensuppe und Reisschleim (am besten mit Elektrolyttee gekocht).
- Ab dem dritten Monat sind auch roh geriebene Äpfel und Bananenmus eine gute Durchfalldiät.
- Handelsübliche Heilnahrung können Sie ab dem Neugeborenenalter geben und bis zu zwei Wochen füttern. Sie enthält keinen Milchzucker und kein Milchfett und ist mit Mineralien und Pflanzenfasern angereichert.
- Füttern Sie ab dem vierten Monat zusätzlich gekochte, zermuste Karotten und Salzkartoffeln, wenn sich der Durchfall langsam bessert.
- Wenn Ihr Baby wieder gesund ist, sollten Sie diese Diät noch zwei Tage einhalten und dann langsam zur gewohnten Ernährung übergehen.

Was fehlt Ihrem Baby?

Erbrechen

Wenn ein Baby erbricht, dann meist fast explosionsartig in einem Schwall. Fast die Hälfte aller Babys leiden gelegentlich an Erbrechen, wobei in den meisten Fällen keine Krankheit dahintersteckt. Trotzdem ist Erbrechen beim Säugling sehr ernst zu nehmen, da Babys sehr schnell austrocknen.

Darmverschluß
Jedes Kind, das gallig oder blutig erbricht, könnte einen Darmverschluß haben und muß sofort ins Krankenhaus. Dort wird per Ultraschall die Diagnose gestellt und die entsprechende Behandlung vorgenommen.

Magenpförtnerverengung

Wenn Kinder unter drei Monaten häufig brechen, besteht der Verdacht auf eine Magenpförtnerverengung (Pylorusstenose) oder einen Magenpförtnerkrampf (Pylorusspasmus). Der Ringmuskel am Magenausgang ist verengt, so daß die Nahrung nicht aus dem Magen in den Zwölffingerdarm weitertransportiert werden kann. Symptome: Ab etwa der zweiten Lebenswoche erbrechen die Kinder bei jeder Mahlzeit schwallartig, trinken aber sofort danach wieder gierig. Innerhalb weniger Tage verlieren sie an Gewicht, und die Urinmenge nimmt ab. Die Kinder sind in den ersten Tagen unruhig und werden dann apathisch. Da Lebensgefahr besteht, müssen die Kinder sofort zum Arzt. Die Pylorusverengung wird durch eine Operation, bei der der verdickte beziehungsweise verkrampfte Ringmuskel teilweise durchtrennt wird, behoben.

Wiederkäuen

Wenn ein Baby seine Nahrung wieder hochwürgt und dann lustvoll daraufherumkaut – dabei vielleicht seine Händchen tief in den Mund steckt –, könnte es an psychisch bedingtem Wiederkäuen (Ruminieren) leiden. Wird das Kind abgelenkt, hört es mit den Kaubewegungen auf. Babys, die wiederkäuen, brauchen intensive liebevolle Zuwendung und möglichst festere Nahrung wie Brei oder angedickte Flaschennahrung, die sie nicht hochwürgen können.

Gewohnheitsmäßiges Erbrechen

In den ersten drei bis vier Lebensmonaten trinken Säuglinge manchmal zu gierig und schlucken dabei soviel Luft (oder bekommen zu große Portionen gefüttert), daß sie regelmäßig nach den Mahlzeiten größere oder kleine Mengen ausspucken. Sie gedeihen dabei prächtig. Vor allem die Kinder von unerfahrenen und überbesorgten Müttern sind betroffen. Dieses gewohnheitsmäßige (habituelle) Erbrechen bessert sich, wenn häufiger kleine Mahlzeiten in entspannter Atmosphäre gefüttert werden, das Kind gut aufstoßen kann und sein Oberkörper nach dem Füttern mit einem Keil unter der Matratze hochgelagert wird.

Erkältung

Babys erkälten sich schnell. Neben Husten und Schnupfen können sie dabei für einige Tage hohes Fieber bekommen, und oft folgt auf eine Erkältung eine Mittelohrentzündung (Seite 81). Bei Erkältung tut Ihrem Baby ein feuchtes, nicht überhitztes (18 °C) Raumklima gut (Seite 19). Sorgen Sie dafür, daß Ihr Baby viel trinkt: Muttermilch, Tee (Seite 203) oder Wasser.

Nach etwa einer Woche sollte die Erkältung überstanden sein – wenn nicht, müssen Sie den Arzt aufsuchen.

Bringen Sie Ihr verschnupftes Baby – wenn es nicht fiebert – öfters an die frische Luft (Mütze aufsetzen!) und lassen Sie es tagsüber direkt am offenem Fenster schlafen

Schnupfen

Verschnupfte Babys schlafen schlecht und schnaufen schwer. Sie hören bereits nach wenigen Schlucken auf zu trinken, da sie nicht genug Luft bekommen. In den Nasenlöchern sammelt sich schleimiges oder verhärtetes Sekret an. Wenn ein Säugling mit dem Trinken ganz aufhört und Atemnot bekommt, müssen Sie umgehend den Arzt aufsuchen.

Gegen Schnupfen, der durch Viren verursacht wird, gibt es keine spezielle Therapie. Sie können nur dafür sorgen, daß die Nase Ihres Babys wieder frei ist – vor allem beim Füttern. Benützen Sie keine Sekretsauger oder Wattestäbchen, sondern reinigen Sie die kleine Nase vorsichtig mit zusammengedrehter Watte. Selbstgemachte Nasentropfen (Seite 204), Majoranbutter (Seite 203) oder ein paar Tropfen Muttermilch machen die Nasengänge wieder frei. Homöopathisch hilft: Gegen Säuglingsschnupfen Sambucus D3, dreimal täglich 5 Globuli, bei Fließschnupfen Alium cepa D4, dreimal täglich 5 Globuli.

Fixieren Sie den Kopf und die Ärmchen Ihres Babys mit Ihrem Unterarm und Ihrer Hand – so haben Sie es fest im Griff, um ihm Nasentropfen zu geben oder seine Nase zu reinigen. Verwenden Sie keine Campher- oder Menthol-haltigen Tropfen oder Salben – sie können Krämpfe und Atemstörungen auslösen.

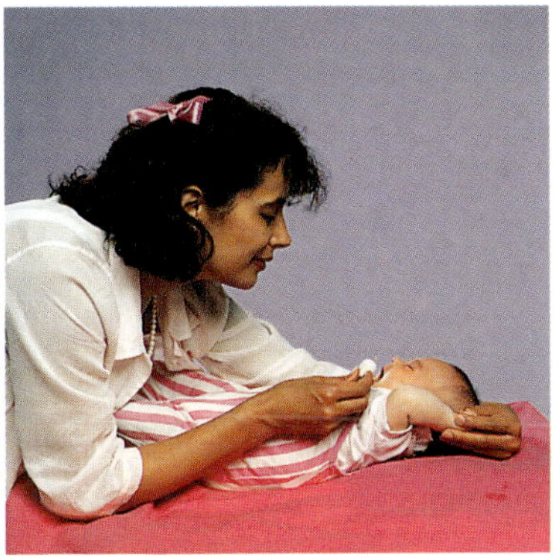

Husten

Fast immer bekommen verschnupfte Kinder auch Husten. Hat das Baby zusätzlich Fieber, leidet unter Atemnot oder der Husten hat sich nach einer Woche nicht gebessert, gehört es in ärztliche Behandlung. Sonst genügen Hustentees und selbstgemachter Hustensaft (Seite 204), den Sie bis zu viermal täglich geben können.

Fieber

Bei jeder Erkältung fiebern Babys leichter als größere Kinder. Steigt die Temperatur über 39 °C, müssen Sie sofort den Arzt zu Rate ziehen. Gehen Sie auch zum Arzt, wenn das Fieber länger als drei Tage bei etwa 38,5 °C liegt. Ansonsten senken Sie das Fieber mit Wadenwickeln (Seite 201) oder speziellen Baby-Fieberzäpfchen.

Ein Baby mit Fieber soll nicht wärmer als sonst angezogen werden – es könnte zu einer gefährlichen Überhitzung kommen.

Hautprobleme

Das Beste für die empfindliche Babyhaut ist viel frische Luft. Lassen Sie Ihr Baby so oft wie möglich nackt – ohne Windel – krabbeln, im warmen Zimmer und im Sommer auch draußen

Die zarte, weiche Babyhaut ist besonders empfindlich: Im Vergleich zum Erwachsenen ist sie sehr dünn, und der Säureschutzmantel, der die Haut vor Krankheitserregern schützt, entwickelt sich erst im Lauf der Zeit vollständig. Daher leiden Neugeborene und Säuglinge öfters an Hautproblemen, bekommen Flecken und Ausschläge. Auf diesen Seiten sind häufige Hautveränderungen beim Baby kurz zusammengefaßt, die nichts Ernstes bedeuten und zum Teil von selber wieder verschwinden. Trotzdem sollten Sie veränderte Hautstellen bei Ihrem Baby immer dem Arzt zeigen, um schwerwiegendere bakterielle Infektionen auszuschließen. Milchschorf (Seite 52), Soor (Seite 55) und Windeldermatitis (Seite 56) sind babytypische Hauterkrankungen, die eine gezielte Behandlung erfordern.

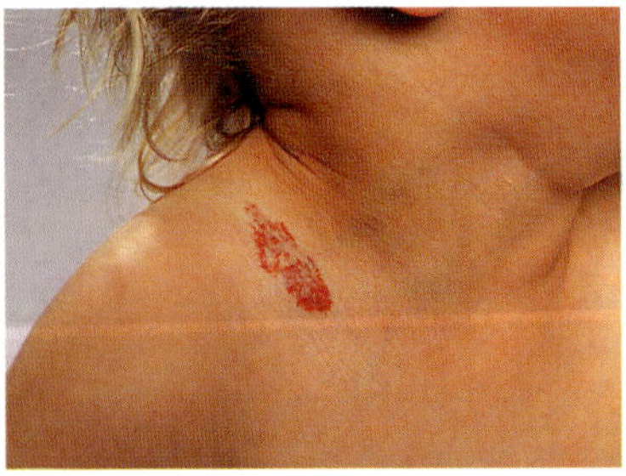

Blutschwamm

Ein Blutschwamm (Hämangiom) beginnt als kleiner roter Punkt und wächst sehr schnell zu einer geschwulstartigen Erhebung, die erdbeerähnlich aussieht. Er kann bereits bei der Geburt vorhanden sein oder in den ersten Lebenswochen entstehen und überall am Körper auftreten. Die Hautadern in diesem Bereich weiten sich schwammartig auf. Blutschwämme bilden sich in den meisten Fällen innerhalb der ersten sieben Lebensjahre zurück. Wenn sie so ungünstig sitzen, daß sie Ihr Kind entstellen oder leicht verletzt werden können, werden sie chirurgisch entfernt. In manchen Kliniken werden dazu Laserstrahlen eingesetzt.

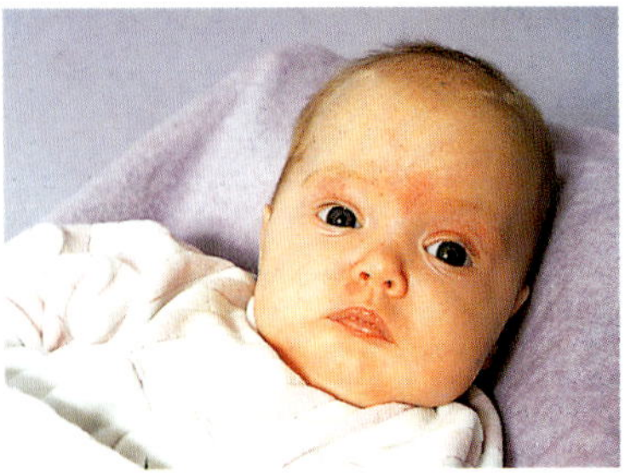

Feuermale

Hellrote bis rote Flecken auf der Stirnmitte, den Nasenflügeln, Oberlidern, an den Lippen oder im Nacken (Storchenbiß) sind bei vielen Babys weißer Hautfarbe bei der Geburt vorhanden. Diese Feuermale brauchen nicht behandelt zu werden und verschwinden normalerweise in den ersten drei bis vier Lebensjahren von alleine.

Feuermale an anderen Körperstellen müssen vom Arzt beobachtet und eventuell chirurgisch entfernt werden.

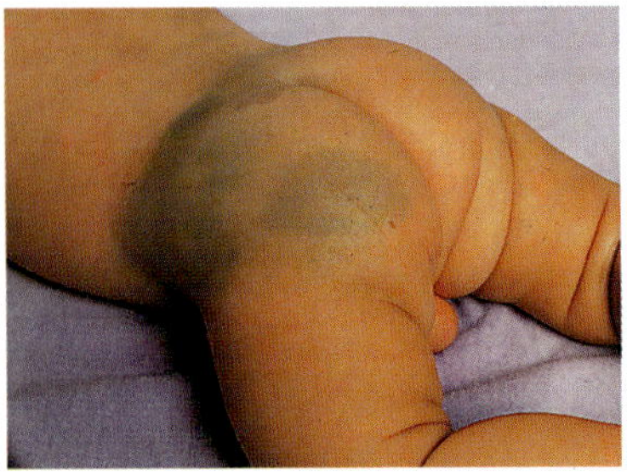

Mongolenfleck

Die lila-blaue Hautverfärbung im Bereich des unteren Rückens tritt vor allem bei Babys mit dunkler Hautfarbe auf und beruht auf einer verstärkten Pigmenteinlagerung in der Oberhaut. Mongolenflecke kommen bei fast allen asiatischen Babys vor und in Europa vermehrt in den slawischen und südeuropäischen Ländern sowie im Alpenraum. Mongolenflecke erfordern keine Behandlung und verschwinden bis zur Pubertät von alleine.

Hautprobleme/Hodenprobleme

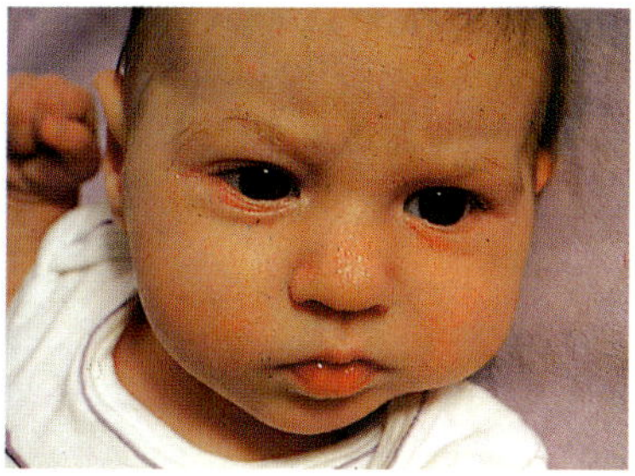

Neugeborenen-Akne

Die kleinen Pickelchen besonders im Bereich der Wangen und der Stirn des Neugeborenen können gleich nach der Geburt bis zur vierten Woche danach erscheinen. Für die Talgdrüsenschwellungen sind vermutlich Hormone der Mutter, die über die Plazenta übertragen werden, verantwortlich.

Die Knötchen verschwinden innerhalb von Wochen, eine Behandlung ist nicht erforderlich. Bitte drücken Sie die Pickelchen nicht aus, sie könnten sich entzünden.

Hodenprobleme

Bis kurz vor der Geburt entwickeln sich die Hoden im Unterleib neben den Nieren. Dann wandern sie nach unten in den Hodensack, wo sie ruhen, bis sie in der Pubertät weiterwachsen und beginnen, Spermien und männliches Geschlechtshormon zu produzieren. Dazu ist eine Temperatur nötig, die unter der Körpertemperatur (37 °C) liegt – daher sind die Hoden außerhalb des Körpers untergebracht.

Bei der Geburt untersucht der Kinderarzt auch die Hoden des Neugeborenen. Stellt er einen Hodenhochstand fest, wird nach drei Monaten eine Kontrolluntersuchung fällig. Wenn die Hoden immer noch nicht an der anatomisch richtigen Stelle sitzen, muß das Kind mit Hormonen behandelt oder operiert werden (Hodenhochstand, Seite 105).

Legen SIe bei einem Hodenwasserbruch (oberes Bild) ein Papiertaschentuch als Stütze unter den Hodensack

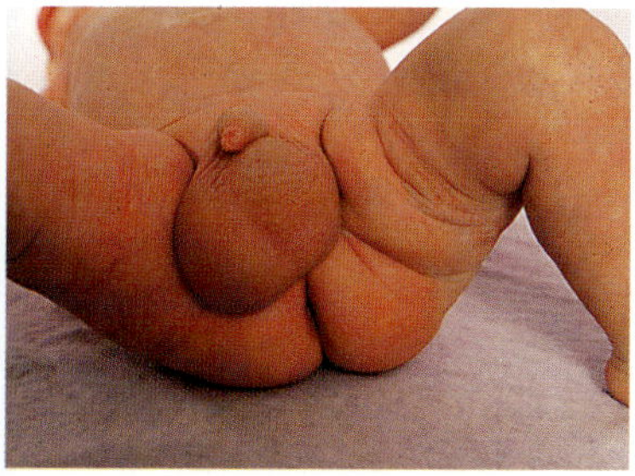

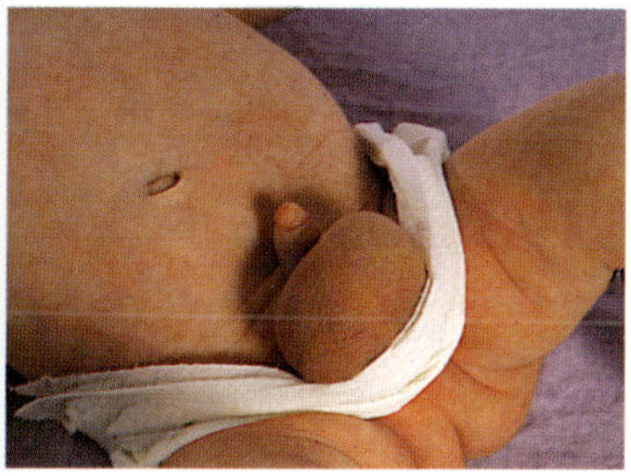

Hodenwasserbruch

Wenn sich Gewebswasser im Hodensack ansammelt, weil eine offene Verbindung zwischen Hodensack und Bauchraum besteht, spricht der Fachmann von einem Hodenwasserbruch (Hydrocele testis). Rund zehn Prozent der männlichen Neugeborenen kommen mit einem Hodenwasserbruch zur Welt.

Der Hodensack des Babys ist auf einer oder beiden Seiten prall elastisch vergrößert. Der Arzt stellt die Diagnose anhand einer speziellen Untersuchung, bei der der Hodensack durchleuchtet wird. Hodenwasserbrüche müssen in der Regel nicht behandelt werden. Legen Sie ein längs zusammengelegtes Papiertaschentuch als Stütze unter den Hodensack, quer von einem Bein zum anderen. Beim Windeln darauf achten, daß die Genitalien nach oben in Richtung Nabel eingepackt werden – so kann das Gewebswasser schneller resorbiert werden.

Zeigt die Behandlung keinen Erfolg, wird eventuell eine Operation nötig, um zu großen Druck auf die Hoden zu verhindern.

Hüftdysplasie

Die Hüftdysplasie ist eine angeborene Fehlstellung des Hüftgelenks, die familiär gehäuft auftritt und vererbt wird. Mädchen sind wesentlich häufiger betroffen als Jungen.

Zur Hüftdysplasie kommt es, wenn die sogenannte Hüftpfanne, der Teil des Beckens, in dem der kugelförmige Kopf des Oberschenkelknochens sitzt, noch nicht richtig ausgebildet und somit zu flach ist. Der Knochen findet keinen Halt. Rutscht der Oberschenkelknochen ganz aus der Gelenkpfanne heraus, spricht man von einer Hüftluxation.

Die Hüftdysplasie heilt gut aus, wenn sie frühzeitig erkannt und behandelt wird. Daher sollte jedes Neugeborene in den ersten Tagen nach der Geburt von einem Kinderarzt oder Orthopäden untersucht werden – am besten mit Ultraschall.

Hinweise auf eine Hüftdysplasie: Wenn Sie beim Wickeln Schwierigkeiten mit dem Spreizen der Oberschenkel Ihres Babys haben oder die obersten Pofalten auf unterschiedlicher Höhe stehen.

Wird die Hüftdysplasie übersehen oder nicht behandelt, verschleißen die Hüftgelenke frühzeitig, und bereits mit 20 Jahren kann sich eine schmerzhafte Arthrose entwickeln.

HÄUFIGSTE SYMPTOME

- **Schwierigkeiten beim Spreizen der Beine**
- **Oberste Pofalten auf unterschiedlicher Höhe**

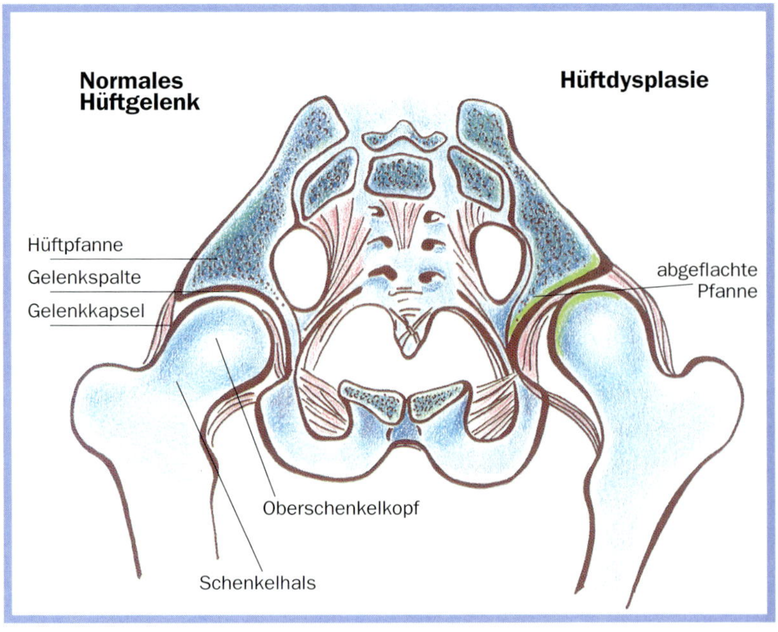

Bei der Hüftdysplasie (rechts im Bild) ist die Hüftpfanne abgeflacht, so daß der Oberschenkelknochen nicht richtig im Gelenk sitzt

Hüftdysplasie

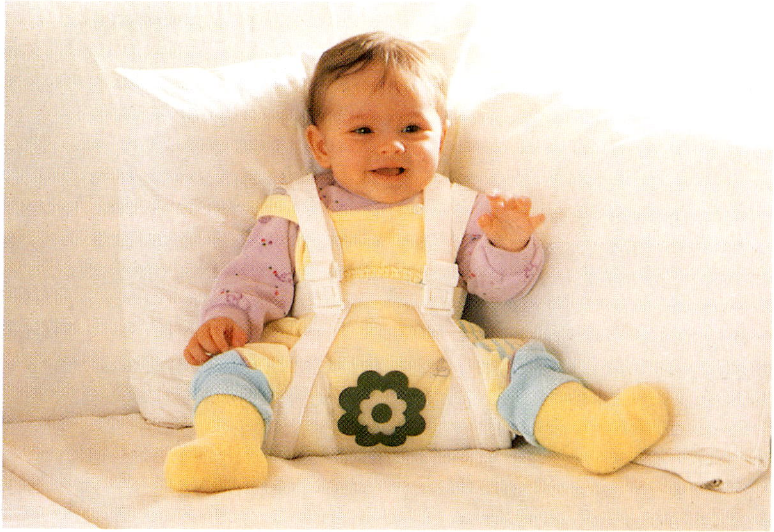

Die Spreizhose muß etwa acht Wochen lang Tag und Nacht getragen werden, bis die Hüftknochen ihre normale Form haben

Soll Ihr Kind zum Arzt?

• Suchen Sie bei jedem Verdacht auf eine Hüftfehlbildung oder bei familiärer Belastung den Arzt auf.

• Wenn keine Hüftdysplasie-Untersuchung beim Neugeborenen gemacht worden ist, sollte der Kinderarzt spätestens bei der Vorsorgeuntersuchung in der vierten bis sechsten Lebenswoche (U3) diese Untersuchung nachholen.

So helfen Sie Ihrem Kind

• Achten Sie darauf, daß Ihr Baby die Spreizhose ständig anhat. Das Tragen einer Spreizhose tut nicht weh, und mit ein bißchen Übung bereitet das An- und Ausziehen keine Probleme.

So hilft der Arzt

• Der Arzt wird Ihrem Baby bei einer Hüftdysplasie eine Spreizhose verordnen. Durch die Spreizhose wird der Hüftgelenkskopf so in der Gelenkpfanne gehalten, daß falsche Belastungen vermieden werden und sich die ungenügend ausgebildete »Pfanne« langsam richtig entwickeln kann.

• Eine Hüftluxation muß orthopädisch behandelt werden. Dabei wird in Vollnarkose der Oberschenkelknochen in die Hüftgelenkspfanne zurückgebracht und fixiert. Das Baby bekommt eine Gipshose, die vom Arzt regelmäßig kontrolliert und – da das Baby wächst – häufig erneuert wird. Wie lange der Gips bleibt, hängt von der Entwicklung der Hüftpfanne ab.

Milchschorf

Milchschorf (Säuglings-Ekzem) ist ein Hautausschlag, der nässend oder nicht-nässend auftreten kann. Der Name kommt von der Ähnlichkeit des Ausschlags mit übergekochter Milch auf der Herdplatte. Die nicht-nässende Form (Seborrhoisches Ekzem), im Volksmund Gneis genannt, tritt in den ersten Lebenswochen bei vererbter Veranlagung zu fettiger Haut auf. Der nässende Milchschorf ist eine Erscheinungsform der Neurodermitis (Seite 152) beim Säugling.

Schuppende, gelbliche bis gerötete, zum Teil nässende, kleine und größere Flecken sitzen an der behaarten Kopfhaut, den Augenbrauen, hinter den Ohren, im Bereich der großen Hautfalten der Gelenke, vor allem der Achsel- und Kniegelenke.

Die Hautveränderungen jucken und sind mit Kratzspuren durchsetzt, wodurch Bakterien in die Haut gelangen und Entzündungen hervorrufen können.

HÄUFIGSTE SYMPTOME

- **Schuppiger, gelber Hautausschlag an Kopf, Hals, Achsel- und Kniegelenken**
- **Juckreiz**
- **Nässende Stellen**
- **Kratzspuren**

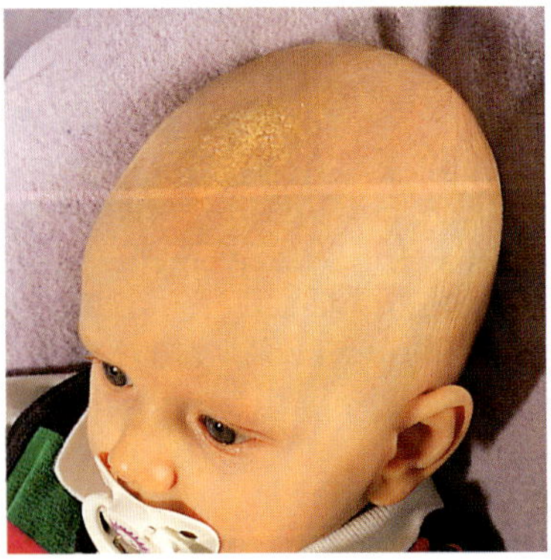

Milchschorf an der Kopfhaut

Soll Ihr Kind zum Arzt?

Bei geröteten, schuppigen Hautausschlägen sollten Sie immer den Arzt aufsuchen.

So hilft der Arzt

- Er wird Ihnen Cremes zur Pflege der Babyhaut empfehlen, denen Harnstoff zugesetzt sein kann.
- Nur in sehr schweren Fällen wird der Arzt antibiotika- oder kortisonhaltige Salben verordnen müssen.

So helfen Sie Ihrem Kind

- Weichen Sie die Hautschuppen mit Olivenöl auf, das Sie nach einer halben bis einer Stunde mit unparfümiertem Babyshampoo abwaschen. Wenn der Milchschorf sehr stark auftritt, lassen Sie sich vom Apotheker Olivenöl mit 0,25%iger Salizylsäure mischen.
- Baden Sie Ihr Baby mit einem Badezusatz aus Weizenkleie (Seite 197) oder Kaliumpermanganat (wenige Körner auf 1 Liter Wasser).
- Die Ernährung Ihres Kindes hat keinen Einfluß auf den Milchschorf.
- Homöopathisch helfen dreimal täglich 5 Globuli Hepar sulfuris D4. Bei sehr trockenen Schuppen geben Sie Natrium muriaticum D6 in gleicher Dosierung.

Nabelprobleme

Der Nabel eines Neugeborenen muß besonders umsichtig gepflegt werden – er kann sonst leicht zur Eintrittspforte für Krankheitserreger werden. Bis zum Abfallen säubern Sie den Nabel mit 70%igem Alkohol und bedecken ihn mit einem sterilen Tupfer, der mindesten einmal täglich erneuert wird. Packen Sie den Nabelstumpf besser nicht mit in die Windel, er könnte eingenäßt oder durch Stuhl verschmutzt werden. Bis der Nabelstumpf abfällt, dürfen Sie das Baby nicht baden.

Nabelbluten

In den ersten zwei Wochen nach Abfallen des Nabels kommt es häufig zu kleinen Blutungen, die Sie meist als geronnenes Blut am Nabel und in der Windel sehen. Diese Blutungen sind harmlos und müssen nicht behandelt werden. Pflegen Sie den Nabel weiter wie oben beschrieben. Nicht baden!

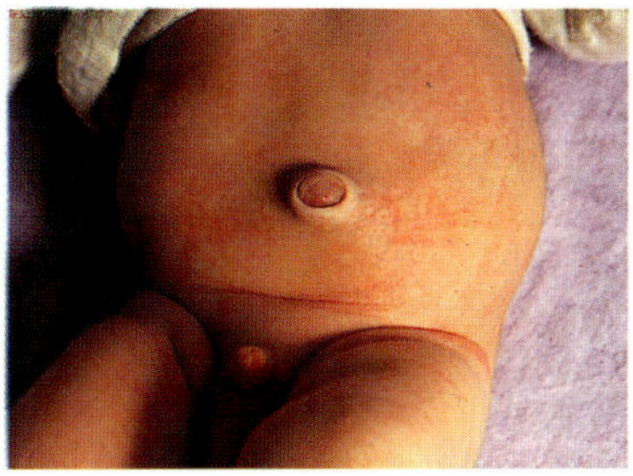

Nabelbruch. Ein Bruch entsteht, wenn durch eine Öffnung in der Bauchdecke Weichteile aus der Bauchhöhle hervortreten. Vor allem die Leistengegend (Leistenbruch, Seite 92) und der Nabelring sind bruchgefährdet. Wenn das Kind hustet oder preßt, erhöht sich der Druck im Bauchraum und der Bruchsack mit Darmschlingen kann sich vorwölben. Läßt sich diese Beule nicht zurückschieben, besteht die Gefahr, daß Darmteile eingeklemmt werden

Nabelbruch

Wenn sich die Durchtrittsstelle des Nabels durch die Bauchdecke nicht rasch genug verschließt, kann das den Nabelring verschließende Bindegewebe aufbrechen – manchmal bis zu einem Durchmesser von drei Zentimetern. Im Bereich des Nabels läßt sich eine Lücke tasten oder eine Vorwölbung ist zu sehen, die sich zurückdrängen läßt. Ein kleiner Nabelbruch bildet sich in den ersten Lebensjahren normalerweise von selbst zurück, Nabelpflaster oder Nabelbinden nützen nichts. Wird der Nabelbruch immer größer oder überhaupt nicht kleiner, muß er operiert werden.

Leisten- und Nabelbrüche werden ambulant (Seite 23) operiert.

Nabelgranulom

Wenn ein nicht ganz abgeheilter Nabelstumpf zu wuchern beginnt, bildet sich ein Nabelgranulom: Ein kleines nässendes rosarotes Knötchen, das im Nabel oder aus ihm heraus wächst. Bringen Sie Ihr Baby zum Arzt, er wird das Granulom durch Verätzung entfernen.

Schmiernabel

Ein Schmiernabel ist das Zeichen für eine beginnende Infektion. Suchen Sie den Arzt auf, wenn Sie am Nabel Ihres Babys gelbliche Absonderungen (Eiter) feststellen. Es besteht die Gefahr, daß Bakterien in den Körper eindringen und eine Blutvergiftung hervorrufen.

Der Arzt wird kontrollieren, ob eine Fistel (offener Gang durch die Bauchdecke) besteht und antibiotikahaltige Salben oder Puder verordnen, die die Entzündung abklingen lassen.

Was fehlt Ihrem Baby?
Neugeborenen-Gelbsucht

Bei fast allen Babys tritt am zweiten oder dritten Tag nach der Geburt eine – normale – Gelbsucht auf. Diese sogenannte physiologische Gelbsucht entsteht, weil ein gesundes Neugeborenes mit einer übermäßig großen Anzahl von roten Blutkörperchen auf die Welt kommt. Die überzähligen Blutkörperchen zerfallen und setzen dabei Bilirubin frei. Die Leber eines Neugeborenen ist aber noch nicht in der Lage, dieses Bilirubin rasch zu verarbeiten, es wird in der Haut abgelagert. Die Haut des Babys ist dadurch auffallend gelb gefärbt, während Urin und Stuhl ihre normale Farbe behalten.

Wenn die Neugeborenen-Gelbsucht innerhalb von 24 Stunden nach der Geburt auftritt, ist sie meist aufgrund einer Unverträglichkeitsreaktion zwischen dem kindlichen und mütterlichen Blut entstanden (Blutgruppen- oder Rhesusfaktorunverträglichkeit). Daraus kann sich eine schwere Gelbsucht mit der Gefahr der Hirnschädigung entwickeln.

Vorsicht ist auch geboten, wenn die Gelbsucht erst nach dem vierten Lebenstag auftritt: Schuld kann eine Infektion des Neugeborenen sein, die zu einer Blutvergiftung geführt hat.

HÄUFIGSTE SYMPTOME

- **Gelbfärbung der Haut**
- **Trinkschwäche**
- **Auffallende Schläfrigkeit**

Soll Ihr Kind zum Arzt?

Wenn sich Ihr Baby vor dem zweiten Lebenstag gelb verfärbt oder die Gelbfärbung auffallend intensiv ist beziehungsweise länger als drei Tage anhält, muß es vom Arzt behandelt werden.

So helfen Sie Ihrem Kind

• Sorgen Sie dafür, daß Ihr Kind so oft wie möglich im Hellen liegt, direkt am (geschlossenen) Fenster. Das Licht fördert den Bilirubinabbau.

• Geben Sie ihm viel Flüssigkeit (Tee) zu trinken.

Was wird der Arzt tun?

• Der Arzt kontrolliert regelmäßig die Bilirubinkonzentration im Blut. Wenn sie zu hoch liegt, verordnet er eine Fototherapie. Dabei wird das Baby in einem Inkubator mit Licht einer bestimmten Wellenlänge bestrahlt, wodurch das Bilirubin leichter abgebaut und ausgeschieden werden kann.

• Wenn die Bilirubinkonzentration trotz Fototherapie hoch bleibt, wird ein Blutaustausch notwendig.

• Dauert die Gelbsucht bei einem ansonsten normalen Baby länger als zehn Tage, wird der Arzt prüfen, ob eine Stoffwechselstörung vorliegt.

Soor

Windelsoor wird durch Pilzbefall im Windelbereich hervorgerufen, der Erreger ist der Hefepilz Candida albicans. Der Pilz wandert meist aus dem Darm des Säuglings auf die Haut. Candida besiedelt auch oft die Haut von Erwachsenen, ohne daß Krankheitszeichen auftreten. Daher können Mütter beim Stillen oder Windelwechseln den Pilz auf ihr Baby übertragen, ohne es zu merken. Der Pilz breitet sich dann auch im Mund des Babys aus und besiedelt den Magen-Darm-Bereich sowie die Haut am After.

Im Mund verursacht Soor festhaftende weißliche Beläge an Lippen, Wangenschleimhaut oder Zunge. Um diesen Mundsoor beim Säugling von geronnener Milch im Mund zu unterscheiden, gibt man dem Baby etwas Tee zum Trinken: Der Tee spült die Milch weg, aber nicht den Soor. Im Windelbereich – besonders um Afteröffnung und im Genitalbereich – zeigen sich klein- bis großflächige Rötungen, deren Ränder manchmal leicht schuppen und unscharf in kleine runde Pusteln auslaufen.

HÄUFIGSTE SYMPTOME

- **Windelsoor: Hautrötungen im Windelbereich, manchmal mit Schüppchen und Pusteln am Rand**
- **Mundsoor: Weißliche Beläge an Lippen, Wangenschleimhaut und Zunge**

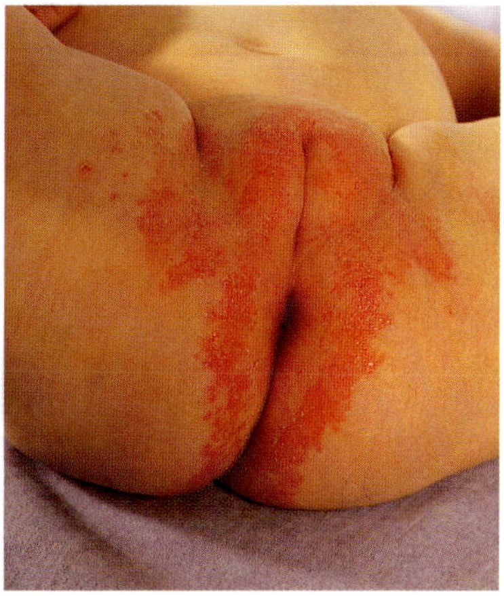

Soorbefall im Windelbereich

Soll Ihr Kind zum Arzt?

Der Arzt muß Windelsoor von der Windeldermatitis (Seite 56) abgegrenzen.

So hilft der Arzt

Er verordnet antimykotische Salben oder Tropfen, zum Beispiel mit dem Wirkstoff Nystatin.

So helfen Sie Ihrem Kind

- Am wichtigsten ist das häufige Wechseln der Windeln, möglichst nach jedem Einnässen. Lassen Sie Ihren Säugling im Sommer oft mit nacktem Hinterteil strampeln. Ein Wärmestrahler über der Wickelkommode sorgt im Winter für angenehme Temperaturen, so daß Sie Ihr Kind mehrmals täglich etwa eine Viertelstunde ohne Windel liegenlassen können – natürlich nur unter Ihrer Aufsicht.
- Bei Flaschenkindern achten Sie auf peinliche Sauberkeit der Flaschen: Vor jedem Füttern etwa zehn Minuten lang auskochen und nach Beginn der antimykotischen Behandlung einen neuen Sauger verwenden.
- Bei gestillten Kindern müssen bei Mundsoor auch die Brustwarzen der Mutter mit dem flüssigen Antimykotikum eingerieben werden, das der Säugling zum Schlucken bekommt – sowohl vor als auch nach dem Stillen.
- Besonders Kinder mit Soor sollten keine zuckerhaltigen Säfte und Süßigkeiten bekommen: Zucker fördert das Wachstum der Hefepilze.

Windeldermatitis

Eine Windeldermatitis (Dermatitis = Hautentzündung) entsteht, wenn uringetränkte Windeln zu lange auf der Haut liegenbleiben. Sind die Windeln durch Gummihosen luftdicht abgeschlossen, bildet das Windelpaket eine feuchtwarme Kammer, in der sich Bakterien vermehren, die den Urin zersetzen: Es bildet sich Ammoniak, der scharf riecht, die Haut reizt und angreift.

Der Po des Babys wird wund und rot mit offenen Hautstellen, die wie kleine Schürfwunden aussehen, besonders an den Gesäß- und Oberschenkelflächen, an denen die Windel eng anliegt.

HÄUFIGSTE SYMPTOME

- **Hautrötung**
- **Pusteln**
- **Offene Hautstellen**

Soll Ihr Kind zum Arzt?

Der Arzt muß feststellen, ob eine Windeldermatitis oder ein Windelsoor (Seite 55) vorliegt. Windelsoor wird durch Pilze hervorgerufen und muß anders behandelt werden.

So hilft der Arzt

- Der Arzt wird Sie beraten, wie Sie den wunden Po Ihres Babys behandeln.
- In sehr schweren Fällen können antibiotika- oder kortisonhaltige Salben nötig werden.

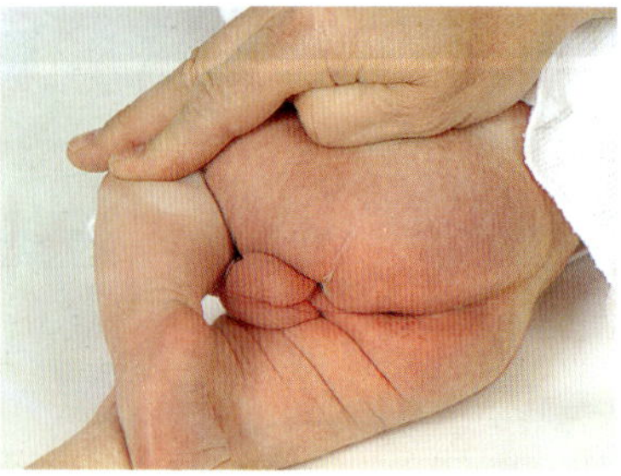

Typische Windeldermatitis. Zur Vorbeugung: Moderne Papierwindeln saugen Feuchtigkeit auf und haben zwischen Saugpolstern und Haut ein trockenes Flies. So halten sie die Haut trocken und verhindern eine Windeldermatitis

So helfen Sie Ihrem Kind

- Entscheidend ist die richtige Pflege. Verzichten Sie auf die unhygienischen Gummihosen und Windelhosen aus Naturschafwolle. Verwenden Sie Stoffwindeln, die nach jedem Einnässen gewechselt werden müssen.
- Besser verträglich sind Einmalwindeln aus Papier. Die Windeln sollten aber nicht zu stramm anliegen: Lockere Windeln lassen Luft an die Haut und scheuern die Haut nicht auf.
- Reinigen Sie den Babypo gründlich und schonend mit lauwarmem Wasser, am besten unter laufendem Wasserhahn. Keine Öltücher zur Reinigung benutzen. Trockentupfen ist besser als trockenreiben. Sie können Ihr Baby auch vorsichtig trockenföhnen: Föhn auf niedrigster Stufe, Abstand etwa 40 Zentimeter vom Po. Kontrollieren Sie mit der Hand, ob die Hitze zu stark wird.
- Zinkhaltige Pasten oder Zink-Schüttelmixtur aus der Apotheke eignen sich zur Pflege, sollten allerdings nur dünn aufgetragen werden, damit die Haut noch atmen kann.
- Geben Sie keinen Puder auf eine nässende Windeldermatitis!
- Homöopathisch hilft oft Chamomilla D30 (täglich 2 Globuli) zusätzlich zu den beschriebenen Maßnahmen.

Zahnungsschmerzen

Bereits etwa ab dem dritten Monat beginnen die ersten Zähne, sich im Kiefer hochzuschieben. Das Zahnfleisch wird dort, wo die Zähne später – die ersten zwischen dem vierten und achten Lebensmonat – durchbrechen, dicker. Wenn die Eck- und Backenzähne durchtreten (10. bis 14. Monat), können kleine Blutgefäße verletzt werden, was zu schmerzenden, bläulichen Flecken (Hämatome) am Zahnfleisch führt. In der Regel jedoch macht das Zahnen keine größeren Probleme. Manchmal kann sich das Zahnfleisch entzünden, denn Krabbelkinder müssen alles in den Mund stecken – egal ob sauber oder nicht. Auf diese Weise erkunden Babys ihre Umwelt: In der Mundschleimhaut sitzen die meisten Tastkörperchen, und das Baby tastet auch über sie, um seine Umgebung zu »begreifen«.

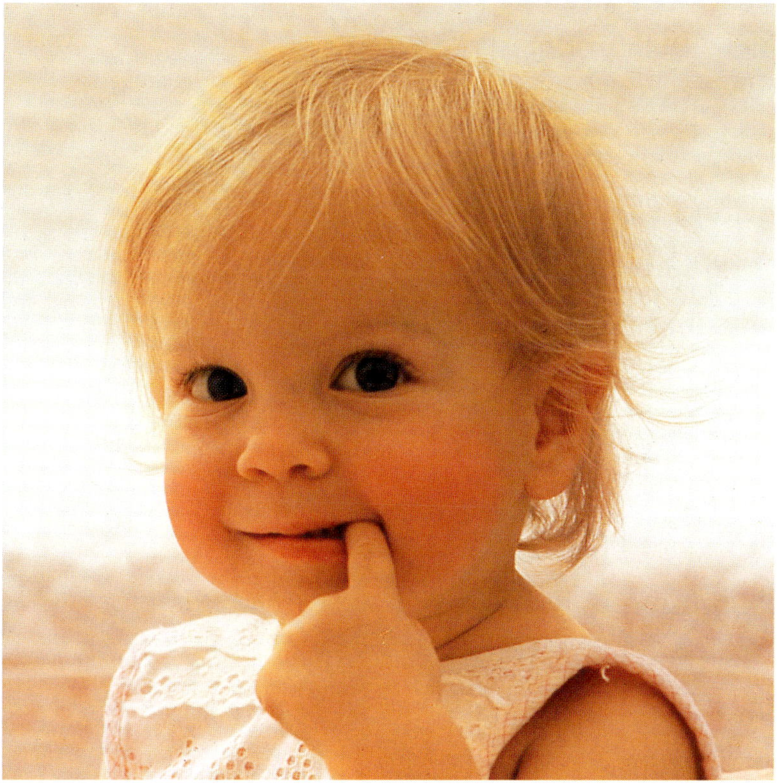

Besser als der eigene Finger: Lassen Sie Ihr Baby auf etwas Hartem kauen, wenn die ersten Zähne kommen

Die Zeit des Zahnens fällt mit dieser oralen Phase des Babys, die vom 3. bis 24. Lebensmonat dauert, zusammen. Um den Druckschmerz beim Zahnen zu lindern und gleichzeitig das Kaubedürfnis zu stillen, geben Sie Ihrem Baby Festes zum Daraufbeißen. Empfehlenswert: mit Flüssigkeit gefüllte Beißringe, harte Brotkanten, Apfelschnitze, Karotten, Stücke von rohem Fenchel oder Bleichselleriestangen. Veilchen-Wurzeln aus der Apotheke sind sehr unhygienisch, da sie nicht gereinigt werden können.

Homöopathisch helfen bei Zahnungsbeschwerden 2 bis 3 Globuli Chamomilla D30, die Sie jede Stunde in die Wangentasche Ihres Babys legen. Wenn Ihr Baby vor Schmerzen weint, können Sie ihm ein Viburcol-Zäpfchen® aus der Apotheke geben.

Die in der Apotheke erhältlichen schmerzlindernden Tinkturen zum Auftragen betäuben leicht das Zahnfleisch und wirken nur kurz. Empfehlenswerter sind Salbeitee oder verdünnte Salbeitinktur aus der Apotheke – allerdings schmeckt Salbei bitter.

Das krank

Das folgende Kapitel informiert Sie über die häufigsten Krankheiten, die im Kindesalter auftreten können. Sie sind nach den betroffenen Organsystemen zusammengefaßt: Atemwege, Augen, Ohren, Zähne, Magen und Darm, Herz, Blut und Kreislauf, Nieren, Harnwege und Geschlechtsorgane, Haut, Stoffwechsel und Drüsen, Knochen, Muskeln und Gelenke, Gehirn und Nervensystem, allergische Erkrankungen, typische Kinderkrankheiten, sonstige Infektionskrankheiten sowie seelische Störungen.

Neben Symptomen, Verlauf, dem Hinweis, wann Sie den Arzt aufsuchen müssen und der ärztlichen Behandlung finden Sie – durch einen Kasten hervorgehoben – Selbsthilfemaßnahmen und Ratschläge für die häusliche Pflege.

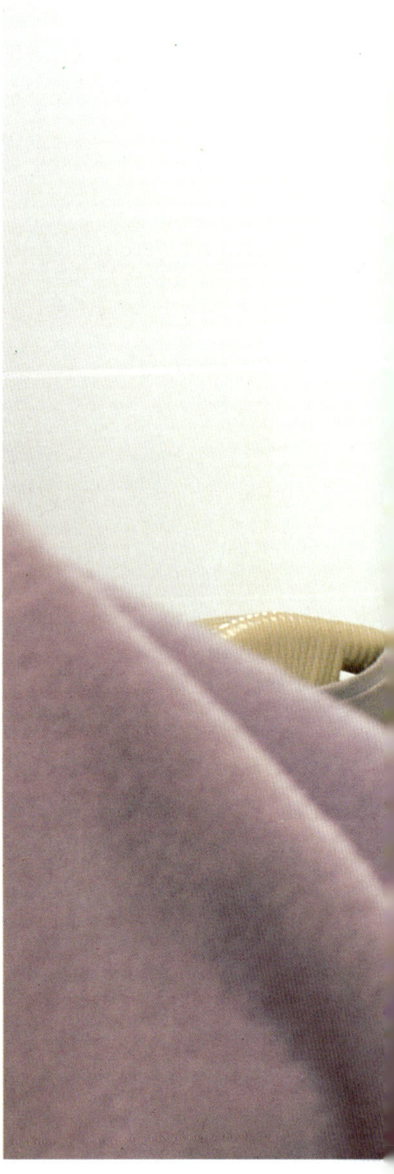

e Kind

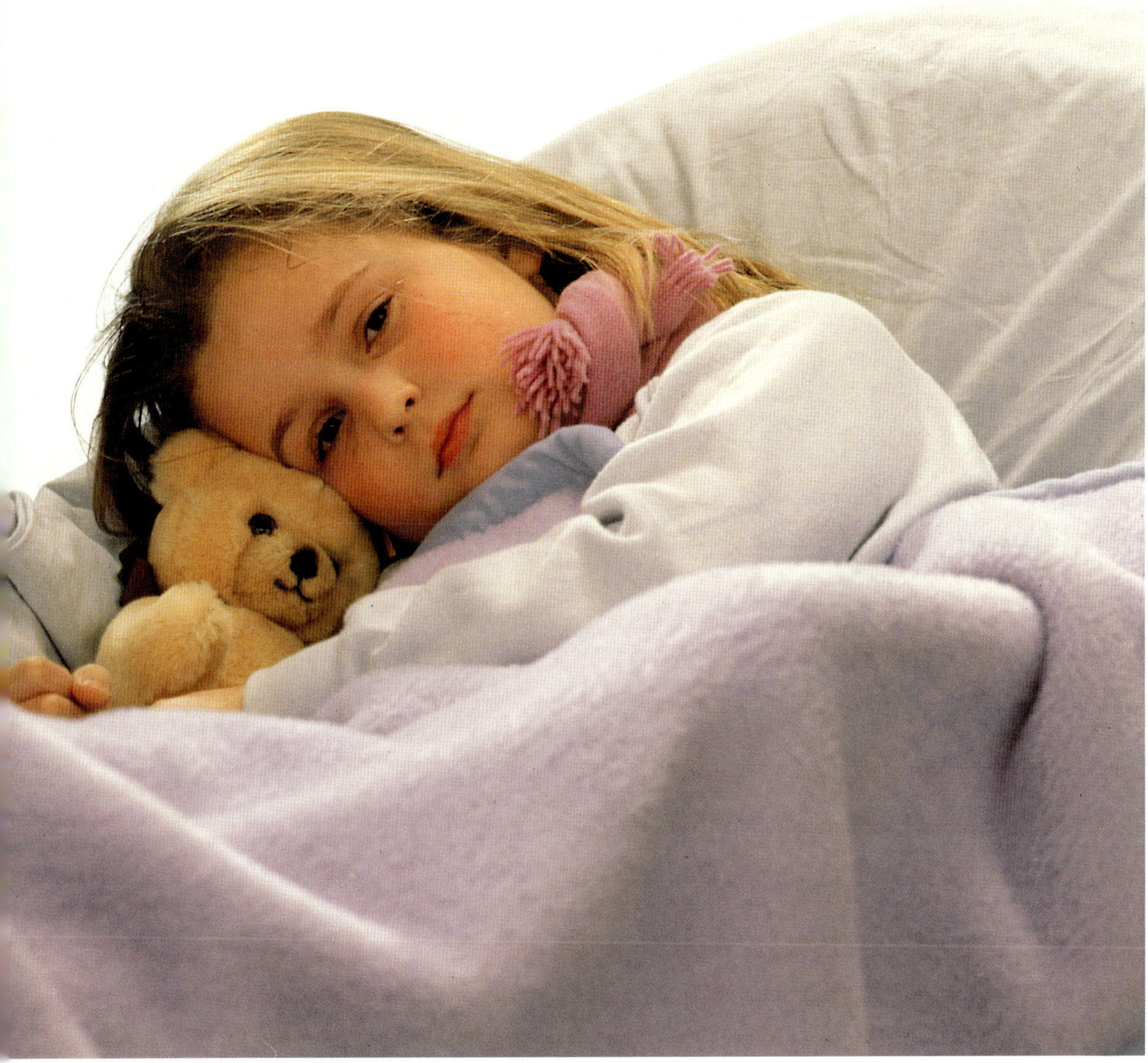

Atemwege

Die Atmungsorgane bestehen aus Atemwegen, Lunge und Atemmuskulatur. Die Atemwege dienen dem Reinigen, Filtern und Anwärmen der eingeatmeten Luft. Über die Lungen gelangt der eingeatmete Sauerstoff ins Blut. Im Austausch dringt Kohlensäure aus dem Blut in die Lunge und wird »abgeatmet«. Die Lungen sind von der Brustwand nur durch einen winzigen Spalt getrennt. Durch den Unterdruck in diesem Spalt liegen sie der Brustwand verschieblich an, ohne in sich zusammenzufallen. Die Atemmuskulatur hebt und senkt den Brustkorb, weitet also die Lungen und läßt sie zum Ausatmen wieder zusammensinken.

Von der Bauchhöhle sind die Lungen durch eine dünne Muskelschicht, das Zwerchfell, getrennt. Beim Einatmen zieht sich das Zwerchfell nach unten (die Lunge erweitert sich für den Lufteinstrom), beim Ausatmen entspannt sich das Zwerchfell und wölbt sich aufwärts.

Alle Atemwege sind mit Schleimhaut ausgekleidet und mit Flimmerhärchen besetzt. Wird die Schleimhaut durch staub- und schmutzbelastete Luft, Viren oder Bakterien gereizt, entstehen Hustenreiz und verstärkte Schleimbildung. Eingedrungene Schadstoffe und Schleim werden durch die Flimmerhärchen wieder nach oben befördert und abgehustet

Wichtig: Durch die Nase atmen

Die gesamten Atemwege (Nasen-Rachen-Raum und Bronchienwände) sind mit Schleimhaut ausgekleidet, die die Luft anfeuchten. Schleimhaut-Flimmerhärchen halten Schmutz, Viren und Bakterien auf und transportieren sie nach draußen. In den inneren Nasenwänden liegen dicke mit Blutgefäßen durchzogene Gewebsbalken: die Nasenmuscheln. An den Nasenmuscheln streicht die Atemluft vorbei und wird dabei erwärmt. Wichtig ist also, daß Ihr Kind durch die Nase atmet: zur Reinigung, Anfeuchtung und Wärmung der Außenluft. In den Nasenraum münden die Ausführungsgänge der Nasennebenhöhlen, die »Entlüftungskanälchen« (Eustachische Röhre beider Mittelohren) sowie die Tränenkanäle, durch die die Tränen aus den Augen in die Nase laufen. Die Nasenhöhlenhinterwand ist die knöcherne Trennwand zum Gehirn. Durch diese Knochenplatte (Siebbein) treten die Riechnerven aus dem Gehirn in die Nasenschleimhaut.

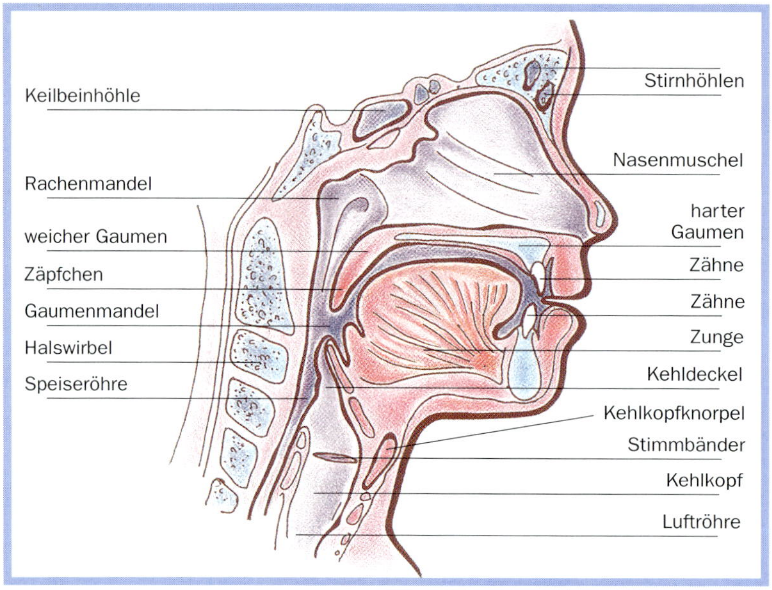

Häufigster Grund für den Arztbesuch: Atemwegsinfektionen
Der häufigste Grund für einen Besuch beim Kinderarzt sind Infektionen der oberen Luftwege, also von Nase, Rachen, Luftröhre, aber nicht der Lunge. 90 Prozent dieser Infektionen werden durch Viren hervorgerufen, nicht durch Bakterien. Gegen Viren – anders als gegen Bakterien – helfen keine Antibiotika.

Diese Viren werden durch »Tröpfcheninfektion« – beim Husten, Niesen, Sprechen – direkt von Mensch zu Mensch übertragen. Die größte Ansteckungsgefahr für gesunde Kinder oder Erwachsene besteht in den ersten Krankheitstagen.

Viele Virenstämme treten nur zu bestimmten Jahreszeiten auf und befallen vorwiegend spezielle Abschnitte der Atemwege, wie etwa die Nasenschleimhaut. Diese Besonderheiten geben dem Arzt wichtige Hinweise für Diagnose und Therapie.

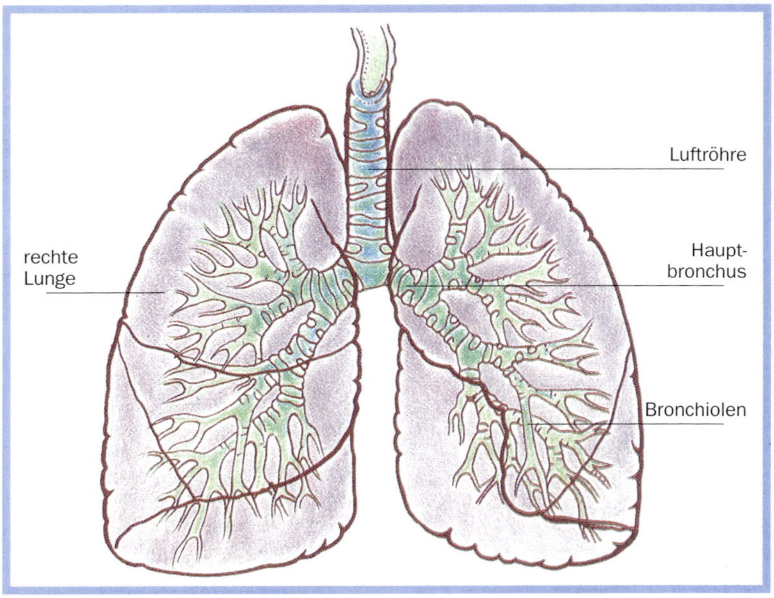

Im Nasen-Rachenraum befindet sich außerdem viel »lympathisches Gewebe« wie Rachenmandeln (Nasenpolypen, Adenoide) und Gaumenmandeln (Tonsillen). Die Gaumenmandeln sind rechts und links an den »Gaumenbögen« sichtbar, wenn man den Mund weit öffnet. Sie sind bei Kindern sehr groß und können in der Mitte zusammenstoßen. Zusammen mit der Thymusdrüse sind Polypen und Mandeln eine Bildungsstätte für die körpereigene Immunabwehr. Sie gehören zum Immunkörper-bildenden System. Deshalb sollten sie bei kleinen Kindern nie entfernt werden, nur weil sie »zu groß« sind (Seite 73). Ihr ständiger Kontakt mit Krankheitserregern hat sie vergrößert und die Immunabwehr trainiert. Mit den Jahren baut das Kind genügend Antikörper zum Schutz gegen weitere Infektionen auf. Polypen, Mandeln und Thymus bilden sich dann von allein zurück. Ihre Aufgabe ist erfüllt, und sie werden nicht mehr gebraucht.

Hat die Luft den Nasen- und Rachenraum passiert, strömt sie durch die Luftröhre (Trachea) in die Lungenäste (Bronchien) bis in deren kleinste Verzweigungen (Bronchiolen) und erreicht schließlich die Lungenbläschen (Alveolen). In den Wänden dieser Bläschen laufen kleinste Aderverzweigungen (Kapillaren). Sie nehmen den Sauerstoff aus der Lunge ins Blut auf und geben Kohlensäure aus dem Blut in die Lunge ab.

Bronchitis/Bronchiolitis

Bronchiolitis
Eine Sonderform ist die Bronchiolitis, die Schleimhautentzündung der kleinsten Luftröhrenverzweigungen (Bronchiolen) tief in der Lunge. Die Erreger sind Viren, die Haupterkrankungszeiten Winter und Frühjahr. Die Bronchiolitis erzeugt typische Verengungen der Bronchiolenwände (Spastik), die das Atmen so erschweren können, daß das Kind im Krankenhaus behandelt werden muß.

HÄUFIGSTE SYMPTOME

- **Zunächst trockener Husten, der zu Husten mit Auswurf wird**
- **Erbrechen beim Husten**

Die Bronchitis ist eine akute entzündliche Erkrankung der Schleimhäute in der Luftröhre und den kleineren Atemwegen der Lunge. In 90 Prozent sind die Krankheitserreger Viren.

Nach einer Tröpfcheninfektion erkrankt das Kind fünf bis sechs Tage später an Bronchitis oder Bronchiolitis. Die Symptome bei Bronchitis: Zunächst trockener, »hohler« Husten, nach wenigen Tagen folgt Husten mit Auswurf von weißlich-zähem Schleim, eventuell hört man rasselnde Atmung. Säuglinge und Kleinkinder husten den Schleim hoch, können ihn aber nicht ausspucken, sondern verschlucken ihn. Bei heftigen Hustenstößen kann dieser Schleim mit Mageninhalt erbrochen werden. Eine Bronchitis sollte nicht länger als etwa 14 Tage dauern. Fieber kann in den ersten Tagen auftreten.

Komplikationen
Eine Bronchitis kann in eine Lungenentzündung übergehen. Die Bronchiolitis kann ein überempfindlich reagierendes Bronchialsystem nach sich ziehen (Asthma bronchiale, Seite 149). Bei Säuglingen unter sechs Monaten kann sie zur spastischen Bronchitis mit Atemnot führen.

Soll Ihr Kind zum Arzt?
Bei Fieber über 38,5 °C, eitrigem, gelblich-grünlichem Auswurf oder Husten, der sich über eine Woche hinaus nicht bessert, muß Ihr Kind zum Arzt.

So hilft der Arzt
• Bei starkem Reizhusten kann er in den ersten Tagen codeinhaltige Hustenstiller verordnen. Bei Bronchiolitis und Spastik verordnet er bronchialerweiternde Medikamente.
• Eine bakterielle Bronchitis wird der Arzt mit Antibiotika behandeln.

So helfen Sie Ihrem Kind
• Am wichtigsten sind viel frische Luft und schleimlösende Substanzen: Hustensäfte mit pflanzlichen Wirkstoffen aus Thymian (Seite 204), chemische Schleimlöser aus der Apotheke (Ambroxol oder Acetylcystein).
• Schleimlösend wirken auch Brustwickel mit Schweineschmalz (Seite 200). Sie fördern die Durchblutung und lösen auf diese Weise den Schleim.
• Bestrahlungen mit Infrarotlicht (Seite 206), dreimal täglich 10 Minuten, und Kopfdampfbäder mit Salzwasser helfen ebenfalls (Seite 195).
• Geben Sie hustendämpfende Mittel nur am Beginn der Erkrankung für ein bis zwei Tage. Später, wenn sich Schleim bildet, darf das Abhusten nicht gedämpft werden.
• Homöopathie: Dreimal täglich 1 Tablette Kalium bichromicum D6 löst den Schleim. Reizhusten dämpft Cuprum metallicum D3 (dreimal täglich 1 Tablette).
• Geben Sie dem Kind viel zu trinken, zum Beispiel lauwarmen Orangentee (Seite 205).
• Stellen Sie einen Wäscheständer mit feuchten Handtüchern ins Zimmer. Dadurch wird die Luft angefeuchtet.

Chronische Bronchitis

Erkrankt ein Kind in kurzen Abständen wiederholt an Bronchitis, kann das Zeichen einer Auseinandersetzung des kindlichen Organismus mit seiner Umwelt sein: Die Infektabwehr wird trainiert. Besonders zu Beginn neuer Lebensphasen wie Kindergarten oder Schule leiden viele Kinder an diesen häufigen Bronchitis-Erkrankungen, die keine chronische Bronchitis sind.

Eine chronische Bronchitis muß man dagegen in Betracht ziehen, wenn das Kind innerhalb eines Jahres mehr als drei Monate ununterbrochen Husten hat – mit oder ohne Schleimerbrechen.

Häufigste Ursachen der chronischen Bronchitis sind chronische eitrige – also bakterielle – Nasennebenhöhlenentzündungen (Seite 71), Allergien (Seite 144), schädliche Umweltreize, besonders Tabakrauch, angeborene Störungen im Bronchialbereich, cystische Fibrose (Seite 187), aber auch eingeatmete Fremdkörper.

HÄUFIGSTE SYMPTOME

- **Husten über mehrere Monate mit oder ohne Schleimerbrechen**

So helfen Sie Ihrem Kind

• Ihr Kind braucht bis zur Besserung eine Dauertherapie mit schleimlösenden Medikamenten (siehe Bronchitis, Seite 62). Zur Inhalation kann ein Inhalationsgerät aus dem Sanitätshaus hilfreich sein. Jeder Krankheitsschub muß intensiv behandelt werden.

• Klimakuren an der See oder im Hochgebirge können zu längeren Zeiten der Besserung führen. Bei chronischer Bronchitis übernehmen die Krankenkassen die Kosten. Fragen Sie Ihren Arzt danach.

Komplikationen

Bei chronischer Bronchitis können die Wände der kleinen Lungenbläschen durch Überdruck zerreißen, was zu einer schweren Beeinträchtigung der Lungentätigkeit führt (Emphysem).

Soll Ihr Kind zum Arzt?

• Der Arzt muß diagnostizieren, ob eine chronische Bronchitis vorliegt und sie vom Keuchhusten und allergischen Husten abgrenzen.

• Bei jedem neuen Krankheitsschub sollten Sie den Arzt aufsuchen, um Folgeschäden zu vermeiden.

So hilft der Arzt

• Der Arzt wird versuchen, die Ursachen zu beseitigen und die Grundkrankheit zu behandeln. Ansonsten behandelt er nur die Symptome und wird versuchen, Komplikationen zu verhüten.

• Leidet Ihr Kind an Allergien, kann er zum Schutz der überempfindlichen Bronchialschleimhäute Cromoglicinsäure zum Inhalieren verschreiben.

Erkältung

Die »gewöhnliche« Erkältung ist eine Tröpfcheninfektion der oberen Luftwege durch Rhinoviren. Bei Erstinfektion im Säuglingsalter kommt es oft auch zum Befall von Bronchien und Lungengewebe. Die erkrankten Kinder sind nur einige Tage ansteckend. Viele Kinder bleiben trotz Kontakt mit Rhinovirus-Erkrankten gesund. Sie haben dann noch von früheren Erkältungen genügend Abwehrstoffe.

Symptome sind »allgemeines Krankheitsgefühl«, Schnupfen und/oder Husten, geschwollene Augen-, Nasen- und Rachenschleimhaut, eventuell auch geschwollene Ohrenschleimhäute. Säuglinge: Beim Erstkontakt mit Rhinoviren ist die Luftröhrenschleimhaut mitbefallen (Tracheobronchitis). Fieber – hoch oder niedrig – kann auftreten.

Eine Erkältung dauert sieben bis zehn Tage und hinterläßt für einige Monate eine Immunität gegen denjenigen Rhinovirenstamm, der die Erkältung ausgelöst hat.

HÄUFIGSTE SYMPTOME

- **Abgeschlagenheit**
- **Schnupfen**
- **Husten**
- **Geschwollene Schleimhäute**
- **Fieber**

Soll Ihr Kind zum Arzt?

Sie sollten den Arzt um Rat fragen, wenn eine Erkältung länger als fünf bis sechs Tage dauert und wenn Fieber nicht innerhalb von 48 Stunden verschwindet. Bei Erkältungen im Säuglingsalter sollten Sie immer den Arzt aufsuchen.

So hilft der Arzt

Er kann durch Untersuchungen, zum Beispiel durch einen Nasenabstrich, prüfen, ob neben Viren auch Bakterien beteiligt sind. In diesem Fall können Antibiotika nötig werden.

So helfen Sie Ihrem Kind

• Gegen Erkältungen durch Viren gibt es keine gezielte Therapie. Die Beschwerden können gelindert werden: mit schleimhautabschwellenden Medikamenten, eventuell hustendämpfenden Mitteln oder Fieberzäpfchen.

• Normalerweise reichen pflanzliche Hustensäfte (Seite 204) und Schleimlöser aus. Nasentropfen aus Zuckerlösung (Seite 204) und Dampfbäder (Seite 195) befreien die Nase.

• Homöopathische Mittel: Sie werden nach den speziellen Symptomen ausgewählt, um den passenden Wirkstoff zu finden. Ihr Arzt wird Ihnen gern helfen.

• Lassen Sie Ihr Kind täglich den Saft einer ausgepreßten Orange trinken – so erhält es genügend Vitamin C.

• Geben Sie Ihrem Kind keine heiße Milch mit Honig, das würde die Verschleimung fördern.

• Hat Ihr Kind kein Fieber, lassen Sie es so häufig wie möglich an die frische Luft. Stellen Sie einen Wäscheständer mit feuchten Handtüchern ins Schlafzimmer. Das verbessert die Luft. Achten Sie darauf, daß die Schlafzimmertemperatur nicht über 15 °C liegt.

Schnupfen

Schnupfen (Rhinitis/Rhino-Pharyngitis) ist die häufigste aller Erkrankungen: Kleinkinder bekommen ihn bis zu neunmal im Jahr, Kindergartenkinder bis zu zwölfmal – sie rutschen praktisch von einem Infekt in den nächsten –, Schulkinder bis zu sechsmal. Erwachsene erkranken durchschnittlich drei- bis fünfmal pro Jahr.

Schnupfen erfaßt fast immer auch den oberen Rachenraum. Erreger sind meist Viren, übertragen durch Tröpfcheninfektion. Bis man den Schnupfen spürt, vergehen nur Stunden bis wenige Tage: zunächst leichtes Kratzen im Hals, dann Niesen und »Nasenlaufen« mit wäßrig-klarer Flüssigkeit. Nasen- und Rachenschleimhäute sind rot und geschwollen. Das Sekret wird zunehmend schleimig-gelblich. Die Nasenatmung ist behindert. Bei Säuglingen kann es zu Trinkschwäche kommen. Säuglinge (Seite 47) und Kleinkinder können einige Tage hoch fiebern. Schnupfen verschwindet nach acht bis zehn Tagen. Hinter einem über Monate anhaltenden Schnupfen kann eine Fehlbildung der Nasenscheidewand, eine Nasennebenhöhlenentzündung oder eine Allergie stecken. Der Arzt wird die Ursachen aufspüren und die Grundkrankheit behandeln.

HÄUFIGSTE SYMPTOME

- **Niesen**
- **Laufende Nase**
- **Sekret zunächst wäßrig und klar, dann schleimig und gelblich**

So helfen Sie Ihrem Kind

• Oberster Grundsatz: viel frische Luft, möglichst oft ins Freie, wenn Ihr Kind nicht fiebert. Säuglinge sollten tagsüber draußen oder wenigstens direkt am offenen Fenster schlafen, auch im Winter ab 7 °C plus. Ziehen Sie Ihr Baby warm an und setzen Sie ihm im Freien immer eine Mütze zum Schutz vor Ohrenentzündungen auf!

• Zum Abschwellen der Nasenschleimhaut geben Sie selbstgemachte Nasentropfen oder Majoranbutter (Seite 203) oder vom Arzt verordnete Nasentropfen. Achtung: Die Anwendung der chemisch hergestellten Tropfen kann die Schleimhäute zu stark austrocknen, sie werden dadurch geschädigt!

• Homöopathisch helfen viele Medikamente bei Schnupfen, zum Beispiel Allium cepa D3 bei Fließschnupfen (alle zwei bis drei Stunden 5 Globuli), Kalium bichromicum D6 bei zähem Schleim (dreimal täglich 5 Globuli). Bei Säuglingen: Sambucus D3 (dreimal täglich 5 Globuli).

• Benutzen Sie zum Nasenreinigen keine Sekretsauger oder Wattestäbchen, sondern gedrehte Watte oder ein gedrehtes Papiertaschentuch. Helfen Sie Klein- und Kindergartenkindern beim Schneuzen: Ein Nasenloch zuhalten und »ausprusten« lassen. Falsches Schneuzen kann das Sekret in Richtung Mittelohr treiben, eventuell mit der Folge einer Mittelohrentzündung. Damit verglichen ist »Hochziehen« besser, wenn das Nasenlaufen stört.

• Bei wunder Haut an Nase und Lippen durch häufiges Schneuzen hilft Eincremen mit Majoranbutter (Seite 203) oder Ringelblumensalbe aus der Apotheke.

Soll Ihr Kind zum Arzt?

• Trinkschwäche beim Säugling ist Anlaß für einen Arztbesuch.

• Dauert ein Schnupfen ohne Besserung länger als zwei Wochen, sollte Ihr Kind zum Arzt. Er wird entscheiden, ob ein Abstrich nötig ist, um festzustellen, ob die Virusinfektion zusätzlich durch Bakterien »superinfiziert« ist.

So hilft der Arzt

Er kann abschwellende Nasentropfen verschreiben.

Halsentzündung

Halsentzündungen können durch Viren oder Bakterien verursacht werden. Bei Kindern unter zwei Jahren sind es meist virusbedingte Entzündungen. Im Kindergarten- und Schulalter dagegen kann es häufiger zu bakteriellen Halsentzündungen kommen, besonders durch hämolysierende Streptokokken der Gruppe A, die auch die Erreger von Scharlach (Seite 168) sind.

Halsentzündungen werden durch Tröpfchen- und Schmierinfektion übertragen.

Mehr oder weniger plötzlich treten Halsweh und Schluckbeschwerden auf, Rachenhinterwand, Gaumen, Zäpfchen und Gaumenmandeln sind gerötet und geschwollen und die Schleimhaut eventuell mit glasig-schleimigen Belägen überzogen. Manche Kinder haben Fieber. Die Halslymphknoten sind tastbar und können Bohnengröße erreichen. Virusbefall führt eher zu glasig-hellrot-geschwollenen Schleimhäuten, bei leichtem bis hohem Fieber. Bakterien verursachen mehr dunkelrot-geschwollene Schleimhäute mit schmierigem Belag oder eitrigen Stippchen und leicht erhöhte Temperatur bis mäßiges Fieber.

Um festzustellen, ob Ihr Kind eine Halsentzündung hat, brauchen Sie helles Licht (Schreibtisch- oder Taschenlampe). Ihr Kind legt den Kopf weit zurück, öffnet den Mund und sagt langgezogen »Aaaah«. Dadurch können Sie die Rachenhinterwand sehen. Verdeckt trotzdem die Zunge die Sicht, drücken Sie sie hinten mit einem sauberen, möglichst breiten Löffelstiel oder Holzspatel nach unten. Aber bitte mit Fingerspitzengefühl: Sie können sonst Brechreiz auslösen.

Warme oder kalte Halswickel lindern Halsweh und Schluckbeschwerden

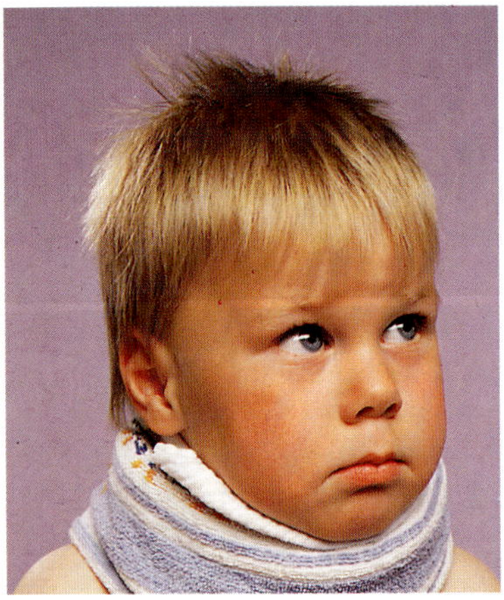

HÄUFIGSTE SYMPTOME

- **Halsschmerzen**
- **Schluckbeschwerden**
- **Rotverfärbter Rachenraum mit geschwollenen Schleimhäuten**
- **Fieber**
- **Vergrößerte Halslymphknoten**

Soll Ihr Kind zum Arzt?

• Nach drei bis vier Tagen ohne Besserungszeichen ist der Besuch beim Arzt nötig, um Komplikationen auszuschließen oder zu behandeln.

• Bei Verdacht auf Scharlach müssen Sie sofort mit Ihrem Kind zum Arzt!

So hilft der Arzt

Er kann örtlich schleimhautbetäubende Tabletten oder Lösungen verordnen. Eventuell macht er einen Rachenabstrich zum Erregernachweis. Wenn nötig, wird er Antibiotika verordnen.

So helfen Sie Ihrem Kind

• Gegen Schluckbeschwerden helfen Pastillen oder Tees aus Pflanzenextrakten wie Salbei, Thymian, Efeu, Spitzwegerich.

• Machen Sie warme oder kalte Halswickel, je nachdem, was Ihr Kind vorzieht (Seite 198).

Kehlkopfentzündung

Die Kehlkopfentzündung (Laryngitis) wird meistens von Viren verursacht, die dann auch die Luftröhre infizieren. Wenige Tage nach der durch Tröpfchen übertragenen Infektion kommt es zu trockenem, rauhem, bellendem Husten und zu Heiserkeit. Manchmal ist der Husten tonlos. Die Stimme klingt belegt, kann zeitweise auch wegbleiben, so daß der Patient nur flüstern kann. Manche Kinder bekommen Fieber.

Eine Sonderform ist die Epiglottitis, eine lebensbedrohliche Entzündung der oberen Stimmbänder. Husten fehlt, aber die Sprache ist kloßig. Wegen der Erstickungsgefahr müssen Sie sich sofort mit dem Arzt oder Notarzt in Verbindung setzen!

HÄUFIGSTE SYMPTOME

- **Trockener Husten**
- **Heiserkeit**
- **Fieber**

Komplikationen

Besonders bei Säuglingen und Kleinkindern kann sich durch das Anschwellen der Schleimhäute ein Krupphusten (Seite 68) entwickeln.

Soll Ihr Kind zum Arzt?

• Sehr plötzlicher, starker, trokkener Husten kann auch bedeuten, daß sich das Kind an einem Fremdkörper verschluckt hat, der nun in der Luftröhre steckt (Seite 240). Daran müssen Sie denken!
• Wenn Ihr Kind länger als zwei Tage hustet, sollte es zum Arzt.

So hilft der Arzt

• Er wird prüfen, ob Ihr Kind an Keuchhusten leidet, etwas verschluckt hat oder an Epiglottitis erkrankt ist.
• Er kann schleimlösende und hustenlindernde Medikamente verordnen.

So helfen Sie Ihrem Kind

• Lassen Sie Ihr Kind Kochsalzlösung inhalieren (Seite 195).
• Selbstgemachter Hustensaft (Seite 204) löst den Schleim und lindert den Hustenreiz.
• Wenn Ihr Kind nicht fiebert, lassen Sie es an die frische Luft – bei kaltem Wind mit Schal über Nase und Mund. Es sollte sich aber nicht körperlich anstrengen.
• Ihr Kind darf weiter in die Schule, sollte aber vom Schulsport befreit werden.
• Wenig und leises Sprechen fördert die Heilung einer Kehlkopfentzündung.

Krupphusten (Pseudokrupp)

Etwa fünf Prozent aller Kinder zwischen neun Monaten und viereinhalb Jahren sind anfällig für Krupphusten. Ausgelöst wird er meist durch eine Virusinfektion, aber Umwelteinflüsse wie naßkaltes Wetter, Luftverschmutzung und Tabakrauch begünstigen zusätzlich die Entstehung dieser Erkrankung des Kehlkopfes, bei der sich die Schleimhaut entzündet und anschwillt. Bei Säuglingen und Kleinkindern ist der Kehlkopfspalt noch sehr eng. Durch die Schleimhautschwellung wird der Kehlkopfspalt noch enger und droht zu verschließen: Luftnot und bellender Husten sind die Folgen.

Bei älteren Kindern über acht bis neun Jahren ist der Kehlkopf schon weit genug, so daß es nicht mehr zum Krupphusten kommt.

Die Symptome: Abends oder nachts kommt es nach einigen Stunden Schlaf plötzlich zu rauhem, bellenden Husten mit Atemnot und lautem, ziehendem Einatmen (»Stridor«). Die Kinder erwachen, spüren die Atemnot und bekommen Angst. Meist waren einige Tage vorher schon Zeichen einer leichten Erkältung da.

HÄUFIGSTE SYMPTOME

- **Bellender Husten aus dem Schlaf heraus**
- **Atemnot**
- **Laut hörbares Einziehen der Luft**
- **Angstzustände**

So helfen Sie Ihrem Kind

• Vor allem Ruhe bewahren!

• Lassen Sie im Badezimmer bei geschlossenem Fenster heißes Wasser in die Wanne laufen, am besten mit dem Brausekopf. Während das Wasser einläuft, nehmen Sie Ihr Kind auf den Arm, beruhigen es, hängen ihm eine Decke um und bringen es an die frische Luft (offenes Fenster, Balkon) – auch im Winter.

Wenn sich im Bad Dampf entwickelt hat, setzen Sie sich mit Ihrem Kind ins Badezimmer, damit es die feuchtwarme Luft inhalieren kann.

• Bieten Sie dem Kind viel Flüssigkeit zu trinken an.

• Geben Sie die vom Arzt verordneten Zäpfchen. Kortisonzäpfchen im Butterfach im Kühlschrank aufbewahren, um sie kühl und für den Notfall griffbereit zu halten. Die Kortisonzäpfchen auch auf Reisen mitnehmen.

• Wenn trotz der Gabe von Kortison weiter Atemnot besteht: Sofort den Notarzt rufen! Führen Sie eine Atemspende (Seite 235) durch, bis er eintrifft.

• Homöopathisch unterstützend helfen Spongia D5 Tropfen und Sambucus D6 Tropfen zur Schleimlösung und Apis mellifica D6 Tropfen zur Schleimhautabschwellung. Im akuten Anfall: je 5 Tropfen der drei Medikamente, abwechselnd im Abstand von fünf Minuten, bis Besserung eintritt.

Soll Ihr Kind zum Arzt?

• Setzen Sie sich mit dem Arzt in Verbindung, wenn Ihr Kind seinen ersten Krupp-Anfall hat.

• Wenn sich die Atemnot durch Ihre Behandlung nicht bessert, sollten Sie sofort den Arzt (Notarzt) rufen (Erstickungsgefahr!).

So hilft der Arzt

• Er gibt Ihrem Kind ein Kortisonzäpfchen zur Beseitigung der entzündlichen Schwellungen und der Atemnot.

• Wenn auch dadurch keine Besserung eintritt, wird er Ihr Kind ins Krankenhaus einweisen.

• Nach dem ersten Krupp-Anfall wird der Arzt hustendämpfende Zäpfchen und Kortisonzäpfchen für den Notfall verordnen, damit Sie sich bei neuerlichem Auftreten der Symptome besser helfen können.

Lungenentzündung

Die Lungenentzündung (Pneumonie) ist eine Entzündung des Lungengewebes, insbesondere der Lungenbläschen (Alveolen). Sie kann als Komplikation einer Erkältung oder Bronchitis auftreten, entwickelt sich manchmal aber auch aus scheinbar »heiterem Himmel«. Erreger sind in fast allen Fällen Viren oder Bakterien.

Das Kind macht einen kranken Eindruck und hat leichtes bis hohes Fieber. Der Husten bei Lungenentzündung kann trocken oder schleimig sein, laut bellend oder kurz anstoßend und schmerzhaft. Das Kind atmet immer beschleunigt und ist sehr kurzatmig, es kann nicht richtig durchatmen. Es leidet unter Atemnot, mit angedeuteter Blauverfärbung von Lippen und Mund. Beim Säugling und jungen Kleinkind sieht man beim Einatmen ein deutliches Einsinken der Haut zwischen den Rippen sowie zwischen Kehlkopf und Schlüsselbeinen, oft auch deutliche Bewegungen der Nasenflügel (Nasenflügel-Atmung). Viele Kinder klagen gleichzeitig über Bauchschmerzen.

HÄUFIGSTE SYMPTOME

- **Fieber**
- **Atemnot**
- **Husten**
- **Bauchschmerzen**

So helfen Sie Ihrem Kind

• Bei häuslicher Pflege sollten Sie auf genügend Frischluft im Krankenzimmer achten. Das Kind kann bei weit offenem Fenster – Tag und Nacht – ruhen. Der Arzt wird entscheiden, ob Bettruhe nötig ist.

• Geben Sie Ihrem Kind viel zu trinken, am besten geeignet sind Kräutertees.

• Auch schleimlösende Medikamente sind hilfreich (siehe Behandlung der Bronchitis, Seite 62).

• Erhöhen Sie den Kopfteil des Bettes, zum Beispiel durch Bücher unter den Bettpfosten.

• Zur Fiebersenkung eignen sich Wadenwickel (Seite 201) oder fiebersenkende Zäpfchen.

• Homöopathie: Unterstützend helfen dreimal täglich 5 Globuli Aconitum D3 oder Belladonna D3. Bei hohem Fieber sollten die Mittel stündlich verabreicht werden, bis das Fieber sinkt. Zusätzliche Wadenwickel sind sinnvoll.

Zur Schleimlösung geben Sie Kalium bichromicum D6, dreimal täglich 5 Globuli.

• Wichtig: Säuglinge sind »Bauch-Atmer«. Der Bauch muß beim Atmen frei beweglich sein.

Deshalb: Säuglinge mit Lungenentzündung nie auf den Bauch legen!

Soll Ihr Kind zum Arzt?

• Bei jedem Verdacht auf Lungenentzündung: Sofort zum Arzt!

• Neugeborene und Säuglinge unter vier Monaten müssen im Krankenhaus behandelt werden. Bei älteren Kindern entscheidet der Schweregrad der Krankheit, ob eine Krankenhausbehandlung notwendig ist.

So hilft der Arzt

• Bei Verdacht auf eine Virus-Pneumonie kann der Arzt zunächst auf Antibiotika verzichten. Er wird Ihr Kind dann häufiger kontrollieren.

• Bei erneutem Fieberanstieg nach Besserung oder unklarem Verlauf sind wegen der Gefahr der bakteriellen Superinfektion Antibiotika nötig.

Mandelentzündung

Racheninspektion: In der Mundhöhle sind die geröteten Gaumenmandeln zu sehen

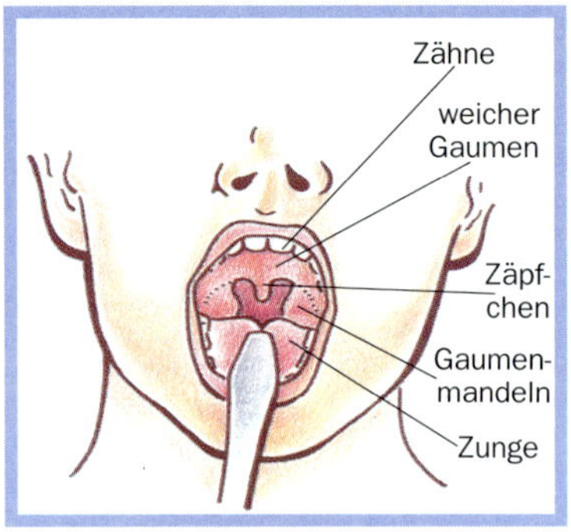

Die akute Mandelentzündung (Angina tonsillaris) ist eine Infektionskrankheit der Gaumenmandeln durch Viren oder Bakterien. Eine bakterielle Angina wird vorzugsweise durch Streptokokken verursacht und beginnt meist plötzlich mit hohem Fieber und starken Schluckbeschwerden. Das Kind fühlt sich sehr krank und ißt nicht mehr. In der Mundhöhle sieht man stark gerötete Mandeln, wobei die Rötung oft auf Zäpfchen, Gaumen und Rachenhinterwand übergeht. Auf den Mandeln können gelbliche Eiterstippchen oder netzförmige Streifen sichtbar sein. Die Lymphknoten am Hals und unter den Ohren sind stark geschwollen und druckschmerzhaft.

Bei der Virusangina sind die Lymphknoten dagegen kaum vergrößert, Mandeln und Zunge nicht belegt. Mandeln und Rachenhinterwand sind hochrot. Das Kind fühlt sich nicht so krank. Wichtig: Scharlach (Seite 168) ist eine Sonderform der Streptokokken-Angina und muß bei Angina immer ausgeschlossen werden.

HÄUFIGSTE SYMPTOME

- **Hohes Fieber**
- **Halsschmerzen**
- **Appetitlosigkeit**
- **Stark gerötete Mandeln**
- **Eiterstippchen auf den Mandeln**

Soll Ihr Kind zum Arzt?

Ein Kind mit Angina muß immer in ärztliche Behandlung.

So hilft der Arzt

• Nur der Arzt kann entscheiden, ob Streptokokken oder Viren die Angina hervorgerufen haben. Bei der Streptokokken-Angina verordnet der Arzt sofort Antibiotika für zehn Tage, die auch nach Abklingen der Beschwerden nicht vorzeitig abgesetzt werden dürfen.

• Wenn mehr als dreimal jährlich fieberhafte eitrige (bakterielle) Mandelentzündungen auftreten, muß überlegt werden, ob die Mandeln operativ entfernt werden sollen.

So helfen Sie Ihrem Kind

• Geben Sie Schmerzzäpfchen, um die Hals- und Schluckbeschwerden zu lindern.

• Zur Fiebersenkung eignen sich Fieberzäpfchen oder Wadenwickel (Seite 201). Solange das Fieber anhält, sollte Ihr Kind zu Hause bleiben.

• Geben Sie Ihrem Kind viel zu trinken, am besten warmen Tee, zum Beispiel Kamillentee mit Orangensaft.

• Durch die Antibiotikabehandlung besteht nach 24 Stunden keine Ansteckungsgefahr mehr. Ihr Kind ist aber noch nicht gesund und sollte deshalb für die zehntägige Antibiotika-Einnahmezeit zu Hause bleiben.

• Homöopathisch bei viraler Angina (bei akutem Beginn): dreimal täglich 1 Tablette Aconitum D30 oder Belladonna D30. Bei Belägen sind Mercurius solubilis D6 und Hepar sulfuris D6 (5 Globuli, alle zwei Stunden im Wechsel) hilfreich. Gegen die Schmerzen: Apis mellifica D6 und Cantharis D6, dreimal täglich 1 Tablette.

• Eine bakterielle Angina muß mit Antibiotika behandelt werden! Nach Ablauf einer Streptokokken-Angina oder Scharlach müssen drei Wochen später Herz und Urin (wegen der Nieren) kontrolliert werden.

Nasennebenhöhlenentzündung

Zu den Nasennebenhöhlen gehören die Kieferhöhlen, Stirnhöhlen, Keilbeinhöhlen und Siebbeinzellen. Entzündungen der Nasennebenhöhlen (Sinusitis) treten bei Kleinkindern und Jugendlichen vorzugsweise im Rahmen einer viralen Erkältung auf. Welche der Nasennebenhöhlen betroffen wird, hängt insbesondere vom Alter des Kindes ab. Entzündungen der Kieferhöhlen und Siebbeinzellen entstehen erst ab dem Kindergartenalter, Entzündungen der Keilbeinhöhlen dagegen treten frühestens im Schulalter auf. Die Stirnhöhlen bilden sich zwar schon ab dem zweiten Lebensjahr, sind aber erst viel später (etwa ab dem zehntem Lebensjahr) bei Nasennebenhöhlenentzündungen mitbeteiligt.

Die durch Viren verursachten akuten Nebenhöhlenentzündungen verlaufen ähnlich wie ein akuter Virusschnupfen und dauern etwa ein bis zwei Wochen.

Bakterielle Nebenhöhlenentzündungen dagegen zeigen keine Besserungstendenz und erfordern – nach Bakteriennachweis – Antibiotika. Typische Symptome sind der Ausfluß von gelblich-grünem,

Durch kleine Gänge sind die Nasennebenhöhlen mit den Nasenhaupthöhlen verbunden. Die Keilbeinhöhlen (Zeichnung auf Seite 60) und die Siebbeinzellen liegen an der Schädelbasis und sind daher hier nicht eingezeichnet

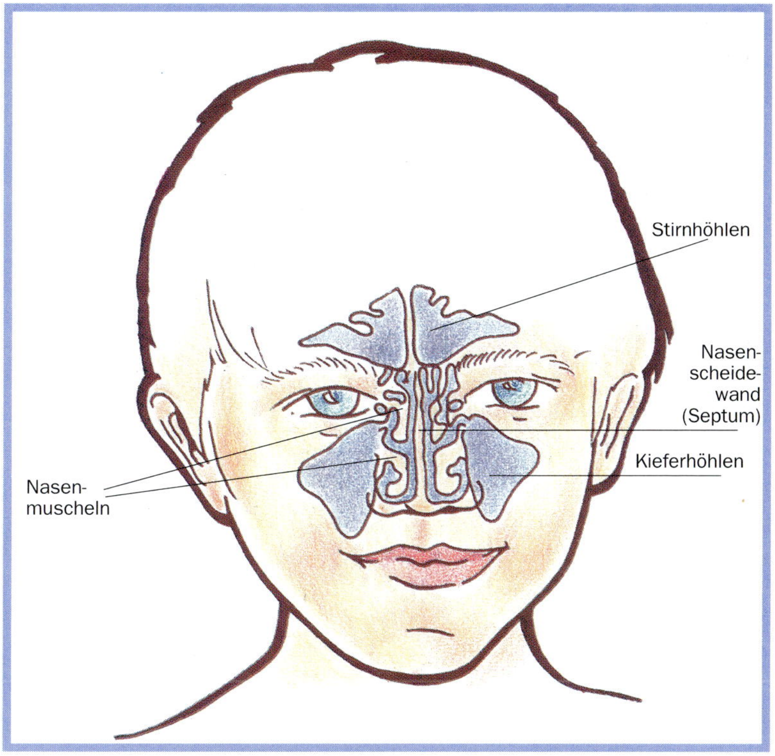

Nasennebenhöhlenentzündung

zähem Sekret aus der Nase und Reizhusten, da der Schleim die Rachenhinterwand hinabläuft. Die Kinder husten oft minutenlang bis zum Erbrechen, besonders abends ein bis zwei Stunden nach dem Einschlafen und morgens kurz vor dem Aufwachen. Viele Kinder klagen über Kopfschmerzen, besonders wenn sie den Kopf nach vorne beugen.

Läuft das Sekret auch ins Mittelohr, kann es zur schmerzhaften Mittelohrentzündung kommen (Seite 81).

HÄUFIGSTE SYMPTOME

- **Schnupfen**
- **Ausfluß von gelblich-grünem Sekret**
- **Reizhusten**
- **Kopfschmerzen**

Komplikationen

Bei einer verschleppten Nasennebenhöhlenentzündung besteht die Gefahr einer chronischen Knochenhautentzündung oder – wenn die Siebbeinzellen betroffen sind – einer Hirnhautentzündung.

Soll Ihr Kind zum Arzt?

Bei Verdacht auf eine Nebenhöhlenentzündung müssen Sie immer den Arzt aufsuchen.

So hilft der Arzt

• Zur Diagnosestellung kann eine Ultraschalluntersuchung oder eine Röntgenaufnahme der Nasennebenhöhlen notwendig sein.

• Bei eitriger bakterieller Nasennebenhöhlenentzündung ist ein Abstrich zur Bestimmung der Bakterien nötig, damit der Arzt ganz gezielt ein passendes, wirkungsvolles Antibiotikum einsetzen kann.

So helfen Sie Ihrem Kind

• Die akute Virus-Sinusitis wird wie akuter Schnupfen behandelt (Seite 65).

• Lassen Sie Ihr Kind viel an die frische Luft.

• Bei allen Nasennebenhöhlenentzündungen haben sich Infrarotbehandlungen bewährt (dreimal täglich 10 Minuten, Lampenabstand zum Gesicht 30 bis 50 Zentimeter, sonst besteht Verbrennungsgefahr!).

• Inhalationen mit Kochsalzlösung (Seite 195), besonders vor dem Einschlafen, helfen.

• Auch hohe Luftfeuchtigkeit ist wichtig: Feuchte Tücher auf einem Wäscheständer im Krankenzimmer dienen diesem Ziel.

• Wenn möglich, lassen Sie das Fenster auch nachts offenstehen.

• Da sich die homöopathische Behandlung exakt an den verschiedenen Symptomen und am Patiententypus ausrichtet, sollten Sie einen homöopathisch ausgebildeten Kinderarzt oder Hals-Nasen-Ohren-Arzt um Rat fragen.

Vergrößerte Mandeln

Die Rachenmandeln (Adenoide, an der Rachenhinterwand oberhalb des Gaumens) – im Volksmund Polypen genannt – sind bei Kindern als Zeichen aktiver Antikörperbildung zum Aufbau der körpereigenen Abwehr meistens vergrößert. Deshalb sagt ihre Größe nichts über krankhafte Veränderungen aus. Sie können so groß werden, daß sie die Nasenatmung behindern und die Kinder nur mit offenem Mund atmen, nasal sprechen und im Schlaf extrem schnarchen.

Verlegen Adenoide die Belüftungskanäle zwischen Mittelohr und Nasenhöhle (»Eustachische Röhre«), kommt es zum chronischen Tubenkatarrh durch Flüssigkeitsansammlung im Mittelohr (Seite 82). Das Kind hat Ohrenschmerzen und hört schlecht.

Auch die Gaumenmandeln (Tonsillen, am Zungengrund rechts und links hinter dem Gaumensegel) dienen der Abwehrfunktion und sind dadurch bei Kindern oft vergrößert (Tonsillen-Hyperplasie).

Die vergrößerten Tonsillen sind schleimhautfarben, entweder glatt oder stark zerklüftet. In ihren Grübchen können weißlich-gelbe Herde sichtbar sein: kein Eiter, sondern »Ausschwitzungen« der Mandeln. In Einzelfällen werden die Tonsillen so groß, daß sie in der Mitte zusammenstoßen, mit der Folge einer »kloßigen« Sprache und behinderter Nasenatmung.

HÄUFIGSTE SYMPTOME

- **Behinderte Nasenatmung**
- **Nasale Sprache**
- **Schnarchen im Schlaf**
- **Schwerhörigkeit**
- **Appetitlosigkeit**

So helfen Sie Ihrem Kind

• Lassen Sie Ihr Kind soviel wie möglich an die frische Luft.

• Stärken Sie sein Abwehrsystem mit Wechselduschen (Seite 197).

• Für besseres Durchatmen sorgen Kopfdampfbäder (Seite 195).

• Homöopathische Medikamente richten sich nach individuellen Symptomen und Patiententypus.

Fragen Sie einen homöopathisch ausgebildeten Kinderarzt um Rat.

Soll Ihr Kind zum Arzt?

Hat Ihr Kind ständig Ohrenschmerzen und hört schlecht, schnarcht es nachts und verliert seinen Appetit, sollten Sie seine Mandeln vom Arzt begutachten lassen.

So hilft der Arzt

• Im Falle vergrößerter Rachenmandeln wird der Arzt zunächst auf eine operative Behandlung verzichten. Wenn durch die Größe der Rachenmandeln Atemnot oder chronische Mittelohrentzündungen entstehen, müssen die Adenoide allerdings entfernt werden. Bei sonst gesunden Kindern operiert man heute ambulant. Vorher muß sichergestellt sein, daß die Blutgerinnung des Kindes normal funktioniert. Eine Blutabnahme zur Laboruntersuchung ist deshalb nötig. Außerdem sollte Ihr Kind nicht gerade akut erkrankt – etwa erkältet – sein.

• Vergrößerte Gaumenmandeln müssen nur operiert werden, wenn sie die Atmung zu stark behindern.

• Hat ihr Kind mehr als dreimal im Jahr eine fieberhafte eitrige Mandelentzündung (Seite 70), sollten die Mandeln operativ entfernt werden. Dafür muß Ihr Kind einige Tage ins Krankenhaus.

Augen

Ab etwa dem zweiten Lebensmonat lernen Babys, Gegenstände zu fixieren und ab dem dritten Monat, ihnen mit den Augen zu folgen. Voll ausgebildet ist die Sehschärfe erst mit etwa fünf Jahren. Farben erkennen Kinder schon im ersten Lebensjahr. Ab dem dritten können sie die Farben zuordnen und ab etwa dem vierten Lebensjahr benennen.

Das Auge besteht aus dem Augapfel, den Augenmuskeln und den Augenlidern mit Wimpern und Tränendrüsen

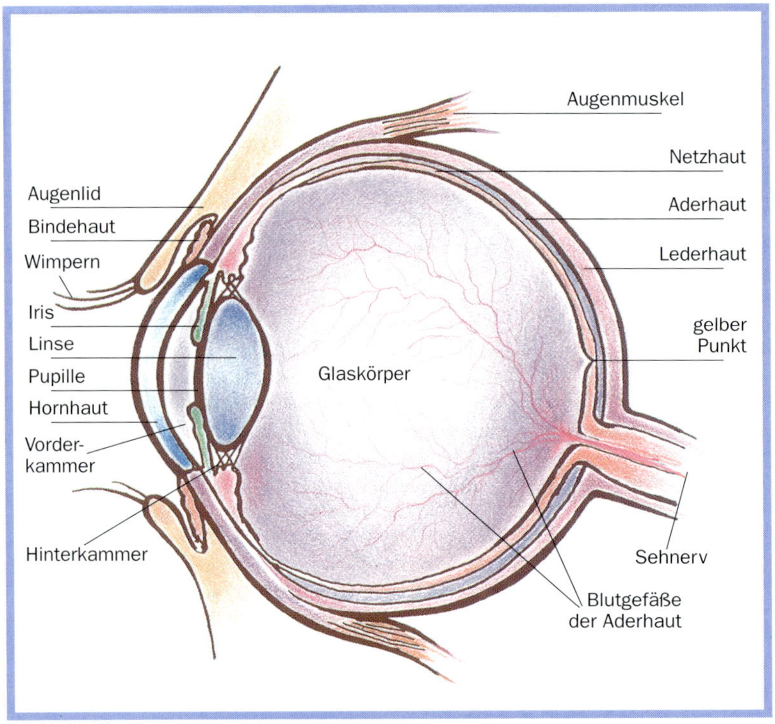

Der Augapfel ruht in Fett- und Bindegewebe eingebettet in der knöchernen Augenhöhle. Die Augapfelwand besteht aus drei Schichten: Der äußeren Schicht, der Lederhaut, die vorne in die durchsichtige Hornhaut übergeht, der mittleren Schicht, der Regenbogenhaut (Iris) und der gefäßreichen Aderhaut, und der inneren Schicht, der lichtempfindlichen Netzhaut (Retina).

In der Retina werden die Lichtreize in Nervenimpulse umgesetzt, die über die Sehnerven zum Sehzentrum im Gehirn weitergeleitet werden. Die Sinneszellen der Netzhaut bestehen aus Stäbchen für das Hell- und Dunkelsehen und Zapfen für das Farbensehen.

Vorne im Augapfel läßt ein Loch in der Netzhaut – die Pupille – das Licht einfallen. Die Pupille reguliert die Stärke des Lichteinfalls: Sie verengt sich bei hellem Licht und weitet sich bei Dämmerlicht. Durch die Hornhaut und die Pupille gelangen die Lichtstrahlen auf die Augenlinse, die die Strahlen bündelt und dadurch auf der Netzhaut ein scharfes Bild erzeugt. Zur Herstellung dieses Bildes kann die Linse ihre Brechkraft verändern: Zum nahen Sehen ziehen sich die Linsenmuskeln zusammen und die Linse verdickt sich, für die Fernsicht entspannen sich die Muskeln und die Linse wird flach. Zwischen Linse und Netzhaut befindet sich der Glaskörper, eine wasserklare gallertige Substanz.

Jedes Auge besitzt sechs Augenmuskeln, die den Augapfel in alle Richtungen bewegen. Die Augenlider mit den Wimpern schützen das Auge vor äußeren Einflüssen. Die Lider sind innen von der Bindehaut überzogen. Im oberen äußeren Augenwinkel sitzt die Tränendrüse. Die von ihr produzierte Tränenflüssigkeit wird durch den Lidschlag über den ganzen Augapfel verteilt und hält ihn so feucht. Am inneren Augenwinkel sammelt sich die Flüssigkeit im Tränensack und wird über den Tränenkanal in den Nasenraum abgeleitet.

Bindehautentzündung

Eine Entzündung der Bindehaut, der Schleimhaut, die die Innenseite der Augenlider auskleidet, kann zahlreiche Ursachen haben: Rauch, Staub, grelles Sonnenlicht, Viren oder Bakterien. Die Bindehautentzündung (Konjunktivitis) kann auch Folge von Allergien oder Begleiterscheinung anderer Krankheiten wie Masern sein.

Die Augen schmerzen und tränen, sind hochrot und lichtempfindlich. Eventuell wird schleimiges oder eitriges Sekret abgesondert.

HÄUFIGSTE SYMPTOME

- **Gerötete und geschwollene Bindehaut**
- **Schmerzende Augen, die tränen und lichtempfindlich sind**
- **Eitrige oder schleimige Absonderungen**

Soll Ihr Kind zum Arzt?

Wenn sich die Bindehautentzündung nicht innerhalb von 48 Stunden bessert, gehen Sie zum Arzt.

So hilft der Arzt

- Wenn die Bindehautentzündung durch eine Infektion hervorgerufen wurde, wird der Arzt Augentropfen oder eine Augensalbe verschreiben.
- Verursacht ein Fremdkörper die Beschwerden, wird ihn der Arzt entfernen.
- Leidet Ihr Kind an allergischer Bindehautentzündung, wird der Arzt antiallergische Augentropfen, zum Beispiel mit Cromoglicinsäure, verordnen, und versuchen, die allergieauslösenden Substanzen zu finden.

So helfen Sie Ihrem Kind

- Wenn Ihr Kind nicht mehr den Ursachen wie Rauch oder grellem Sonnenlicht ausgesetzt ist, heilt eine Bindehautentzündung in den meisten Fällen innerhalb weniger Tage ab.
- Waschen Sie die Augen Ihres Kindes mehrmals täglich mit lauwarmem, abgekochtem Wasser (Seite 195) aus. Benutzen Sie jedesmal für jedes Auge ein frisches Tuch aus Baumwolle oder Leinen – keine Watte, sie fusselt. Auch kühle Umschläge tun Ihrem Kind gut.
- Das Ruhigstellen des betroffenen Auges durch einen Augenklappenverband lindert die Schmerzen.
- Am besten bleibt Ihr Kind im Zimmer, auf jeden Fall aber im Schatten. Setzen Sie ihm dann eine Sonnenbrille – aber nicht mit billigen Plastikgläsern – auf.
- Homöopathisch wirken Euphrasia D4 Globuli und Euphrasia Augentropfen. Gegen die Schwellung der Schleimhäute hilft Apis mellifica D4, dreimal täglich 5 Globuli.

Gerstenkorn

Das Gerstenkorn (Hordeolum) ist eine akute eitrige Entzündung der Drüsen im Augenlid, die meistens durch Staphylokokkenbakterien verursacht wird und ansteckend ist.

Es bildet sich eine sehr schmerzhafte Rötung im Bereich der Bindehaut am Ober- oder Unterlidrand. Der betroffene Lidbereich schwillt an. Nach einigen Tagen entwickelt sich eine gelbliche Eiterpustel, die nach innen, zur Augenbindehaut hin, oder auch nach außen, zum Lid hin, durchbrechen kann. In schweren Fällen können Bakterien in die Blutbahn gelangen.

HÄUFIGSTE SYMPTOME

- **Sehr schmerzhafte Rötung im Bereich der Bindehaut und der Lidränder, die sich nach einigen Tagen mit Eiter füllt.**

Soll Ihr Kind zum Arzt?

Ein Gerstenkorn sollte immer vom Arzt behandelt werden.
Es besteht die Gefahr der Superinfektion und der Ausbreitung auf die Tränendrüsen oder den Tränensack.

So hilft der Arzt

Wenn nötig – also bei hochgradig entzündetem Gerstenkorn – wird der Arzt Antibiotikasalbe verordnen. In sehr schweren Fällen können Antibiotika zum Einnehmen nötig werden.

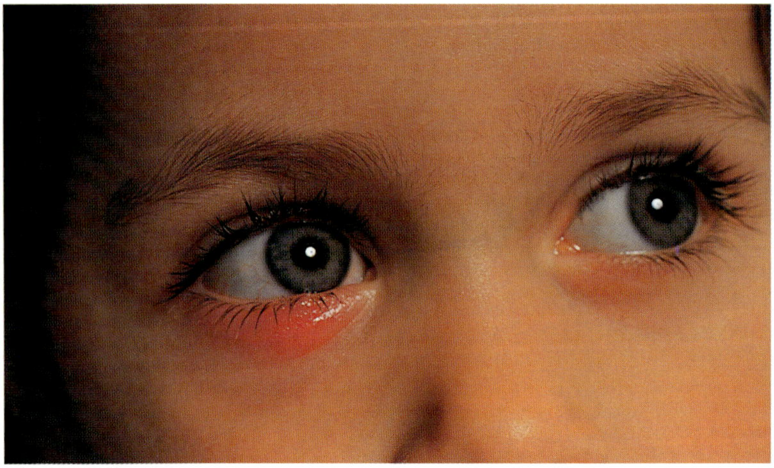

Gerstenkorn am Unterlid

So helfen Sie Ihrem Kind

- Infrarotlichtbestrahlung (Seite 206) läßt das Gerstenkorn schneller »aufblühen«.
- Bitte drücken Sie ein Gerstenkorn nie aus – eine erneute Infektion kann entstehen.
- Kühle, feuchte Augenkompressen (keine Watte verwenden!) lindern den Schmerz.
- Homöopathisch wirken Staphisagria D30 einmal 1 Tablette zu Beginn der Erkrankung und im Eiterstadium Pulsatilla D4 oder Hepar sulfuris D6 dreimal täglich 5 Globuli. Gegen Schmerzen und Schwellung geben Sie zusätzlich Apis mellifica D4, dreimal täglich 5 Globuli.

Lidrandentzündung

Zur Entzündung der Lider (Blepharitis) kommt es häufig im Gefolge von Erkältungskrankheiten oder einem endogenen Ekzem (Seite 152). Auch Allergien oder mechanische Reize durch Staub- oder Sandkörner können Lidrandreizungen hervorrufen.

Die Lider sind besonders an den Rändern stark gerötet, geschwollen und mit Schüppchen bedeckt. Es können sich Krusten bilden, die die Augenlider verkleben. Manchmal sind die Lidranddrüsen und die Wimpernwurzeln mit betroffen. Dann besteht die Gefahr, daß sich ein Gerstenkorn (Seite 76) entwickelt.

HÄUFIGSTE SYMPTOME

- **Stark gerötete, geschwollene Augenlider**
- **Schuppen auf den Augenlidern**
- **Verklebte Lidränder**

Soll Ihr Kind zum Arzt?

Suchen Sie den Arzt auf, damit er die Diagnose sichert. Wenn sich die Lidrandentzündung nach etwa sechs Tagen nicht bessert, wird er Ihr Kind zum Augenarzt überweisen – manchmal ist die Ursache eine nicht entdeckte Fehlsichtigkeit, die mit der richtigen Brille behoben werden kann.

So hilft der Arzt

In schweren Fällen prüft der Arzt durch einen Abstrich, ob eine bakterielle Infektion vorliegt, und verschreibt bei Bedarf antibiotische Augentropfen.

So helfen Sie Ihrem Kind

- Waschen Sie drei- bis viermal täglich die Augen Ihres Kindes mit lauwarmem, abgekochtem Wasser (Seite 195) aus. Weichen Sie die Krusten auf, bevor Sie sie wegwischen. Verwenden Sie ein Tuch aus Baumwolle oder Leinen – keine Watte.
- Wenn Ihr Kind erkältet ist, behandeln Sie diese Grunderkrankung (Seite 64).
- Zusätzlich helfen homöopathisch: Euphrasia D3 dreimal täglich 5 Globuli und Euphrasia Augentropfen.

Schielen

Ein Kind, das schielt, kann die Sehachsen der beiden Augen nicht auf einen Punkt richten. Ein oder beide Augen »wandern«. In den ersten drei Lebensmonaten ist dies völlig normal. Danach bleibt der »Silberblick« bei etwa vier Prozent der Kinder bestehen – meist weil die Augenmuskeln unausgewogen sind oder das Kind weitsichtig ist. Ein schielendes Kind benutzt nur ein Auge, und die Sehfähigkeit des anderen Auges geht verloren, wenn das Schielen nicht behandelt wird. Das schielende Kind kann kein räumliches Sehen entwickeln – dafür ist das Zusammenspiel beider Augen mit dem Gehirn erforderlich. Es ist deshalb notwendig, das Schielen möglichst frühzeitig zu erkennen und zu behandeln: Bei einem sechs Monate alten Säugling genügen oft Abdeckverbände, um wieder normales Sehen zu erreichen, während sie bei einem sechsjährigen Kind keinen Erfolg mehr zeigen.

HÄUFIGSTE SYMPTOME

- **Schielen beim Fixieren von nahen Gegenständen**

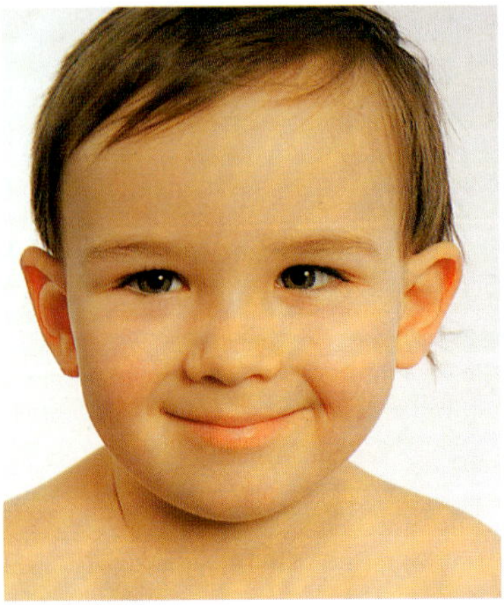

Ausgeprägtes Schielen

Soll Ihr Kind zum Arzt?

• Bei Kindern, deren Blick nicht gerade kreuz und quer geht, erkennt manchmal nur der Kinderarzt bei einer Vorsorgeuntersuchung, daß es schielt.
• Wenn Sie bei Ihrem Kind einen »Silberblick« feststellen, bringen Sie es zum Augenarzt. Er kann durch spezielle Untersuchungen bereits beim Baby ein Schielen diagnostizieren.
• Bitte denken Sie nicht, daß sich das Schielen »auswachsen« wird.

So helfen Sie Ihrem Kind

• Gehen Sie bei jedem Verdacht auf Schielen zum Arzt.
• Überzeugen Sie Ihr Kind, daß die verordneten Maßnahmen – Okklusionsverband oder spezielle Brille – unbedingt getragen werden müssen.

Was wird der Arzt tun?

• Wenn das Schielen frühzeitig erkannt wird, kann durch eine sogenannte Okklusionsbehandlung mit Abdeckverbänden normales Sehen erreicht werden. Dabei wird dem schielenden Kind abwechselnd ein Auge für einige Stunden mit einem Pflaster zugeklebt, um auch das schwächere Auge zu trainieren.
• Spezielle Brillen mit Prismengläsern und Folien helfen ebenfalls, das kranke Auge zu trainieren.
• Hält das Schielen an, wird der Arzt zu einer Schieloperation raten, wenn Ihr Kind ins Schulalter kommt (vor diesem Alter nur in Ausnahmefällen). Dabei werden die ungleichen Augenmuskeln verkürzt oder versetzt.
• Beidseitiges Schielen durch Weitsichtigkeit läßt sich durch eine Brille korrigieren. Wenn das nicht hilft, bleibt nur eine Schieloperation.

Sehfehler

Nur wenn das Bild auf der Netzhaut scharf ist, sieht man gut. Wenn die Lichtstrahlen nicht richtig auf der Netzhaut gebündelt werden, weil zum Beispiel der Augapfel zu lang oder zu kurz oder die Hornhaut verkrümmt ist, kommt es zu ungenügender Sehschärfe.

Im Rahmen der Vorsorgeuntersuchungen ab dem Alter von dreieinhalb Jahren prüft der Arzt, ob Ihr Kind gut sieht. Haben Sie trotzdem das Gefühl, daß sein Sehvermögen gestört ist, suchen Sie einen Augenarzt auf. Er wird Ihrem Kind bei Bedarf eine Brille verordnen.

Weitsichtigkeit

Bei der angeborenen Weitsichtigkeit (Hyperopie) handelt es sich um einen Brechungsfehler der Linse. Weitsichtige sehen gut in der Ferne, aber unscharf in der Nähe. Ihr Auge ist für die Brechkraft der Linse zu kurz gebaut, so daß auf der Netzhaut kein scharfes Bild entsteht. Den Sehfehler gleicht eine Brille mit Sammellinse aus.

Kurzsichtigkeit

Das Auge ist bei Kurzsichtigkeit (Myopie) nicht fähig, Objekte in der Ferne deutlich zu erkennen. Der Brennpunkt des Auges liegt vor der Netzhaut und nicht wie beim normalsichtigen Auge auf der Netzhaut, so daß die Gegenstände nicht scharf auf der Netzhaut abgebildet werden. Die Ursache liegt entweder in einem zu langen Augapfel oder einer zu starken Brechkraft der Linse. Mit einer Zerstreuungslinse in der Brille wird dieser Sehfehler korrigiert.

Astigmatismus

Beim Astigmatismus (Stabsichtigkeit) liegt eine ungleichmäßige Wölbung der Hornhaut oder der Linse vor, wodurch verhindert wird, daß Objekte scharf auf der Netzhaut abgebildet werden können. Weder in der Ferne noch in der Nähe wird scharf gesehen.

Dieser Augenfehler läßt sich nicht so gut ausgleichen wie eine Kurz- oder Weitsichtigkeit. Mit speziellen Zylindergläsern oder Kontaktlinsen wird versucht, die Sehschärfe möglichst gut einzustellen.

Farbfehlsichtigkeit

Bei etwa acht Prozent der Jungen und knapp einem Prozent der Mädchen besteht eine angeborene, nicht heilbare Farbfehlsichtigkeit. Am häufigsten ist die Rot-Grün-Blindheit: Das Kind kann rot nicht von grün unterscheiden. Anhand von Farbsehtafeln prüft der Arzt, ob Ihr Kind alle Farben sieht und sie unterscheiden kann.

Kontaktlinsen

Ihr Kind kann Kontaktlinsen tragen, wenn sich seine Sehschwäche stabilisiert hat und es fingerfertig genug ist, um die Linsen selbst ein- und auszusetzen.

Babys mit angeborener Linsentrübung (Katarakt) können durch Kontaktlinsen vor Blindheit bewahrt werden: Die trübe Linse wird operativ entfernt und der Augenarzt setzt dem Neugeborenen eine Kontaktlinse ein, die die fehlende Brechkraft des Auges ausgleicht. Entsprechend dem Augenwachstum wird die Linse durch eine größere ersetzt, zunächst durch den Augenarzt, später durch die Eltern.

Wenn die Sehfunktionen ausgereift sind, kann eine Kunststofflinse eingepflanzt werden.

Ohren

Ist der Hörvorgang irgendwo gestört, kommt es zu Schwerhörigkeit oder Taubheit. Allerdings kann schlechtes Hören auch von einer verstopften Ohrtrompete oder einem Erguß im Mittelohr kommen, da das Trommelfell nur schwingen kann, wenn im Mittelohr und äußerem Ohr der gleiche Luftdruck herrscht

Das Ohr ist das Sinnesorgan zum Hören und setzt sich zusammen aus Außen-, Mittel- und Innenohr. Ohrmuschel, äußere Gehörgang und Trommelfell bilden das Außenohr, das wie ein Trichter die Schallwellen auffängt. Sie versetzen das Trommelfell – die dünne Membran zwischen Außenohr und Mittelohr – in Schwingungen. Im Mittelohr werden die Schwingungen auf die drei in der Paukenhöhle liegenden, durch Gelenke miteinander verbundenen Gehörknöchelchen Hammer, Amboß und Steigbügel übertragen und so zum Innenohr weitergeleitet.

Im vorderen Teil der Paukenhöhle mündet die Ohrtrompete (Eustachische Röhre), der Verbindungskanal zum Nasen-Rachen-Raum. Er sorgt für den Druckausgleich zwischen Mittel- und Außenohr. Wegen dieser Verbindung wandern so oft Infektionen vom Nasen-Rachenraum zum Ohr. Eine zweite Membran, das ovale Fenster, verbindet das Mittelohr mit dem im Innenohr gelegenen eigentlichen Hörorgan, der sogenannten Hörschnecke.

Zusätzlich befindet sich im Innenohrbereich das Gleichgewichtsorgan. In der Hörschnecke, einem flüssigkeitsgefüllten Schlauch mit Sinneshaaren, werden die auf das ovale Fenster übertragenen Schwingungen in Wellen umgesetzt und von den Hörzellen der Sinneshaare als Impulse an das Hörzentrum im Gehirn weitergeleitet.

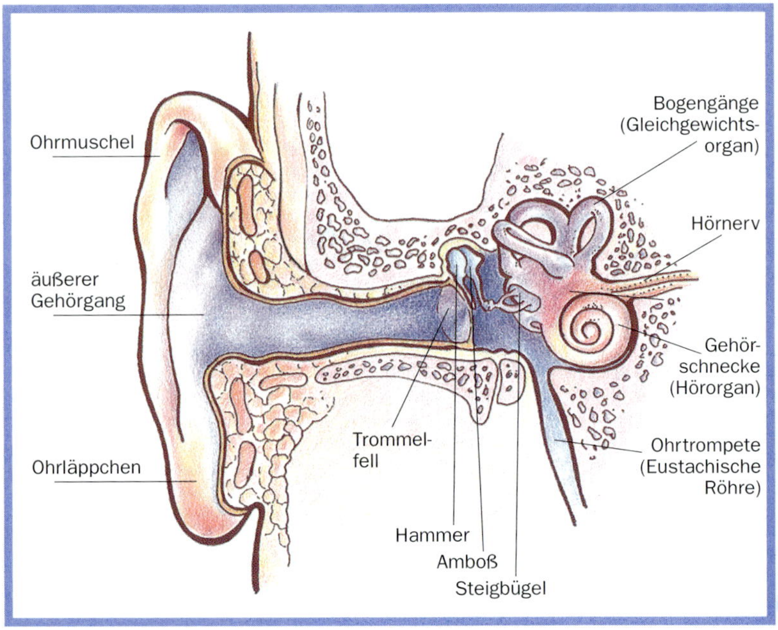

Mittelohrentzündung

Die Mittelohrentzündung (Otitis media) kommt häufig bei Säuglingen und Kleinkindern vor und entsteht als aufsteigende Infektion bei Infekten des Nasen-Rachen-Raums. Die Krankheitserreger, meist Viren, müssen nur einen kurzen Weg zurücklegen: Bei kleinen Kindern ist die Eustachische Röhre, die das Ohr mit dem Rachenraum verbindet, noch kurz und eng und schwillt bei Entzündungen leicht zu, so daß sich Sekret und Eiter im Mittelohr stauen.

Die Mittelohrentzündung beginnt meist plötzlich: Starke, pochende Ohrenschmerzen wecken das Kind häufig aus dem Schlaf. Es weint vor Schmerzen. Kleine Kinder werfen den Kopf hin und her und fassen sich an das schmerzende Ohr. Säuglinge mit Mittelohrentzündung sind unruhig, trinken schlecht und haben eventuell Durchfall und Fieber. Bei ihnen wird eine Mittelohrentzündung leicht übersehen, bis das Trommelfell platzt und das gestaute Sekret aus dem Ohr läuft.

Bei rechtzeitiger und richtiger Behandlung hat das Kind meist innerhalb von ein bis drei Tagen keine Schmerzen mehr. Es kann aber für längere Zeit ein Mittelohrerguß (Seite 82) bestehen bleiben.

HÄUFIGSTE SYMPTOME

- **Heftigste Ohrenschmerzen**
- **Fieber**
- **Bei Säuglingen Unruhe, Weinen, eventuell Durchfall und Fieber**

Komplikationen

Bei jeder Mittelohrentzündung besteht die Gefahr, daß die Entzündung auf die Warzenbeinzellen im Schädelknochen übergreift. Diese Mastoiditis kann unbehandelt zu Entzündungen des Innenohrs und der Hirnhäute (Meningitis, Seite 137) führen.

So helfen Sie Ihrem Kind

• Damit die Schleimhaut der Eustachischen Röhre abschwillt und das Ohr wieder belüftet wird, machen Sie Bestrahlungen mit Rotlicht (Seite 206) oder Kopfdampfbäder (Seite 195), notfalls geben Sie abschwellende Nasentropfen.
• Ohrentropfen nützen nichts, da sie nicht an den Ort der Entzündung gelangen – sie helfen nur bei einer Entzündung des äußeren Gehörgangs.
• Wärme lindert die Schmerzen: Lassen Sie Ihr Kind mit dem entzündeten Ohr auf eine Wärmflasche liegen oder machen Sie Ohrwickel mit Alkohol oder Zwiebeln (Seite 198).
• Homöopathische Hilfen: am ersten Tag Apis mellifica D3, alle zwei Stunden 5 Tropfen in den Mund, ab dem zweiten Tag Pulsatilla D4 viermal 1 Tablette, aufgelöst in etwas Wasser. Gleichzeitig das Ohr warm halten.

Soll Ihr Kind zum Arzt?

Bringen Sie Ihr Kind bei jedem Verdacht auf Mittelohrentzündung zum Arzt. Wenn Ihr Säugling fiebert, wird ein erfahrener Arzt immer die Ohren untersuchen – auch bei Durchfall.

So hilft der Arzt

• Der Arzt untersucht die Ohren Ihres Kindes mit dem Ohrspiegel (Otoskop) und sieht das entzündete Trommelfell. Wenn nötig, wird er Ihrem Kind Antibiotika und Nasentropfen verordnen.
• Gegen die Schmerzen wird er Zäpfchen oder Säfte, zum Beispiel Paracetamol, verschreiben.

Mittelohrkatarrh, Paukenerguß

Bei Erkältungen haben Kinder häufig einen Mittelohr- oder Tubenkatarrh, eine nicht eitrige Entzündung des Mittelohrs mit Sekretstau. Kann das Sekret nicht mehr abfließen, wird die Entzündung chronisch und es entsteht ein Mittelohrerguß, der Paukenerguß (Serotympanon). In der Regel ist er Folge eines Infekts der oberen Luftwege. Die Schleimhaut der Eustachischen Röhre ist geschwollen, wodurch sich Sekret in der Paukenhöhle des Mittelohrs staut. Dadurch können sich die Gehörknöchelchen nicht mehr bewegen und die Schalleitung zum Innenohr ist gestört. Bleibende Hörstörungen können die Folge sein. Kleinkinder sind durch ihre engen und kurzen Eustachischen Röhren anfälliger als größere Kinder.

HÄUFIGSTE SYMPTOME

- **Schwerhörigkeit auf einem oder beiden Ohren**
- **Taubheitsgefühl**
- **Chronischer Schnupfen**

Soll Ihr Kind zum Arzt?

Wenn Ihr Kind schlecht hört, lassen Sie vom Arzt die Ursache abklären.

So hilft der Arzt

• Der Arzt kann abschwellende Nasentropfen verschreiben oder die beschriebenen Hausmittel empfehlen. In 80 Prozent heilt der Paukenerguß problemlos ab.
• Wenn sich der Paukenerguß nach drei Monaten nicht zurückgebildet hat, wird der Arzt empfehlen, die Rachenmandeln operativ entfernen zu lassen.
• Eventuell wird er ihr Kind zum Hals-Nasen-Ohren-Arzt überweisen, der nach einem Schnitt ins Trommelfell (Paracentese) das Sekret absaugt. Manchmal wird diese Öffnung durch ein Paukenröhrchen offengehalten, das ein paar Monate liegenbleibt. In dieser Zeit darf Ihr Kind nicht mit dem Kopf unter Wasser.

So helfen Sie Ihrem Kind

• Kopfdampfbäder (Seite 195), Infrarotbestrahlungen (Seite 206) und Zwiebelumschläge (Seite 198) sind bewährte Hausmittel zur Schleimhautabschwellung.
• Sie können Ihrem Kind zusätzlich Thymiansäfte oder -tropfen aus der Apotheke geben.
• Homöopathisch helfen zur Schleimverflüssigung Kalium bichromicum D12, dreimal täglich 5 Globuli.

Fließt gleichzeitig zähes, grün-gelbes Sekret in den Nasenrachenraum, geben Sie Hepar sulfuris D6, dreimal täglich 5 Globuli.

Schwerhörigkeit

Hörstörungen bei Kindern behindern nicht nur den Kontakt zur Umwelt, sondern auch die Sprachentwicklung. Sie verursachen häufig seelische Störungen und hemmen die geistige Entwicklung. Wenn Sie regelmäßig die Vorsorgetermine wahrnehmen, wird der Arzt feststellen, ob Ihr Kind Probleme mit dem Hören hat. Ab etwa dem fünften Lebensmonat sollte ein Kind den Kopf zu einer Geräuschquelle hin drehen, und ab zehn Monaten auf seinen Namen hören.

Wenn Sie sich nicht sicher sind, ob Ihr Kind gut hört, stellen Sie sich hinter Ihr Kind, so daß es Sie nicht sieht, und knistern mit Butterbrotpapier. Ihr Kind sollte sich daraufhin umdrehen und die Geräuschquelle suchen.

Hörstörungen sollten frühmöglichst erkannt und behandelt werden, denn ohne richtiges Hörvermögen kann ein Kind nicht richtig sprechen lernen. Wenn Ihnen Störungen in der Sprachentwicklung Ihres Kindes auffallen, muß sein Hörvermögen überprüft werden, bevor Ihr Kind eine logopädische Sprachtherapie beginnt. Hörprüfungen können schon beim Säugling durchgeführt werden.

HÄUFIGSTE SYMPTOME

- **Das Kind reagiert nicht auf Geräusche, wenn es die Geräuschquelle nicht sieht**

Soll Ihr Kind zum Arzt?

Schon beim geringsten Verdacht auf eine Hörstörung sollten Sie den Arzt um Rat fragen.

So hilft der Arzt

• Durch Hörtests stellt der Arzt fest, ob eine Schwerhörigkeit vorliegt. In diesem Fall wird er Ihr Kind zu einem Hals-Nasen-Ohren-Arzt überweisen, der – wenn nötig – Ihrem Kind ein Hörgerät anpaßt und eine Sprachtherapie verschreibt.

• Ist eine Ohrenentzündung oder ein chronischer Schnupfen die Ursache für die Hörstörung, bessert sich diese, sobald die Grundkrankheit behandelt ist.

• Manchmal wird Schwerhörigkeit durch eingedicktes Ohrenschmalz, das den Gehörgang verstopft, vorgetäuscht. Werden die Ohren Ihres Kindes vom Arzt ausgespült, hört es wieder gut.

So helfen Sie Ihrem Kind

• Achten Sie darauf, daß das Hörgerät regelmäßig vom Hörgeräteakustiker überprüft wird.

Zähne

> **Erste Hilfe bei Zahnschmerzen**
> Durch Karies, aber auch beim Durchtreten der bleibenden Zähne können heftige Zahnschmerzen auftreten. Gehen Sie auf jeden Fall mit Ihrem Kind zum Zahnarzt. Außerhalb der Sprechstunden lindern warme Umschläge auf die Backe quälenden Zahnschmerz. Was noch helfen kann: Eine Nelke lutschen lassen oder Viburcol®-Zäpfchen (oder Paracetamol-Saft) geben. Wenn Ihr Kind zusätzlich Fieber hat: Suchen Sie den Notzahnarzt auf!

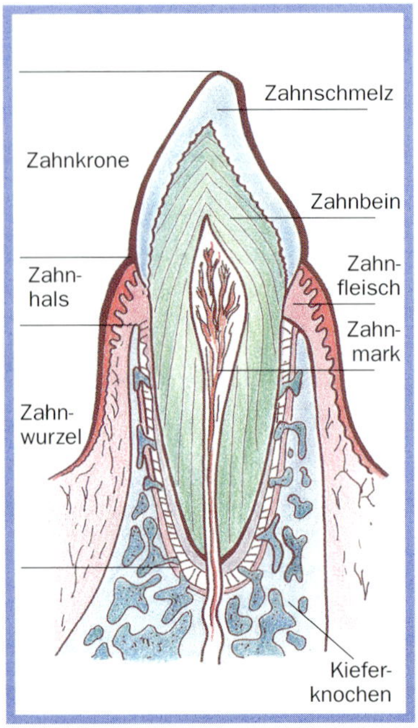

Ein Zahn ist aus Zahnkrone, dem sichtbaren Teil, und der fest im Zahnfleisch verankerten Zahnwurzel aufgebaut. Dazwischen liegt der vom Zahnfleisch bedeckte Zahnhals. Die Zahnkrone ist vom Zahnschmelz überzogen, der härtesten Substanz des Körpers. Unter dem Zahnschmelz liegt das Zahnbein (Dentin), das den größten Teil des Zahninneren ausfüllt und die Zahnwurzel bildet. Das Zahnbein umschließt das Zahnmark, das aus Nerven und Blutgefäßen besteht.

Bis zum dritten Lebensjahr hat ein Kind in der Regel seine 20 Milchzähne bekommen – zehn im Oberkiefer und zehn im Unterkiefer. Sie wachsen nicht alle auf einmal, sondern treten meist paarweise zu verschiedenen Zeitpunkten durch das Zahnfleisch. Ab dem fünften Lebensjahr verdrängen die bleibenden Zähne die Milchzähne, und mit etwa 14 Jahren fehlen nur noch die Weisheitszähne, die noch jahrelang auf sich warten lassen können.

Zahnspange oder nicht?

Sowohl die Milchzähne wie auch die bleibenden Zähne tanzen manchmal aus der Reihe: Sie können bis zu 90 Grad verdreht herauswachsen, oder die bleibenden Zähne kommen schon, obwohl die ersten noch nicht ausgefallen sind. Bei manchen Kindern ist der Kiefer zu klein oder der Gaumen zu eng, so daß Platzprobleme entstehen können.

Wenn Sie den Verdacht haben, daß die Stellung der Zähne Ihres Kindes unregelmäßig ist, suchen Sie den Kinderarzt oder einen kieferorthopädisch ausgebildeten Zahnarzt auf. Er wird Sie beraten, ob und wann eine Zahnregulierung notwendig wird. Fehlstellungen müssen nur bei bleibenden Zähnen behoben werden, also häufig erst ab dem 12. Lebensjahr, wenn bis dahin alle zweiten Zähne bis auf die Weisheitszähne herausgekommen sind.

Zahn verletzt – was tun?

Kinder, die laufen und klettern lernen, fallen oft hin – und manchmal aufs Gesicht. Dabei können Zähne ausgeschlagen werden, oder es brechen Stücke ab, oder die Zähne werden nur gelockert und stehen schief. Wird der Zahnnerv dabei verletzt, stirbt der Zahn ab und verfärbt sich grau. Diese »toten« Milchzähne oder auch angeschlagene Milchzähne sollten als »Platzhalter« sitzenbleiben. Ein ausgeschlagener Zahn kann nur selten wieder eingesetzt werden. Ist der Zahn ausgeschlagen, bringen Sie Ihr Kind zum Zahnarzt. Er wird entscheiden, ob ein Platzhalter-Zahn einzusetzen ist, damit sich der nachwachsende bleibende Zahn in den vorgesehenen Platz einschieben kann.

Zuckerkaries

Zuckerkaries entsteht, wenn die vom bakteriellen Zahnbelag (Plaque) gebildete Säure den Zahnschmelz angreift und zerstört. Der Prozeß kann so weit gehen, daß die Milchzähne nur noch als schwarze Stummel im Zahnfleisch stecken, das dann gleichzeitig eitrig entzündet ist. Schneidezähne und Eckzähne sind besonders häufig betroffen. Ist ein Milchzahn an Karies erkrankt, steckt er möglicherweise den nebenstehenden Zahn und vielleicht sogar den nachwachsenden zweiten Zahn an. Die Übeltäter dieser Karies sind zukkerhaltige Tees oder Säfte aus der Saugerflasche, an denen das Kind – zum Trost oder aus Lust – ständig nuckelt. Zucker vergärt mit Hilfe der Bakterien im Mund zu Säuren, die den Zahnschmelz angreifen. Besonders gefährlich: Wenn der Zucker lange im Mund bleibt und durch das Saugen regelrecht ins Zahnfleisch massiert wird.

An Karies erkrankte Milchzähne

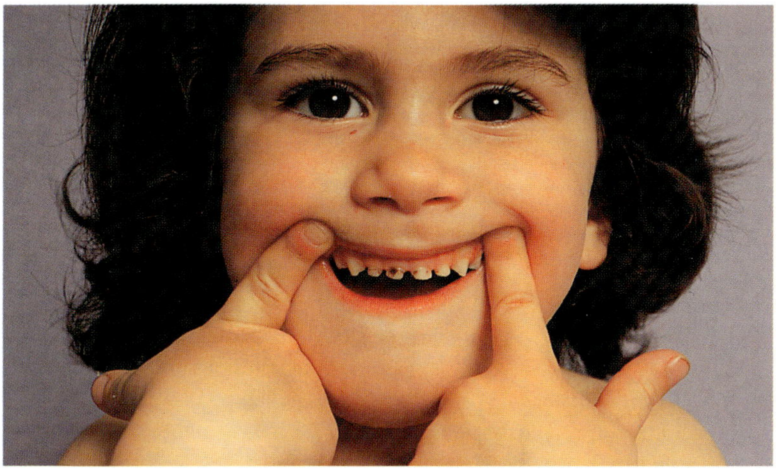

Soll Ihr Kind zum Arzt?

Regelmäßige Besuche beim Zahnarzt sind generell zu empfehlen – nur er kann beurteilen, ob sich die Zähne gesund entwickeln.

Was wird der Arzt tun?

Bei der Zuckerkaries wird der Zahnarzt versuchen, die Karies aufzuhalten, indem er die kariösen Stellen säubert und mit einem speziellen Lack versiegelt – was jedoch selten Erfolg verspricht.

So helfen Sie Ihrem Kind

- Geben Sie Ihrem Säugling vom ersten Monat an keine gesüßten Tees oder Säfte aus der Flasche. Auch auf Zusätze in die Milchflasche lieber verzichten! Wenn Sie Ihrem Baby Fruchtsaft geben wollen: nur frisch ausgepreßt und löffelweise füttern.
- Lassen Sie Ihr Kind Saft oder gesüßten Tee nur aus dem Glas trinken und verbannen Sie die Nuckelflasche! Zum Durstlöschen sind süße Tees und Säfte ohnehin nicht geeignet.
- Besonders risikoreich: Süße Zwischenmahlzeiten, wenn anschließend die Zähne nicht geputzt werden.
- Gewöhnen Sie Ihrem Kind frühzeitig an, sich regelmäßig nach allen Hauptmahlzeiten die Zähne zu putzen – dann schadet auch etwas Zucker den Zähnen nur wenig.
- Ohne diese Vorsorgemaßnahmen nützen alle gutgemeinten regelmäßigen Fluoridgaben nichts.

Magen und Darm

Unter Verdauung versteht man die mechanische und chemische Verarbeitung der durch den Mund aufgenommenen Nahrung, damit ihre Inhaltsstoffe ins Blut gelangen können. Nur so kann der Stoffwechsel aufrecht erhalten und der Energiebedarf des Organismus gedeckt werden

Die Verdauungsorgane Magen, Dünndarm, Dickdarm und Mastdarm gehören ebenso zu einem funktionierenden Verdauungssystem wie Mundhöhle, Zähne, Speiseröhre und die Verdauungsdrüsen Speicheldrüsen, Leber mit Galle und Gallenblase sowie Bauchspeicheldrüse. Alle zusammen sorgen für die Verdauung.

Zuerst zerkleinern die Zähne die groben Teile der Nahrung. Die Schneidezähne zerteilen und die Backenzähne zermahlen, was ihnen die Zunge immer wieder zuschiebt. Mit Hilfe des Speichels und seiner Enzyme entsteht ein gleitfähiger Brei, der portionsweise über die Speiseröhre in den Magen verschluckt wird.

Im Magen geht die chemische Verdauung weiter. Magensäure und Magensaft mit dem eiweißspaltenden Enzym Pepsinogen und dem fettverdauenden Enzym Lipase werden zugemischt. Die Salzsäure im Magensaft tötet mit der Nahrung eingedrungene Schadstoffe ab und treibt die Verdauung voran. Im Magen verweilt der Nahrungsbrei zwischen vier und zehn Stunden. Kohlenhydrate bleiben nur kurz, Fette dagegen sehr lange. Ist der Nahrungsbrei genügend verdaut, wird er mit wellenartigen Bewegungen der Magenwand durch den Magenpförtner (Pylorus) weitertransportiert.

Im anschließenden Zwölffingerdarm gelangen Galle aus der Leber und Pankreassaft aus der Bauchspeicheldrüse (Pankreas) dazu.

Die Passage durch den Dünndarm dient der weiteren Aufschließung der Nahrungsstoffe und der Aufnahme ihrer Spaltprodukte sowie der Vitamine und der Mineralstoffe ins Blut. Unverdaubare Nahrungsreste wandern in den Dickdarm, werden dort unter Mithilfe von Fäulnisbakterien vergärt und durch Wasserentzug eingedickt. Im Mastdarm werden die Reste gespeichert und portionsweise als Stuhl (Fäzes) durch den After ausgeschieden.

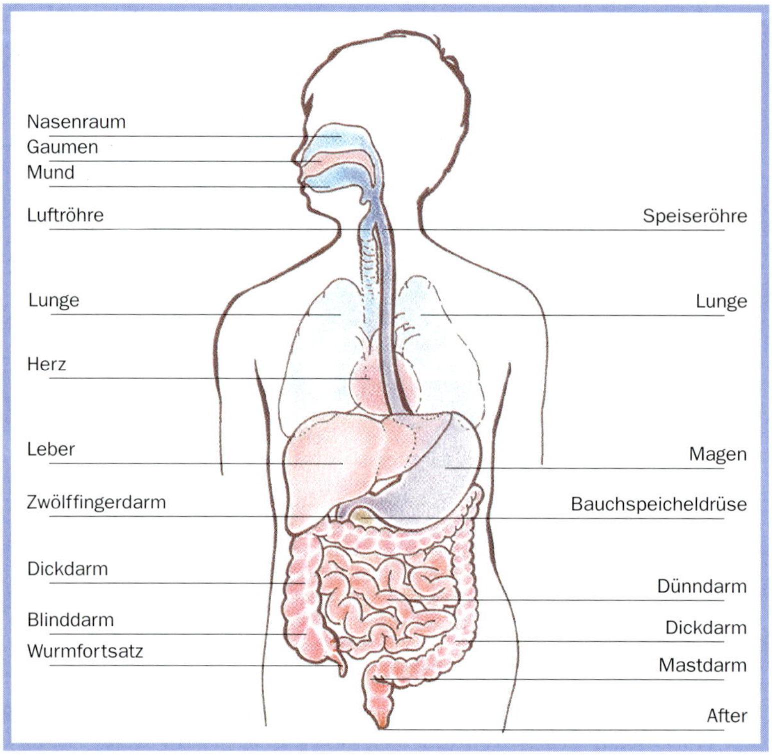

Blinddarmentzündung

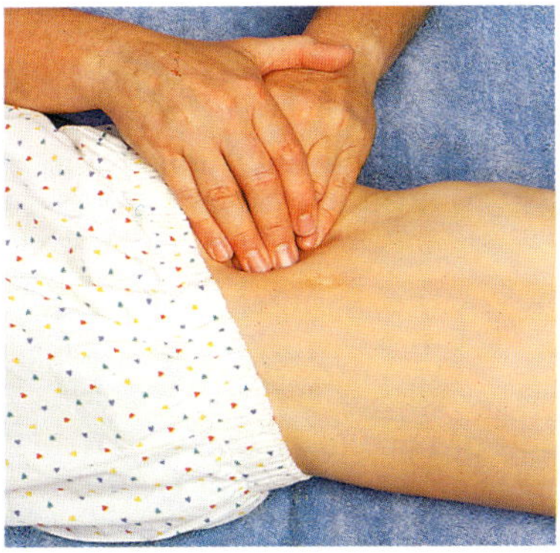

Ist der Blinddarm entzündet, spürt das Kind beim Abtasten einen typischen Schmerz

Die Blinddarmentzündung (Appendizitis) ist eine akute bakterielle Entzündung des Wurmfortsatzes am Blinddarm des Dickdarms, an der Jungen häufiger leiden als Mädchen. Obwohl eine Blinddarmentzündung in jedem Alter auftreten kann, erkranken 70 Prozent der Betroffenen zwischen dem 5. und dem 30. Lebensjahr mit einem Häufigkeitsgipfel bei den 10- bis 15jährigen.

Fast immer beginnt eine Blinddarmentzündung mit unregelmäßig wiederkehrenden Schmerzattacken im ganzen Bauchraum, oft auch im Oberbauch und in der Nabelgegend. Erst allmählich lokalisiert sich der Schmerz im rechten Unterbauch und bleibt beständig. Wenige Stunden später kommt es zum typischen »Loslaßschmerz« im rechten Unterbauch: vermehrte Schmerzen beim Eindrücken und Loslassen der Bauchdecke. Charakteristisch ist auch eine Schmerzsteigerung beim Hüpfen auf dem rechten Bein. Fieber, Durchfall oder Verstopfung, aber auch Erbrechen können dabei vorkommen und einen Magen-Darm-Katarrh vortäuschen.

HÄUFIGSTE SYMPTOME

- **Schmerzen im gesamten Bauchraum, besonders aber im rechten Unterbauch**
- **Bauchdeckenspannung**
- **Mäßig hohes Fieber bis 38,5 °C**
- **Übelkeit und Erbrechen, Verstopfung oder Durchfall**

Soll Ihr Kind zum Arzt?

Bei jedem akuten und unklaren Bauchschmerz, der länger als zwei Stunden dauert, sollten Sie an eine Blinddarmentzündung denken und einen Arzt zu Rate ziehen. Fahren Sie auch im Urlaub sofort in die nächstgelegene Klinik, vor allem, wenn es sich um ganz plötzliche, kolikartige Bauchschmerzen handelt und sich Ihr Kind spontan mit angezogenen Beinen auf die rechte Seite hinlegt.

So hilft der Arzt

Zur Sicherung der Diagnose wird Ihr Arzt das Fieber messen und das Blutbild des Kindes untersuchen. Findet er erhöhte Temperatur und erhöhte weiße Blutkörperchen, so bleibt als einzige Behandlung die operative Entfernung des entzündlichen Wurmfortsatzes. Bei komplikationslosem Verlauf wird Ihr Kind rund zehn Tage im Krankenhaus bleiben müssen.

So helfen Sie Ihrem Kind

- Ihr Kind muß nach dem Krankenhaus noch für mindestens eine Woche zu Hause – aber nicht im Bett – bleiben.
- Vermeiden Sie jede Anstrengung für Ihr Kind, lassen Sie es für etwa vier Wochen nichts Schweres heben. Mehrere Wochen sollte Ihr Kind keinen anstrengenden Sport betreiben.
- Leichte gymnastische Übungen zu Hause, die Sie mit dem Arzt absprechen, sind jedoch empfehlenswert.

Komplikationen

Ist der Schmerz nach einigen Stunden plötzlich weg und die Bauchdecke wieder weich, besteht der Verdacht auf einen akuten Bruch des Wurmfortsatzes. Eiter kann in die Bauchhöhle austreten und eine Bauchfellentzündung verursachen. Ihr Kind muß sofort notoperiert werden!

Darmeinstülpung

Die Darmeinstülpung (Invagination) entsteht infolge einer angeborenen abnormen Beweglichkeit des Darmes. Ein Teil des Darmes, in den meisten Fällen das letzte Stück des Dünndarms, schiebt sich in den nachfolgenden Darmabschnitt. Eine Darmeinstülpung kann ganz unerwartet bei ein- bis zweijährigen, sonst gesunden Kindern vorkommen.

Es treten akute Attacken von heftigsten, kolikartigen Bauchschmerzen mit Schreien, Erbrechen und Schocksymptomen (Blässe, kalter Schweiß und Unruhe) auf, die von Phasen völliger Unauffälligkeit unterbrochen sind. Das Kind wird apathisch, es verfällt zusehends. Darüber hinaus kann es zu Durchfall mit Blutbeimischung kommen. Meist kann der Arzt dann eine walzenförmige, feste Veränderung (Darmwalze) im rechten Unterbauch tasten.

Wichtig: Suchen Sie bei Verdacht auf eine Darmeinstülpung sofort einen Arzt (Notarzt) auf. Ohne entsprechende Behandlung führt diese Erkrankung innerhalb weniger Tage zum Tode.

HÄUFIGSTE SYMPTOME

- **Kolikartige Bauchschmerzen**
- **Durchfall mit blutigem Schleim**
- **Schocksymptome**
- **Symptomfreies Intervall**
- **Starkes Erbrechen**

Soll Ihr Kind zum Arzt?

Es handelt sich hierbei um einen Notfall. Das Kind gehört umgehend zum nächsten Arzt oder in eine Klinik, sonst tritt eine Darmschädigung ein.

So hilft der Arzt

• Der Arzt wird die Diagnose sichern und Ihr Kind umgehend ins Krankenhaus einweisen.
• Im Frühstadium wird versucht, den eingestülpten Darm durch einen Einlauf mit Röntgenkontrastmittel wieder zurückzubringen. Gelingt dies nicht, muß sofort operiert werden.

So helfen Sie Ihrem Kind

• In Fall einer Darmeinstülpung müssen Sie die Behandlung Ihres Kindes den Ärzten überlassen.
• Bleiben Sie (wenn möglich) bei Ihrem Kind im Krankenhaus.
• Kommt Ihr Kind wieder aus dem Krankenhaus, so sollten Sie es schonen – wie es grundsätzlich nach einem operativen Eingriff üblich ist. Geben Sie Ihrem Kind leichte Nahrung und sorgen Sie dafür, daß es sich körperlich nicht anstrengt. Vor allem darf es nichts Schweres heben.

Darmverschluß

Ist die normale Darmpassage durch ein Hindernis blockiert, handelt es sich um einen Darmverschluß (Ileus). Die Folge: Der Transport des Darminhaltes ist teils oder vollständig unterbrochen. Ein Darmverschluß kann mechanisch verursacht werden (Fremdkörper) sowie durch Darmverschlingung oder durch eine Lähmung (Paralyse) der Darmbewegung (Peristaltik) entstehen. Er kann in jedem Alter auftreten, aber auch angeboren sein. Die Zeichen eines Darmverschlusses entwickeln sich allmählich oder treten akut auf, je nachdem, in welchem Darmabschnitt sich das Hindernis befindet.

Beim mechanischen Verschluß reagiert der Darm mit verstärkter Bewegung (Mobilität), um das Hindernis zu überwinden. Eine schmerzhafte Auftreibung des Bauchraumes (Blähbauch) in Verbindung mit Erbrechen, Koliken und Verstopfung sind die Folge. Ferner kommt es zum Schocksyndrom mit kaltem Schweiß, Unruhe und fahler Blässe.

Die Ursache für einen Darmverschluß aufgrund einer Lähmung bei Kindern kann eine schwere Infektion sein. Durch entzündliche und giftige (toxische) Veränderungen kommt es zur Lähmung der Darmwand, und der Nahrungsbrei wird nicht weitertransportiert. Immer besteht beim Abhören des Bauchraums eine »Todesstille«. Der Bauch ist durch Gasbildung aufgetrieben. Es wird kein Stuhl ausgeschieden. Im Gegensatz zum Verschluß durch einen Fremdkörper treten Spontan- oder Druckschmerzen nur in abgeschwächter Form auf. Aber massives Erbrechen und schockähnliche Zustände können ebenso vorkommen. Letztlich kann der Dickdarminhalt (Kot) erbrochen werden.

HÄUFIGSTE SYMPTOME

- **Massives Erbrechen**
- **Kolikartige Bauchschmerzen**
- **Verstopfung**
- **Aufgetriebener Bauch**
- **Schwacher Puls**

Soll Ihr Kind zum Arzt?

Bringen Sie Ihr Kind bei jedem Verdacht auf einen Darmverschluß sofort zum Arzt (Notarzt!).

So hilft der Arzt

- Der Arzt wird die Diagnose bei jedem Verdacht auf einen Darmverschluß mit Ultraschalluntersuchungen und Röntgenaufnahmen absichern.
- Bestätigt sich die Diagnose, ist die sofortige Operation unerläßlich.

So helfen Sie Ihrem Kind

- Ist die notwendige Krankenhausbehandlung abgeschlossen, sollten Sie Ihr Kind in der Phase der Genesung weder seelisch noch körperlich belasten. Es braucht jetzt viel Ruhe.
- Sprechen Sie den Ernährungsplan Ihres Kindes für die Zeit nach der Operation mit dem behandelnden Arzt ab.

Magen und Darm

Gastritis, Magengeschwür, Zwölffingerdarmgeschwür

Die Ursache von Magen-Darm-Geschwüren ist letztlich noch nicht bekannt. Vieles spricht für eine vererbte Anfälligkeit zur Erkrankung. Auch seelische Konflikte, Angst, Streß und körperliche Überforderung sowie Bakterien (Helicobacter pylori) können Geschwüre im Magen-Darm-Bereich auslösen. Die Bakterien werden nach Nachweis durch einen klinischen Test mit Antibiotika behandelt

Ein Magen-Darm-Geschwür (Ulkus) tritt auch bei Kindern immer häufiger auf. Akute Geschwüre kommen sogar schon bei Neugeborenen und Säuglingen vor. Das chronische Ulkusleiden beginnt meist erst bei Schulkindern und Jugendlichen. Mädchen sind davon wesentlich seltener betroffen als Jungen. Charakteristisch ist, daß meist auch ein Elternteil an derselben Krankheit leidet.

Normalerweise sind der Magen und der obere Dünndarmabschnitt (Zwölffingerdarm) mit einer schützenden Schleimhaut ausgerüstet, die eine Barriere gegen den sauren Magensaft und die eiweißverdauenden Enzyme bildet.

Bei belastendem Streß oder wenn Ihr Kind sich seelisch stark erregt hat, können die äußerst sensiblen Magennerven die Schleimhaut zu verstärkter Magensaftbildung anregen. Der saure Magensaft beginnt die Schleimhaut und später die Magen- und Darmwand zu reizen und anzudauen (Selbstverdauung). In der Folge entsteht eine Magenschleimhautentzündung (Gastritis), auf deren Grundlage sich ein Magen- oder Zwölffingerdarmgeschwür entwickeln kann.

Bei Kleinkindern schwer zu erkennen

Die Symptome der Magenschleimhautentzündung, des Magen- und des Zwölffingerdarmgeschwürs sind gleich. Ein erkrankter Säugling oder ein Kleinkind kann nur durch ganz unspezifische Zeichen auf seine Krankheit hinweisen. Nahrungsverweigerung, Erbrechen, mangelhaftes Gedeihen, Schreiattacken nach dem Trinken und krampfartige Bauchschmerzen wie bei den Dreimonatskoliken (Seite 43) sind deutliche Anzeichen. Beim Säugling wird die Krankheit häufig erst durch Blut im Stuhl oder blutiges Erbrechen erkannt.

Kindergartenkinder klagen oft wochen- und monatelang über immer wiederkehrende unbestimmte Bauchschmerzen mit allgemeinem Krankheitsgefühl. Sie sind appetitlos und neigen zum Erbrechen, gelegentlich mit Blutbeimengungen. Erst ab dem sechsten bis siebten Lebensjahr sind Kinder in der Lage, genau anzugeben, wo es schmerzt. Sie spüren brennende, nagende Schmerzen in der Magengrube oder im Nabelbereich, sind schlecht gelaunt und haben häufig eine belegte Zunge.

Bei einem Zwölffingerdarmgeschwür ist es ganz typisch, daß der Schmerz nach dem Essen für zwei bis drei Stunden verschwindet. Dagegen verstärkt sich der Schmerz beim Magengeschwür durch die Nahrungsaufnahme. Mundgeruch, saures Aufstoßen und Völlegefühl sind weitere Anzeichen für ein Zwölffingerdarmgeschwür.

Magen und Darm

Gastritis, Magengeschwür, Zwölffingerdarmgeschwür

Komplikationen

Bricht Ihr Kind immer wieder Blut und sind die Stühle teerschwarz gefärbt, sind dies Anzeichen für einen ernsten Verlauf der Krankheit.

Soll Ihr Kind zum Arzt?

Wenn Ihr Kind länger als eine Woche morgens oder nach dem Essen über Bauchschmerzen klagt, sollten Sie vorsichtshalber einen Arzt aufsuchen. Wird Blut erbrochen oder Teerstuhl (geronnenes Blut im Stuhl) abgesetzt, gehört das Kind sofort ins Krankenhaus.

So hilft der Arzt

- Der Arzt wird zur Sicherung der Diagnose ein Blutbild machen und Stuhluntersuchungen auf Blut veranlassen.
- Selbst bei Säuglingen kann eine Magenspiegelung notwendig werden. Dabei wird der behandelnde Arzt mit Hilfe eines Endoskops das Mageninnere Ihres Kindes ausleuchten.

HÄUFIGSTE SYMPTOME

- **Krampfartige, stechende, drückende oder brennende Oberbauchbeschwerden beim oder nach dem Essen, aber auch vor dem Essen, während der Nacht oder am frühen Morgen (Nüchternschmerz)**
- **Übelkeit**
- **Erbrechen**
- **Appetitlosigkeit**
- **Schlechte Laune**

So helfen Sie Ihrem Kind

- Im akuten Zustand sollten Sie Ihr Kind bis zu drei Wochen im Bett halten, auf alle Fälle aber bis zum Abklingen der Schmerzen (mindestens acht Tage).
- Eine spezielle Diät ist nicht notwendig. Häufige und kleine Mahlzeiten sind am besten verträglich. Sie sollten aber ganz auf solche Nahrungsmittel verzichten, die Ihr Kind schon immer schlecht vertragen hat.
- Wichtig ist, daß Ihr Kind in der Genesungsphase Ruhe hat und nicht überfordert wird. Angstzustände und psychische Überreaktionen bei Kindern über zehn Jahren lassen sich mit autogenem Training behandeln. Eventuell müssen aber schwerwiegende psychische Probleme im Rahmen einer Familientherapie aufgearbeitet werden.
- Homöopathische Hilfen: Nux vomica D4 und Arsenicum album D6, vor und nach dem Essen je 5 Globuli. Bei starkem Magendrücken kommen verschiedene Medikamente in Betracht, die allerdings nur vom homöopathisch ausgebildeten Arzt ausgesucht werden können. Wenn sich Ihr Kind vor Schmerzen krümmt, hilft homöopathisch Magnesium D4. Bei Schmerzen, die sich durch Strecken des Körpers bessern, verspricht Belladonna D30 oder Mandragora D4 (dreimal täglich 5 Globuli) Hilfe.

Leistenbruch

Die Bauchwand hat einige schwache Stellen, an denen sogenannte Brüche entstehen können: Vor allem die Leiste, wo durch natürliche Bauchdeckenlücken Blutgefäße, Nerven, Bänder und Samenstränge in den Oberschenkel beziehungsweise zu den Genitalien laufen. Diese Lücken lassen sich bei 60 Prozent aller Einjährigen nachweisen. Ein Bruch (Hernie) liegt dann vor, wenn bewegliche Gewebeteile der Bauchhöhle (Bauchfell und Darmschlingen) durch die Lücken austreten. Weitere Bruchpforten liegen vor allem im Nabelring und Zwerchfellbereich.

Leistenbrüche sind die wichtigsten und häufigsten Brucharten im Säuglingsalter. Sie treten bei einem Prozent aller Kinder auf und sind bei Buben neunmal häufiger als bei Mädchen. Nicht selten besteht eine familiäre Veranlagung für Leistenbrüche. In zwei Drittel der Fälle werden Leistenbrüche in den ersten drei Lebensmonaten erkennbar. Sie sind in der Leistenbeuge deutlich als Vorwölbung zu sehen und gut zu fühlen. Sie können einseitig und beidseitig auftreten. Die Schwellungen (Bruchsäcke) in der Leiste werden ganz deutlich beim Pressen der Bauchmuskulatur: Wenn das Kind nießt, hustet, schreit oder Stuhlgang hat.

Ein normaler Leistenbruch verursacht meist weder Schmerzen noch Unwohlsein. Die notwendige Operation kann in Ruhe geplant werden. Wenn allerdings Eingeweideteile in der Bruchpforte eingeklemmt sind, entstehen starke Schmerzen, Übelkeit und Erbrechen. Ein solcher eingeklemmter Bruch muß sofort operiert werden (Notoperation!).

HÄUFIGSTE SYMPTOME

- **Weiche Wölbung in der Leistengegend**
- **Leibschmerzen**

Bei eingeklemmtem Bruch zusätzlich

- **Erbrechen**
- **Stuhlverhaltung**
- **Kreislaufschwäche**

So helfen Sie Ihrem Kind

• Gehen Sie rechtzeitig zum Arzt und lassen Sie Ihr Kind operieren. Von allein bessert sich kein Leistenbruch.

• Wenn Ihr Kind ins Krankenhaus muß, können Sie ihm den Aufenthalt durch liebevolle Zuwendung erleichtern.

Soll Ihr Kind zum Arzt?

Da es sich bei sichtbaren Schwellungen im Leistenbereich nicht immer eindeutig um einen Leistenbruch handelt, sondern eventuell um Lymphknoten oder einen Leistenhoden, müssen Sie Ihr Kind bei Verdacht auf Leistenbruch zum Arzt bringen.

So hilft der Arzt

• Ein Leistenbruch muß immer operiert werden. Solange keine Eingeweideteile eingeklemmt sind, kann die Operation in Ruhe geplant werden.

• Bei eingeklemmtem Bruch muß eine Notoperation durchgeführt werden.

• Eine geplante Leistenbruchoperation kann ambulant in der Klinik oder vom Kinderchirurgen in seiner Praxis vorgenommen werden.

Magen-Darm-Katarrh

Der Magen-Darm-Katarrh (Gastroenteritis) ist eine Erkrankung, die durch Bakterien oder Viren hervorgerufen wird. In 60 Prozent der Fälle sind die Erreger Rotaviren, zu 20 Prozent sind es Bakterien wie Salmonellen (häufigste Erreger bei Lebensmittelvergiftungen), Shigellen (Erreger der Ruhr) oder Koli-Bakterien. Die restlichen 20 Prozent der Krankheitserreger verteilen sich auf Mikroorganismen, zum Beispiel Lamblien und Amöben oder Pilze, wie Hefepilze (Soor) und Schimmelpilze. Die Erreger gelangen meist durch verdorbene Lebensmittel in den Körper.

Der Magen-Darm-Katarrh tritt in zwei Formen auf: Als Darmentzündung mit kolikartigen Leibschmerzen und schleimig-blutigen Durchfällen, aber ohne Erbrechen, oder mit Magen- und Darmbeschwerden wie Durchfall und Brechen. In beiden Fällen kann leichtes bis hohes Fieber auftreten. Die Symptome setzen sehr plötzlich ein: So kann Ihr Kind nach einer Mahlzeit auf einmal unter Übelkeit und Erbrechen leiden. Die Schwere der Erkrankung hängt vom Ausmaß des Wasserverlustes und dem damit verbundenen Verlust an lebenswichtigen Salzen (Elektrolyten) zusammen. Je jünger Ihr Kind ist, desto schneller kann der Flüssigkeitsverlust zur Austrocknung des Körpers führen und lebensgefährlich werden.

HÄUFIGSTE SYMPTOME

- **Magen- und Darmbeschwerden**
- **Durchfall und eventuell Erbrechen**
- **Kolikartige Bauchschmerzen**
- **Leichtes bis hohes Fieber**

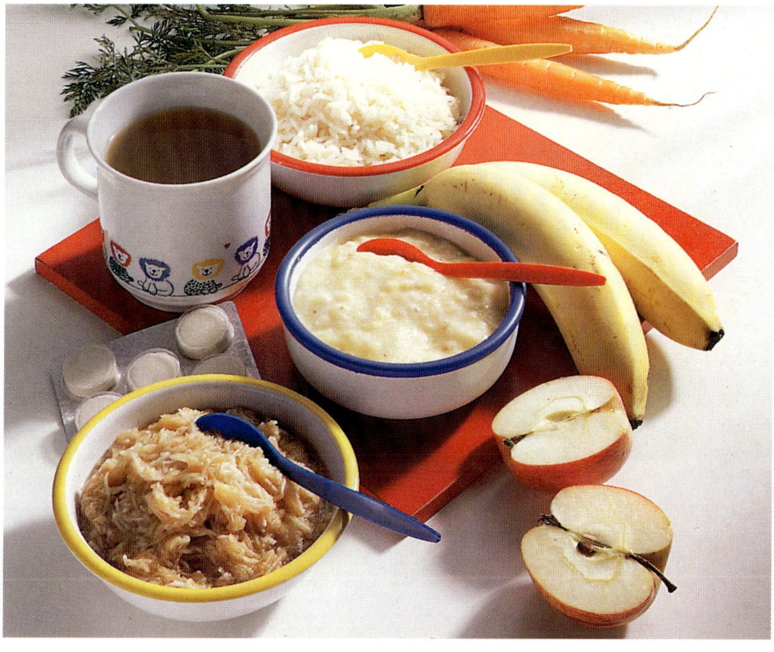

Wenn es Ihrem Kind nach einem Magen-Darm-Katarrh wieder etwas besser geht, geben Sie ihm leicht verdauliche, fettarme und zuckerfreie Kost – damit es keinen Rückfall gibt

Magen-Darm-Katarrh

Vorbeugung: Vermeiden Sie verdorbene und überalterte, zu schnell aufgetaute oder nicht durchgebratene Lebensmittel. Geflügel, Eis – insbesondere Softeis –, Cremes und Mayonnaisen sind salmonellengefährdet. Ungewaschenes Obst und Salate bringen häufig Durchfallerreger mit. Der beste Schutz vor dem gefährlichen Durchfall, der durch Ehec-Bakterien übertragen wird: Nur pasteurisierte Milch trinken – keine Rohmilch oder ungekochte Milch direkt vom Bauern. Rindfleisch vor dem Verzehr immer gut durchbraten.

Leidet Ihr Kind an schwerem und blutigem Durchfall, könnten – neben Salmonellen – sogenannte enterohämorrhagische Escherichia coli- (Ehec-) Bakterien die Ursache sein, die über rohe Kuhmilch und rohes Rindfleisch sowie von bereits Erkrankten übertragen werden. Bei etwa jedem zweiten Betroffenen drohen schwere Komplikationen wie Darmblutungen und Nierenversagen.

Soll Ihr Kind zum Arzt?

Gehen Sie zum Arzt, wenn Ihr Säugling länger als sechs Stunden bricht und/oder Durchfall hat. Bei größeren Kindern warten Sie nicht länger als 12 Stunden mit dem Arztbesuch, außer wenn sich der Zustand Ihres Kindes bessert.

Wichtig: Selbst wenn Ihr Kind ausschließlich unter Durchfall mit Bauchkrämpfen leidet, müssen Sie auch an eine Blinddarmentzündung (Seite 87) denken. Sogar ein akuter Schub von Morbus Crohn (Seite 189) ist nicht ausgeschlossen.

So hilft der Arzt

- Der Arzt sichert die Diagnose.
- Zum Ausgleich des Wasserverlustes verordnet er eine ausreichende Zufuhr von Flüssigkeit (Rehydrierung). Bei unstillbarem Erbrechen wird der Arzt die Wasserzufuhr durch eine Infusion über die Blutbahn durchführen.
- Um den Brechreiz zu stoppen, verordnet der Arzt Zäpfchen oder Tropfen.
- Er wird Ihrem Kind eine Magen und Darm schonende Diät verordnen.

So helfen Sie Ihrem Kind

- Zum Ausgleich des Wasserverlustes eignen sich besonders gut Elektrolytkonzentrationen in Pulverform aus der Apotheke oder selbstgemachter Orangentee (Seite 205), Kräutertee (Seite 204), salzhaltiges Mineralwasser und fettfreie, salzige Fleisch- oder Gemüsebrühe.
- Gegen den Durchfall können Sie in Tee aufgelöste Kohletabletten geben.
- Als fett- und zuckerfreie Diät geben Sie Salzletten, Grissini, Knäckebrot, Zwieback oder ein bis zwei Tage alte Laugenbrezeln.
- Wird der Stuhl fester und seltener, dürfen Sie Ihrem Kind für weitere drei Tage Salzkartoffeln, Reis, Nudeln und geriebene Äpfel mit zerdrückter Banane geben. Nach drei Tagen sollte der Gesundheitszustand Ihres Kindes wieder in Ordnung sein.
- Säuglinge bekommen handelsübliche Heilnahrung aus der Apotheke.

Nabelkolik

Kolik ist ein krampfartig wiederkehrender Bauchschmerz, der in jedem Alter auftreten und viele Ursachen haben kann.

Die Säuglings-Kolik, auch als Dreimonatskolik (Seite 43) bekannt, tritt in den ersten drei bis vier Lebensmonaten auf. Unter einer Nabelkolik versteht man immer wieder auftretendes mehr oder weniger heftiges Bauchweh, das in der Nabelgegend angegeben wird und vor allem zwischen dem 4. und 12. Lebensjahr auftritt. Oftmals ist eine Kolik psychischer Natur und durch das sehr empfindliche vegetative Nervensystem gesteuert. Betroffen sind besonders sensible und ehrgeizige Kinder – vor allem Mädchen –, die sich gern selbst überfordern und schnell aufregen. Sie sind bläßlich, erbrechen leicht und neigen besonders an Händen und Füßen zum Schwitzen. Häufig können sie beängstigende oder auch freudige Ereignisse seelisch nicht richtig verarbeiten, und die aufgestaute psychische Spannung löst die Bauchschmerzen aus.

Aus heiterem Himmel klagen die Kinder über anfallsartige Bauchschmerzen im Nabelbereich oder im Oberbauch und krümmen sich vor Schmerz nach vorn. Der Bauch bleibt dabei weich. Die Schmerzattacken hören meist nach wenigen Minuten so plötzlich auf, wie sie begonnen haben, können aber auch bis zu zwei Stunden anhalten. Manche Kinder bekommen mehrmals täglich Nabelkoliken.

HÄUFIGSTE SYMPTOME

- **Anfallsartige Schmerzen im Oberbauch oder Nabelbereich**
- **Weicher Bauch**
- **Seelische Anspannung**

So helfen Sie Ihrem Kind

• Massieren Sie den Bauch Ihres Kindes mit der warmen Hand.

• Feuchtwarme Wickel und Kompressen (Seite 200) lindern die Bauchschmerzen. Achtung: Bei einer Blinddarmentzündung verschlimmern warme Wickel die Beschwerden!

• Hömöopathisch helfen: bei sehr nervösen Kindern Chamomilla D30, 1 Tablette zu Beginn der Kolik; bei gleichzeitiger Übelkeit kann man Nux vomica D4 (1 Tablette) dazu geben. Ist das Kind benommen: Tabacum D30 (1 Tablette). Bei heftigsten Schmerzen geben Sie Colocynthis D6 (1 Tablette) dazu.

• Wenden Sie sich Ihrem Kind besonders liebevoll zu. Versuchen Sie, Konflikte zu klären.

• Lassen Sie sich vom Arzt beraten, ob eine psychologische Betreuung Ihrem Kind helfen kann, mit Konfliktsituationen besser umzugehen.

Soll Ihr Kind zum Arzt?

Sie sollten immer einen Arzt zu Rate ziehen, damit ernsthafte Erkrankungen (Blinddarmentzündung!) ausgeschlossen werden können.

So hilft der Arzt

• Der Arzt untersucht Ihr Kind gründlich, um organische Ursachen für die Bauchschmerzen auszuschließen.

• Er wird Sie über Ihr Kind und sein Umfeld befragen, um mögliche Konfliktsituationen aufzuspüren.

Verstopfung

Wenn ein Kind nur selten Stuhlgang hat, muß es nicht unbedingt an Verstopfung leiden. Auch bei Kindern sind die Stuhlgewohnheiten ganz individuell, dreimal am Tag kann genauso normal sein wie zweimal die Woche. Erst wenn ein Kind (nicht der vollgestillte Säugling, der fünfmal am Tag oder auch nur alle zehn Tage Stuhlgang haben kann) länger als vier Tage nicht »muß« oder der Kot so hart und fest ist, daß es das Kind schmerzt, ihn herauszudrücken, spricht man von Verstopfung.

Meist ist falsche Ernährung die Ursache. Zuwenig Ballaststoffe, zuviel Schokolade, zuwenig Flüssigkeit lassen den Stuhl hart werden. Schmerzt der Kotabsatz, hat der harte Kot kleine schmerzhafte Einrisse (Fissuren) am After verursacht. Das Kind bekommt Angst vor dem nächsten Gang aufs Klo und unterdrückt den Stuhldrang. Letztendlich wird der Dickdarm überdehnt und lahmgelegt, der Reflex für die Stuhlentleerung geht verloren, der Stuhl wird nur noch unwillkürlich abgesetzt und der After ist ständig verschmiert, da weicher Kot an dem harten Kotballen im Dickdarm vorbeifließt. Chronisch verstopfte Kinder haben eine tastbare Kotwalze im linken Unterbauch und einen aufgetriebenen Bauch.

HÄUFIGSTE SYMPTOME

- **Seltener, harter, trockener Stuhl**
- **Schmerzen beim Stuhlgang**
- **Bauchkrämpfe**
- **Appetitverlust**

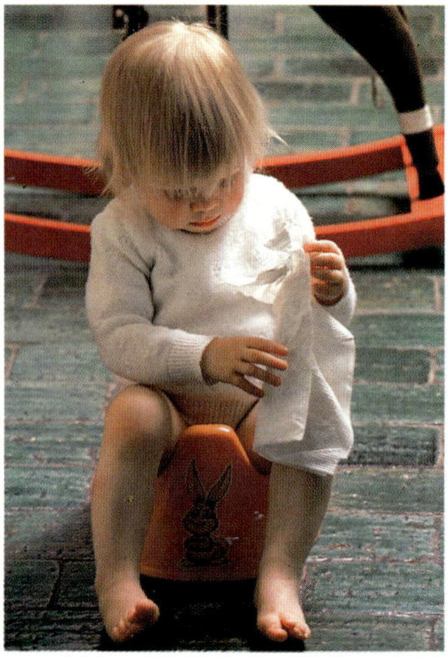

Feste »Sitzungszeiten« helfen – solange daraus kein Zwang wird

So helfen Sie Ihrem Kind

- Bei akuter Verstopfung genügt meist ein Klistier oder ein Glycerinzäpfchen.
- Bei chronischer Verstopfung müssen Sie Ihrem Kind über fünf bis acht Wochen ein ärztlich verordnetes Abführmittel geben. Erst wenn sich der Stuhlgang normalisiert, kann ballaststoffreiche Nahrung wie Rohkost, Gemüse und Vollkornprodukte sowie viel Flüssigkeit die Behandlung mit Abführmitteln ersetzen.
- Dem verstopften Säugling sollten Sie zwischen den Stillmahlzeiten viel zu trinken geben (Tee, Wasser).

Soll Ihr Kind zum Arzt?

Wenn Sie glauben, daß Ihr Kind an Verstopfung leidet, lassen Sie sich vom Arzt beraten.

So hilft der Arzt

- Der Arzt wird Ihr Kind genau untersuchen: den Bauch abtasten, den Enddarm austasten, eine Ultraschalluntersuchung machen.
- Eine Kontrastmitteldarstellung des Darmes kann notwendig werden, um organische Ursachen auszuschließen.
- Ist eine psychische Störung Grund für die Verstopfung, wird er Sie beraten und Ihnen ein Verhaltenstraining und die notwendigen Hausmittel für weichen Stuhl empfehlen. Vielleicht empfiehlt Ihr Arzt auch eine Psychotherapie.

Wurmerkrankungen

Wurmerkrankungen bei Kindern oder Jugendlichen werden am häufigsten durch Madenwürmer, aber auch durch Spulwürmer und Bandwürmer ausgelöst. Die Würmer kann sich Ihr Kind durch Lebensmittel, im Sandkasten oder bei Tieren holen. Wurmeier gelangen über den Mund in Magen und Darm und entwickeln sich im Körper zu Würmern. Madenwurmweibchen kriechen nachts aus dem Darm heraus und legen ihre mikroskopisch kleinen Eier um den After herum ab. Das führt zu Juckreiz, und durch Kratzen gelangen die Eier unter die Fingernägel und über den Mund wieder in den Darm (Selbstinfektion). Dieser Kreislauf dauert bis zu zwei Monaten, deshalb müssen Kinder mit Wurmerkrankungen häufig zwei- bis dreimal nachbehandelt werden.

Madenwürmer sieht man im Stuhl wie ein bis zwei Millimeter lange abgeschnittene weiße Bindfadenstücke, die sich bewegen. Spulwürmer sehen wie Regenwürmer aus. Von Bandwürmern finden Sie im Stuhlgang Ihres Kindes Wurmglieder von fünf bis zehn Millimetern, die wie Nudelstücke aussehen.

Kinder mit Wurmbefall sind müde und schlapp. Sie haben häufig Ringe unter den Augen und gedeihen schlecht. Kinder mit Madenwürmern leiden nachts unter starkem Jucken am After. Kinder mit Spulwürmern neigen eher zu Bauchweh bis hin zur Kolik, haben Blähungen und unerklärlichen Durchfall. Bei Bandwürmern haben die Kinder unklare Bauchbeschwerden, Heißhunger oder Appetitlosigkeit und nehmen deutlich ab.

HÄUFIGSTE SYMPTOME

- **Juckreiz in der Afterregion**
- **Lebende Würmer oder Wurmteile im Stuhl**
- **Kolikartige Leibschmerzen**
- **Erbrechen**
- **Augenringe**
- **Müdigkeit**
- **Gewichtsstillstand oder -abnahme**

So helfen Sie Ihrem Kind

- Bitte beachten Sie immer die Packungsbeilagen der Wurmmittel und halten Sie sich an die empfohlenen hygienischen Maßnahmen wie Wäschewechsel nach der Behandlung. Nachts sollte Ihr Kind in der Behandlungszeit eine engsitzende Badehose tragen, um das Kratzen zu verhindern.
- Da Wurmeier unter den Fingern Ihres Kindes haften könnten, besteht die Gefahr, daß Spielsachen, Kleidungsstücke, Nahrungsmittel verunreinigt werden. Waschen Sie diese Dinge gründlich mit heißem Wasser und Spülmittel, sonst können die Krankheitserreger auch auf andere Menschen übertragen werden.
- Schneiden Sie die Fingernägel Ihres Kindes ganz kurz.
- Geben Sie Ihrem Kind eine Woche lang morgens nüchtern eine Tasse Sauerkrautsaft oder 100 Gramm rohes Sauerkraut.
- Zusätzliche homöopathische Behandlung bei Madenwürmern: Cina D4, Abrotanum D3 und Spigelia D4 – dreimal täglich 5 Globuli für zwei Wochen. Bei Spulwürmern: Teucrium marum D2, bei Bandwürmern: Natrium sulfuricum D12 und Crotalus D12.

Soll Ihr Kind zum Arzt?

Die Behandlung gehört immer in die Hände eines Arztes. Bei Madenwurmbefall sollte sich am besten gleich die ganze Familie untersuchen lassen.

So hilft der Arzt

Er verschreibt Ihrem Kind Wurmmittel zum Einnehmen. Moderne Medikamente töten die Würmer ab, schaden aber dem Körper des Kindes nicht.

Herz, Blut und Kreislauf

Der Mensch benötigt zum Leben energiereiche Nahrungsmittel wie Eiweiß, Fett und Kohlenhydrate, woraus der Organismus mittels Sauerstoff die für alle Lebensvorgänge notwendige Energie gewinnt. Dabei entstehen Wasser, das energiearme Kohlendioxid und verschiedene Abfallprodukte, die der Körper mit dem Harn, dem Stuhl und der Atemluft wieder ausscheidet. Die energiereichen Stoffe werden durch das Blut zu den Körperzellen transportiert, wo der Stoffwechsel stattfindet. Das Herz pumpt mit seiner linken Kammer sauerstoffreiches Blut durch die arteriellen Blutgefäße zu den dünnsten Haargefäßen (Kapillaren). In den Kapillaren wird der Sauerstoff an die Gewebezellen abgegeben. Das dann sauerstoffarme Blut nimmt das beim Zellstoffwechsel entstehende Kohlendioxid auf und transportiert es in den Blutadern (Venen) zum rechten Vorhof des Herzens zurück (großer Kreislauf). Von hier fließt es in die rechte Herzkammer, wo der kleine Körperkreislauf beginnt: Das rechte Herz pumpt das kohlendioxidangereicherte Blut in die Lunge. Dort wird das Kohlendioxid über die Lungenbläschen abgeatmet und so aus dem Körper entfernt. Der mit dem Einatmen in die Lunge gelangte Luftsauerstoff tritt durch die Wand der Lungenbläschen ins Blut über und heftet sich an die roten Blutkörperchen. Dadurch wird aus dem dunkleren Venenblut das hellrote sauerstoffhaltige arterielle Blut.

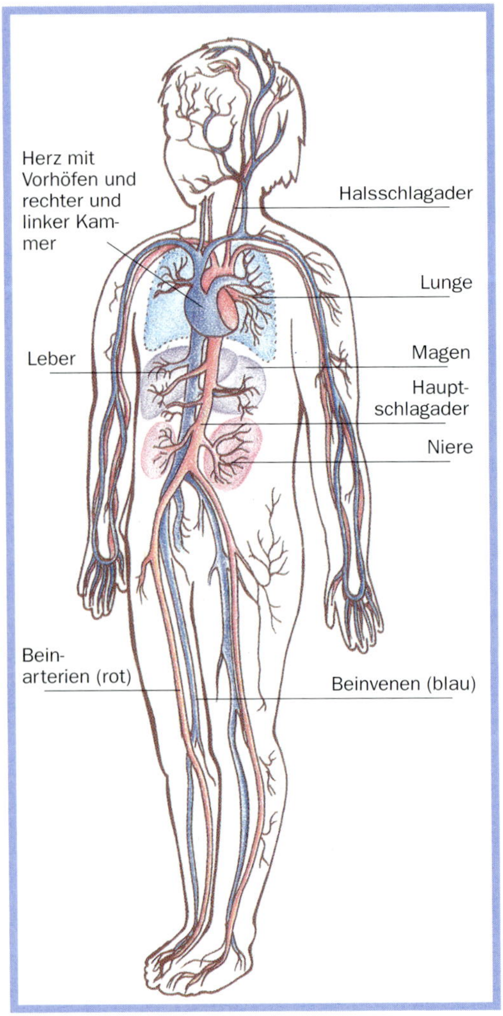

Das Blut erfüllt aber noch weitere Aufgaben: Neben den roten Blutkörperchen, den Erythrozyten, sind im Blut weiße Blutkörperchen, die Leukozyten und Lymphozyten. Die Lymphozyten gehören zum körpereigenen Abwehrsystem, sie »patrouillieren« durch Lymphknoten, Lymphwege und das Gefäßsystem und spüren Krankheitserreger auf und bekämpfen sie.

Ist in diesem komplizierten System von Herz, Blut und Lymphgefäßen ein Organ nicht voll funktionsfähig, kann es zur Erkrankung kommen. Fehlt beispielsweise dem Herzmuskel die Pumpkraft für die lebensnotwendige Durchblutung des Körpers oder sind Löcher in der Trennwand der Herzhälften oder schließen die Herzklappen nicht richtig, staut sich das Blut in den vorgelagerten Organen (Leber und Lunge). Dadurch wird die Sauerstoffversorgung des kindlichen Körpers gestört. Die Herzfehler bei Kindern (Seite 100) sind meist angeboren.

Anämie

Anämie ist ein Mangel an roten Blutkörperchen (Erythrozyten) und/oder an rotem Blutfarbstoff (Hämoglobin). Das Hämoglobin transportiert den lebenswichtigen Sauerstoff und verleiht den roten Blutkörperchen ihre Färbung. Die Anämie beim Kind kann durch einen Blutverlust bei Verletzungen oder durch ererbte Blutgerinnungsstörungen (Hämophilie) entstehen. Andere Ursachen können sein: Die ungenügende Produktion von roten Blutkörperchen im Knochenmark oder die verkürzte Lebenszeit der Erythrozyten bei den sogenannten hämolytischen Anämien, von denen es viele Formen gibt. Bei der im Kindesalter häufigsten Anämie, der Eisenmangelanämie, ist der Aufbau des Hämoglobins durch einen Mangel an Eisen im Blut gestört.

Charakteristisch für eine Anämie ist die blasse Haut des Kindes, insbesondere unter den Fingernägeln, an den Lippen und an der Bindehaut der Augen. Kommen Müdigkeit, Konzentrationsschwäche, Schlappheit und Appetitlosigkeit hinzu, sollten Sie den Arzt aufsuchen. Nur das Blutbild kann eine Anämie aufdecken!

Wichtig: Viele Kinder, die blaß aussehen und müde wirken, sind nicht blutarm. Sie haben nur eine angeborene dicke Oberhaut, durch die die Blutgefäße nicht durchschimmern.

HÄUFIGSTE SYMPTOME

- **Blasse Lippen und Nägel, blasse Augenbindehaut**
- **Müdigkeit**
- **Atemnot bei Anstrengung**

Soll Ihr Kind zum Arzt?
Bei Verdacht auf Anämie müssen Sie immer mit Ihrem Kind zum Arzt. Denn die Anämie kann auch nur Symptom für eine andere Erkrankung sein.

So helfen Sie Ihrem Kind
• Geben Sie Ihrem Kind eisenhaltige Nahrungsmittel. Besonders geeignet sind Fleisch, Innereien und Eigelb. Dunkelgrüne Blattgemüse und Nüsse enthalten ebenfalls viel Eisen.
• Vitamin C fördert die Aufnahme von Eisen, daher jeden Tag Obst oder frischgepreßten Orangensaft geben.

So hilft der Arzt
• Über das Blutbild kann der Arzt feststellen, ob Ihr Kind anämisch ist. Eventuell folgt eine genauere Untersuchung im Krankenhaus.
• Falls die Anämie durch Eisenmangel verursacht wird, verordnet der Arzt Eisengaben in Form von Tropfen, Säften oder Tabletten.
• Bei Frühgeburten und voll gestillten Kindern kann durch eine vorsorgliche Gabe von Eisentropfen der Eisenmangelanämie vorgebeugt werden.

Herzfehler

Die häufigsten Herzfehler im Kindesalter sind angeborene Herzfehler. Meist ist es ein mangelhafter Verschluß der Herzscheidewand (Septumdefekt). Weitere Störungen in der Herzentwicklung können fehlerhafte Herzklappen oder falsche Anschlüsse der herznahen Blutgefäße sein. Bei einem Herzfehler zeigt das Kind im Vergleich zu Gleichaltrigen eine allgemeine Leistungschwäche. Der Arzt erkennt einen Verdacht sofort beim Abhören des Herzens. Die normalen Herztöne, die Herzschläge, sind nicht mehr rein, es treten typische Geräusche auf. Spezialuntersuchungen wie EKG, ECHO-KG, Herzschall-, Ultraschall- und Röntgenuntersuchungen müssen dann beim Kind durchgeführt werden. Eventuell wird über die Blutgefäße eine Sonde (Herzkatheter) zum Herzen geführt, um die Sauerstoff- und Kohlendioxidkonzentration in den einzelnen Herzkammern zu bestimmen.

Viele Herzfehler können heute operativ korrigiert werden, doch nicht jeder Defekt am Herzen muß operiert werden. In vielen Fällen bilden sich Septumdefekte von selbst zurück.

Soll Ihr Kind zum Arzt?

Bei Verdacht auf einen Herzfehler muß Ihr Kind sofort in ärztliche Behandlung.

So hilft der Arzt

• Er wird das Herz abhören und – sofern erforderlich – weitere Untersuchungen veranlassen. Jedes dritte Kind hat ein Strömungsgeräusch am Herzen, das mit einer Herzerkrankung nichts zu tun hat und nicht behandelt werden muß. Man spricht dann von einem akzidentellen Herzgeräusch (Systolikum).

• Befindet sich ein kleines Loch im Muskel zwischen der linken und rechten Herzkammer (Ventrikelseptumdefekt), wird der Arzt Ihr Kind in den ersten Lebensjahren regelmäßig untersuchen. Normalerweise werden durch das Herzwachstum diese Löcher kleiner und beeinträchtigen die Herzfunktion nicht mehr.

• Bei der »Blausucht«, den zyanotischen Herzfehlern, fällt dem Arzt sofort die lila-bläuliche Verfärbung der Lippen, Finger und Zehen auf. Bei diesen Herzfehlern wird der Körper nicht genügend mit Sauerstoff versorgt. Das Kind ist dadurch körperlich nicht leistungfähig. Eine operative Korrektur dieser Herzfehler ist nötig.

• Herzklappenfehler, eine Störung der Ventilklappen, die die Richtung des Blutkreislaufs regulieren, müssen nicht immer operiert werden. Nur – Ihr Kind darf keinen Leistungssport betreiben.

Vorsicht: Myokarditis

Hat Ihr Kind einen Herzfehler, so ist sein Herz verstärkt gefährdet, bei Infektionen mitzuerkranken. Bakterien oder Viren können alle Teile des Herzens wie den Herzmuskel (Myokarditis, lebensgefährlich!), den Herzbeutel (Perikarditis) oder die Innenwände der Herzkammern (Endokarditis) befallen. Schon ein kleiner Eiterherd, zum Beispiel an den Zähnen, reicht aus. Am häufigsten gelangen Streptokokken nach einer eitrigen Mandelentzündung in die Blutbahn und zum Herz.

HÄUFIGSTE SYMPTOME

- **Auffallende Müdigkeit**
- **Mangelhafte körperliche Belastbarkeit. Häufige Pausen beim Spielen**
- **Blauverfärbungen der Lippen, Finger und Zehen**

So helfen Sie Ihrem Kind

Weisen Sie den Arzt auch bei einer leichten Erkältung immer auf den Herzfehler Ihres Kindes hin. Bakterielle Infekte beispielsweise müssen sofort mit Antibiotika behandelt werden!

Herzrhythmusstörungen

Der Herzrhythmus ist genau definiert als die Anzahl der Herzschläge pro Minute in Ruhe. Die natürliche Schlagfolge des Herzens ist beim Kind vom Alter, von der körperlichen Aktivität, vom Trainingszustand, von der Psyche und von der Körpertemperatur abhängig (Pulskontrolle, Seite 30). Noch eine Besonderheit weist der Herzrhythmus bei Kindern auf: Beim Einatmen ist die Herzfrequenz höher als beim Ausatmen. Diese Unregelmäßigkeiten sind beim Einschlafen und während der Aufwachphase, aber auch in der Ruhepause nach körperlicher Belastung, besonders deutlich.

Von diesen normalen Herzrhythmusunregelmäßigkeiten muß man die Herzrhythmusstörungen unterscheiden. Es gibt die zu schnelle Schlagfolge, die Tachykardie. Der Volksmund spricht vom Herzjagen. Ursache kann eine seelische Erregung sein, eine enorme körperliche Anstrengung oder auch ansteigendes Fieber. Bei Kindern kommen auch zusätzliche Vorhof- oder Herzkammerschläge zum normalen Herzrhythmus vor, die der Arzt Extrasystolen nennt. Auch Arrhythmien, unregelmäßige Herzschläge im sonst normalen Herzrhythmus, sind recht häufig. Manche Kindern empfinden dies als Herzstolpern. Es muß sich dabei aber durchaus nicht um eine Herzkrankheit handeln. Diese Rhythmusstörungen werden auch bei gesunden, jedoch seelisch labilen Kindern und Jugendlichen beobachtet. Verbindet sich die Rhythmusstörung des Herzens mit einer labilen Kreislauflage und wirkt das Kind kränklich, sollte es Bettruhe einhalten und Sie sollten den Arzt verständigen. Es besteht die Gefahr einer Herzmuskelentzündung (Myokarditis, Seite 100)!

HÄUFIGSTE SYMPTOME

- **Herzklopfen**
- **Herzstolpern**
- **Unregelmäßige Schlagfolge**
- **Herzjagen**

So helfen Sie Ihrem Kind

• Vermeiden Sie Anstrengungen, seelische Erregung und halten Sie eventuelles Fieber niedrig.
• Zeigt Ihr Kind neben den Herzrhythmusstörungen eine allgemeine körperliche Angeschlagenheit, sollte es Bettruhe einhalten.
• Ernähren Sie Ihr Kind leicht und salzarm, geben Sie ihm die Mahlzeiten in kleinen Portionen.

Soll Ihr Kind zum Arzt?

Wenn Ihr Kind Herzrasen oder ein Stolpern des Herzschlages bemerkt, lassen Sie die Ursache vom Arzt abklären.

So hilft der Arzt

• Herzrhythmusstörungen müssen immer ärztlich durch ein EKG (Elektrokardiogramm) abgeklärt werden. Dabei wird der Verlauf der Herzströme in Ruhe, aber auch bei körperlicher Belastung, festgestellt. Manchmal kann das Stunden dauern. Anschließend weiß der Arzt, ob die Herzrhythmusstörungen mit antiarrhythmischen Medikamenten behandelt werden müssen oder nicht. Insgesamt sind die Behandlungsergebnisse bei kindlichen Herzrhythmusstörungen günstig.

Nieren, Harnwege, Geschlechtsorgane

Weibliche wie männliche Geschlechtsorgane sind bereits bei der Geburt angelegt, sie reifen in der Pubertät aus. Dann werden in den Hoden Samenfäden gebildet. Beim Mädchen kommt es mit dem Eintritt der ersten Monatsblutung (Menstruation) auch zur Bildung von reifen Eizellen. Ab dann ist eine Schwangerschaft möglich, und Sie sollten spätestens jetzt mit Ihrem Kind über Sexualität und Verhütung sprechen

Die beiden Nieren reinigen das Blut von den Abfallstoffen des Stoffwechsels und bilden den Urin, täglich zwischen einen bis eineinhalb Liter. Der Urin fließt über die Harnleiter in die Harnblase, wird dort gesammelt und portionsweise durch die Harnröhre abgegeben.

Die Nieren dienen hauptsächlich der Regulation des Wasser- und Salzhaushaltes. Neben der normalen Flüssigkeitsausscheidung verliert der Körper Wasser und Salze über die Haut beim Schwitzen sowie beim Atmen. Daher muß der Mensch neben der festen Nahrung etwa eineinhalb Liter Flüssigkeit (am besten Wasser und Tee) trinken. Bei Säuglingen und Kleinkindern kann nach Brechen und Durchfall der Flüssigkeitsbedarf noch höher liegen. Lebensgefährlich bedroht ist das Kind bei zu viel Wasserverlust.

Beim Säugling und Kleinkind gibt der Füllungszustand der Blase den Anstoß zum Wasserlassen. Je älter das Kind wird, desto besser kommt der Schließmuskelreflex unter die Kontrolle seines Willens.

Eng verbunden mit den Harnwegsorganen sind die Geschlechtsorgane. Zusammen bilden sie das sogenannte Urogenitalsystem. Die äußeren männlichen Geschlechtsorgane sind Glied (Penis) und Hodensack (Skrotum). Innen liegen die beiden Hoden (Testes). Von ihnen gehen die Samenleiter aus, die durch den Leistenkanal zur Samenblase führen. Von der Samenblase aus gelangt der Samenleiter im Bereich der Vorsteherdrüse (Prostata) in die Harnröhre.

Die weiblichen Geschlechtsorgane bestehen aus den innen liegenden Eierstöcken (Ovarien), den Eileitern (Tuben), der Gebärmutter (Uterus) und der Scheide (Vagina). Zu den äußeren Anteilen zählen: die großen Schamlippen (Labien), die kleinen Schamlippen (Vulva) sowie der Scheidenvorhof mit dem Jungfernhäutchen (Hymen).

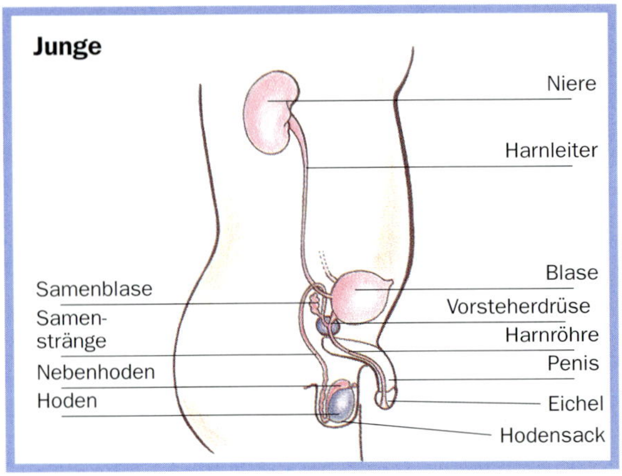

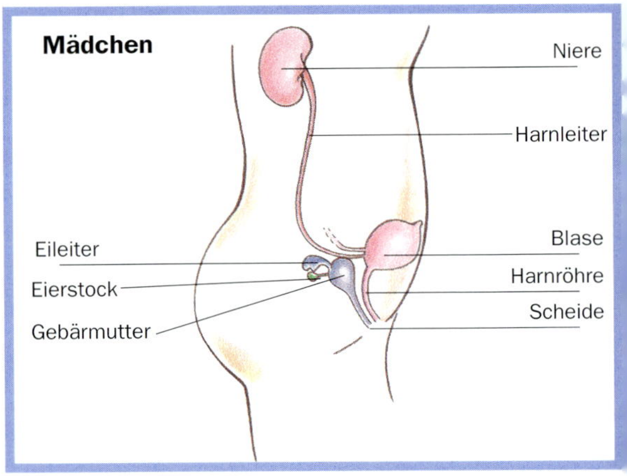

Nieren, Harnwege, Geschlechtsorgane

Harnwegsinfektion

HÄUFIGSTE SYMPTOME

Bei Kleinkindern
- **Appetitlosigkeit**
- **Erbrechen**
- **Fieber**
- **Erneutes Einnässen**

Bei älteren Kindern
- **Schmerzen beim Wasserlassen**
- **Häufiger Harndrang**
- **Schmerzen in der Leistengegend**
- **Fieber**

Bei einer Harnwegsinfektion können die Harnröhre, die Blase oder die Harnleiter entzündet sein. Die Entzündung kann sich auch auf die Nierenbecken im Inneren der Nieren sowie auf das Nierengewebe selbst ausdehnen. Krankheitserreger sind Viren oder Bakterien. Sie wandern von außen durch die Harnröhre in die Blase. Im warmen Urin vermehren sie sich wie in einem Brutkasten und können bis in die Nieren aufsteigen. Harnwegsinfekte sind bei Kindern bis zu drei Jahren recht häufig. Vier bis fünf Prozent der Mädchen (kürzere Harnwege) und ein Prozent der Jungen erkranken daran.

Die akute Harnwegsentzündung kann sich mit Brennen beim Wasserlassen, häufigem Harndrang, Fieber bis 38,5 °C und Kopfschmerzen zeigen. Kinder, die schon trocken waren, neigen erneut zum Einnässen. Sind die Nieren miterkrankt, besteht immer hohes Fieber (über 39 °C) und Schüttelfrost (Nierenentzündung, Seite 106). Starke Schmerzen strahlen dann vom Rücken bis in die Leistengegend. Aber erst das ältere Kind klagt über die typischen Beschwerden.

Wiederkehrende Infektionen legen den Verdacht auf eine Fehlbildung der Harnwege nahe, was durch ärztliche Untersuchung ausgeschlossen werden muß.

Komplikationen

Harnwegsinfektionen können leicht chronisch werden, wenn sie nicht rechtzeitig erkannt und behandelt werden. In späteren Jahren sind sie dann oft die Ursache für Nierenentzündung und Nierenversagen.

Soll Ihr Kind zum Arzt?

Hat Ihr Kind unklare Befindlichkeitsstörungen wie Appetitmangel, Bauchweh, Durchfall oder Fieber, bringen Sie es zum Arzt: Es könnte eine Harnwegsinfektion haben. Jede Harnwegsinfektion gehört in ärztliche Behandlung.

So hilft der Arzt

- Vor jeder Behandlung muß der kindliche Urin auf Bakterien untersucht werden (Urinprobe, Seite 104).
- Bei Bakterien wird der Arzt Antibiotika verordnen und wiederholte Urinkontrollen vornehmen. Da die Krankheit zu chronischem Verlauf neigt und Rückfälle vorkommen, müssen auch in leichten Fällen Antibiotika über einen längeren Zeitraum gegeben werden.
- Nach jeder Harnwegsinfektion muß über Monate regelmäßig (alle zwei bis vier Wochen) der Urin kontrolliert werden, um wiederkehrende Infektionen zu erkennen und zu behandeln.

Nieren, Harnwege, Geschlechtsorgane

Harnwegsinfektion

Zur Abnahme von Säuglingsurin sollten Sie einen Urinauffangbeutel in der Apotheke kaufen. Waschen Sie Ihr Kind sorgfältig und kleben Sie den Beutel um den Genitalbereich Ihres Kindes. Ziehen Sie eine Unterhose darüber, damit das Kind den Urinbeutel nicht abreißt

Urinprobe für den Arzt

Für die Urinabnahme zu Hause kochen Sie ein Deckelverschlußglas (Marmeladenglas) zehn Minuten lang aus. Waschen Sie morgens Ihr Kind gründlich und gehen Sie mit ihm zur Toilette oder zum Nachttopf. Veranlassen Sie es, Urin zu lassen. Halten Sie das Glas in den Urinstrahl, nachdem das Kind bereits etwas Wasser gelassen hat, und fangen Sie 10 bis 50 Milliliter ab (Mittelstrahlurin). Den Resturin macht Ihr Kind wieder in die Toilette. Das verschlossene Gefäß kann bis zu zwei Stunden im Kühlschrank aufbewahrt werden.

So helfen Sie Ihrem Kind

- Bestätigt der Arzt die Diagnose, sollte Ihr Kind in der akuten Phase und bei schwerem Verlauf im Bett bleiben.
- Geben Sie Ihrem Kind viel zu trinken, damit die Harnwege gut durchgespült werden (Seite 205).
- Halten Sie Füße und Unterleib des Kindes warm.
- Homöopathische Hilfen: dreimal täglich 1 Tablette Rhus toxicodendron D30 oder Dulcamara D30, bei Mädchen auch Pulsatilla D4, bis zur endgültigen Besserung.

Wenn sich die Harnwegsinfektion nicht innerhalb von zehn Tagen bessert, ist ein vierwöchiger Behandlungsversuch mit Dulcamara D3, gefolgt von Berberis vulgaris D3 für vier Wochen und Solidago D4 für weitere vier Wochen bei gleicher Dosierung angezeigt. Geben Sie gleichzeitig viel zu trinken.

Die weiblichen Harnorgane. Die Harnröhre ist wesentlich kürzer als beim Mann, bei dem sie in die Eichel an der Penisspitze mündet. Aufgrund dieser anatomischen Gegebenheiten leiden Frauen und Mädchen häufiger an Harnwegsinfektionen: Krankheitserreger haben es leicht, bis zur Blase aufzusteigen

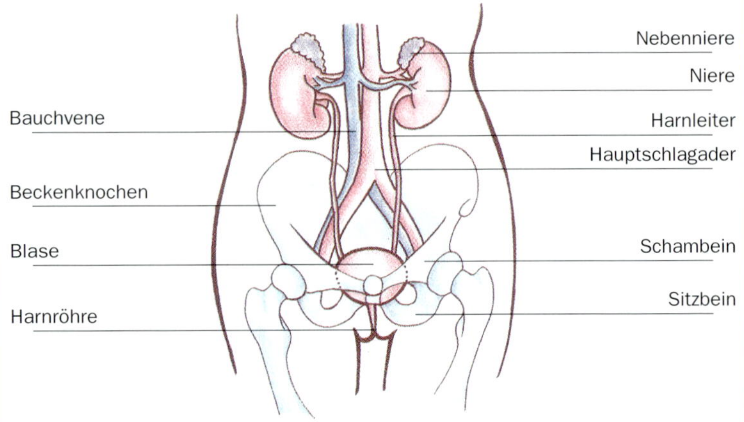

Hodenhochstand

Während der Fetalzeit entwickeln sich die Hoden in der Bauchhöhle und wandern normalerweise bis zur Geburt in den Hodensack. Bei einem Drittel der Frühgeborenen und bei drei Prozent der reifgeborenen Jungen findet man nach der Geburt einen einseitigen oder beidseitigen Hodenhochstand. Der Hoden ist nicht im Hodensack tastbar. Liegt er tastbar in der Leiste, so wächst er meist spontan in den ersten drei Monaten in den Hodensack hinunter. Deshalb müssen alle Jungen, die bei der Geburt einen Hodenhochstand aufweisen, mit drei Monaten vom Arzt kontrolliert werden.

Ursache für einen Hodenhochstand kann eine hormonelle Störung sein. Auch ein familiär bedingter Anlagedefekt ist denkbar.

Besonderheit: Ein häufiger Befund bei Jungen sind Pendelhoden. Im Warmen (Bett, Badewasser) sind die Hoden im Hodensack tastbar. Bei Berührung und in der Kälte rutschen sie in den Leistenkanal hoch. Diese Normvariante bedarf keiner Behandlung.

HÄUFIGSTE SYMPTOME

- **Fehlen eines oder beider Hoden in den Hodensäckchen**

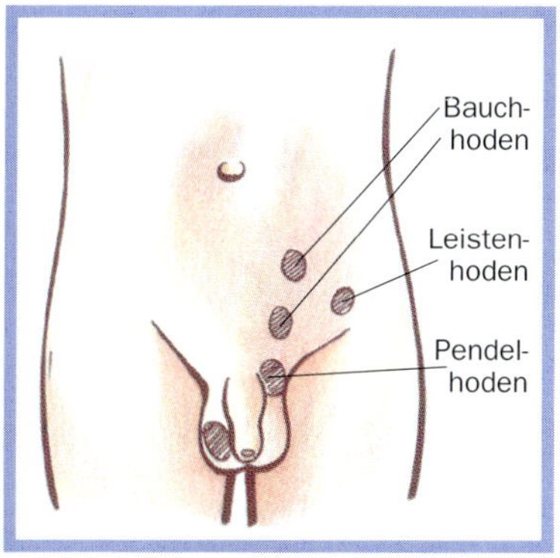

Links im Bild ist die normale Lage des Hodens eingezeichnet. Rechts im Bild: Die Stellen, an denen Hoden bei einem Hodenhochstand liegen können

Soll Ihr Kind zum Arzt?

- Sie sollten einen Hodenhochstand nicht übersehen. Bleibt der Hoden nämlich im warmen Körperinnern, kann das samenbildende Gewebe geschädigt werden. Suchen Sie deshalb bei Verdacht den Arzt auf und gehen Sie regelmäßig zu den Vorsorgeuntersuchungen.
- Die Behandlung eines Hodenhochstands sollte bis zum zweiten Lebensjahr abgeschlossen sein. Sonst könnte später die Zeugungsfähigkeit des Jungen eingeschränkt sein.

So hilft der Arzt

- Der Arzt wird versuchen, durch Hormongaben den Abstieg des oder der Hoden auszulösen. Hormoninjektionen sind heute üblich. Die Therapie ist in den meisten Fällen erfolgreich.
- Bleibt der Erfolg nach einer Hormonbehandlung dennoch aus, so muß der Junge operiert werden. Diese Operation wird in der Regel ambulant durchgeführt.

So helfen Sie Ihrem Kind

- Versuchen Sie, Ihrem Kind die Notwendigkeit der Behandlung zu erklären, damit es weniger Angst vor den Spritzen oder der Operation hat.
- Nach der Operation sollten Sie Ihr Kind schonen und die vom Kinderchirurg gegebenen Behandlungsvorschläge genau befolgen.

Nieren, Harnwege, Geschlechtsorgane

Nierenentzündung

Bekommt Ihr Kind zwei bis drei Wochen nach einem Scharlach (Seite 168) oder einer eitrigen Halsentzündung (Seite 66) erneut Fieber mit Schwellungen der Augenlider, Kopfschmerzen und ist im Urin Blut zu bemerken (blutig-braun), so kann es sich um eine akute Nierenentzündung (Glomerulonephritis) handeln. Nierenleiden sind häufig die Folge anderer Krankheiten. Betroffen sind hauptsächlich Kinder zwischen 2 und 12 Jahren. Erreger sind vorwiegend Streptokokken oder Viren, die über die Blutbahn ins Nierengewebe gelangen. Die Entzündungen erschweren die Urinausscheidung, und die Durchblutung der Niere wird gestört. Bluthochdruck ist die Folge. Eiweißstoffe und rote Blutkörperchen wandern vom Blut direkt in den Harn, verbrauchte, nicht ausgeschiedene Stoffwechselprodukte und Wasser sammeln sich unter der Haut (Ödembildung) oder häufen sich im Blut (Vergiftung) an. Ödeme sind besonders im Gesicht und an den Augenlidern des erkrankten Kindes zu bemerken: Es sieht aufgedunsen aus.

Die meisten Fälle von Nierenentzündung verlaufen leicht. Die schwere Form der Erkrankung ist selten, und bei entsprechender Antibiotikabehandlung ist mit einer völligen Ausheilung zu rechnen. Das Kind muß zwei bis drei Wochen ins Bett und sich dann vier bis sechs Wochen schonen. Ein Schulkind kann nach zwei Monaten wieder zur Schule und nach sechs Monaten Sport treiben.

HÄUFIGSTE SYMPTOME

- **Meist nach eitriger Halsentzündung oder Scharlach**
- **Mäßiges bis hohes Fieber**
- **Übelkeit und Kopfweh**
- **Blutig-brauner Urin**
- **Ödeme im Gesicht**
- **Schmerzen am Rücken in der Nierengegend, die bis in die Leiste ausstrahlen**

Soll Ihr Kind zum Arzt?

Zeigt Ihr Kind die charakteristischen Symptome und hatte kurz zuvor eine eitrige Halsentzündung oder Scharlach: Umgehend den Arzt aufsuchen!

So helfen Sie Ihrem Kind

• Halten Sie die verordnete Bettruhe ein.
• Richten Sie sich bei der Ernährung Ihres Kindes genau nach den Anweisungen des behandelnden Arztes.
• Halten Sie die Nierengegend warm und sorgen Sie für warme Füße.

So hilft der Arzt

• Für zwei bis drei Wochen werden dem Kind hohe Gaben von Penicillin oder andere Antibiotika und Bettruhe verordnet.
• Der Arzt stellt eine Diätplan auf, um die Nierenfunktion zu entlasten (Nierenschonkost): Wenig Eiweiß und kein Salz; Fett und Kohlenhydrate sind erlaubt. Die Trinkmenge und die Ausscheidungsmenge des Kindes muß genau aufeinander abgestimmt werden.
• Im akuten Stadium kann ein Krankenhausaufenthalt nötig werden.

Scheidenentzündung

Entzündungen im Bereich der Scheide und der Schamlippen sind häufig und können immer wieder auftreten. Die Haut des Mädchens ist dann im gesamten Genitalbereich gerötet und geschwollen.

Erreger einer Scheidenentzündung sind Viren oder Bakterien, aber auch Pilze, Würmer oder Fremdkörper, die beim Spielen in die Scheide gerutscht sind, können die Entzündung hervorrufen. Besonders bei wiederholten (rezidivierenden) Erkrankungen können die Ursachen sehr vielfältig sein, und Sie müssen das Kind vom Arzt untersuchen lassen. In solchen Fällen muß auch an sexuellen Mißbrauch gedacht werden.

HÄUFIGSTE SYMPTOME

- **Entzündete und geschwollene Haut im Genitalbereich**
- **Juckreiz**
- **Brennen beim Wasserlassen**

Soll Ihr Kind zum Arzt?

Beim Auftreten und vor allem beim wiederholten Auftreten der charakteristischen Entzündungssymptome sollte der Arzt aufgesucht werden – auch um einen Harnwegsinfekt (Seite 103) auszuschließen.

So hilft der Arzt

- Der Arzt untersucht das Kind auf Fremdkörper in der Scheide, entfernt diese gegebenenfalls und macht einen Abstrich.
- Bei Bakterieninfektionen sind Antibiotika notwendig.
- Gegen Pilze oder Würmer wird der Arzt entsprechende Medikamente verordnen.
- Sind Viren die Krankheitsauslöser, gibt es keine gezielte Therapie. Hier empfiehlt sich eine Behandlung wie bei der Windeldermatitis (Seite 56).

So helfen Sie Ihrem Kind

- Halten Sie den Genitalbereich Ihres Kindes sauber.
- Unterstützend helfen Sitzbäder (Seite 196) mit Kamillentee. Man kann auch Kamillenblütenöl aus der Apotheke verwenden sowie Arnikatinktur in Sitzbäder oder in das Waschwasser geben.
- Trägt das Mädchen noch Windeln, sind lockere, häufig gewechselte Stoffwindeln besser als dicht schließende Papierwindeln. Vor allem die Nachtwindeln sollten mindestens einmal zusätzlich gewechselt werden. Geben Sie Ihrem Kind aber keinesfalls weniger zu trinken, nur um das Einnässen zu verhindern. Lassen Sie Ihr Kind lieber häufiger tagsüber ohne Windeln laufen.

Nieren, Harnwege, Geschlechtsorgane

Vorhautentzündung

Die Vorhautentzündung ist eine akute, entzündliche und schmerzhafte Schwellung der Vorhaut oder von Teilen der ganzen Penishaut. Penishaut und Vorhaut sind hochrot, ödematös geschwollen und können bluten. Unter der Vorhaut kann sich Eiter ansammeln. Es kommt zu brennenden Schmerzen beim Wasserlassen und zum Harnverhalten.

Die Ursache sind Bakterien (Streptokokken oder Staphylokokken), die durch verschmutzte Hände beim Wasserlassen oder beim Spielen an der Vorhaut dorthin gelangen.

HÄUFIGSTE SYMPTOME

- **Schmerzhafte Schwellung der Vorhaut oder des ganzen Penis**
- **Brennende Schmerzen beim Wasserlassen**
- **Harnverhalten**

Soll Ihr Kind zum Arzt?

Da eine Vorhautentzündung sehr schmerzhaft ist, sollten Sie umgehend einen Arzt aufsuchen.

So hilft der Arzt

- Er wird Ihrem Kind Bäder und antibiotikahaltige Salben verordnen.
- In schlimmen Fällen wird der Arzt Ihr Kind ins Krankenhaus überweisen.

So helfen Sie Ihrem Kind

- Lauwarme Bäder mit Kamillenblütenöl (Seite 196) oder desinfizierende Bäder aus der Apotheke lindern die Schmerzen. Sie können dazu einen Joghurtbecher verwenden und den Penis Ihres Kindes darin baden.
- Homöopathische Hilfen: Apis mellifica D3 und Arnica D4, alle zwei Stunden 5 Tropfen zusammen schlukken lassen. Bei blutiger Vorhautentzündung gibt man dreimal täglich 5 Globuli Lachesis D12 bis zur Besserung.

Vorhautverengung

Bei der echten Vorhautverengung (Phimose) besteht ein Mißverhältnis zwischen der Größe der Eichel und der Weite der Vorhaut des Penis. Die Vorhaut läßt sich nicht leicht über die Eichel streifen oder schnürt diese ab. Eine Phimose ist jedoch sehr selten und muß von der Vorhautverklebung, die im Säuglings- und Kleinkindalter häufig vorkommt und zwischen dem dritten Lebensjahr und der Pubertät von alleine vergeht, unterschieden werden. Vorzeitige Lösungversuche durch Zurückstreifen führen zu Verletzungen und Narbenbildung, die eine Narben-Phimose zur Folge haben können oder zu Vorhautentzündungen (Seite 108) führen.

Eine Phimose muß im Säuglings- oder Kleinkindalter operiert werden, wenn die Vorhautverengung zu Störungen beim Wasserlassen führt. Der Urin staut sich hinter der Vorhaut, bläht diese wie einen kleinen Ballon auf und kann Entzündungen am Glied verursachen. Beim Wasserlassen ist der Strahl dann meist recht spärlich, und es bleibt Restharn in der Blase.

HÄUFIGSTE SYMPTOME

- **Die Vorhaut des Penis läßt sich nicht über die Eichel schieben**
- **Spärlicher Harnstrahl**
- **Ballonbildung der Vorhaut beim Wasserlassen.**

Soll Ihr Kind zum Arzt?

Wenn Sie nicht sicher sind, ob Ihr Kind eine Phimose hat, fragen Sie den Arzt um Rat.

So hilft der Arzt

• Phimoseoperation: Die Vorhaut wird gekürzt beziehungsweise vollständig entfernt (Beschneidung). Eine Phimoseoperation kann vom Kinderchirurg ambulant in der Klinik oder in der Praxis durchgeführt werden.
• Nach der Operation wird Ihnen der Kinderchirurg genau sagen, wie Sie Ihr Kind zu Hause pflegen sollen; dies hängt jeweils vom Operationsbefund ab.

So helfen Sie Ihrem Kind

• Achten Sie darauf, daß Ihr Kind nach der Operation keine engen Unterhosen trägt – sie könnten drücken.
• Kann Ihr Kind nachts wegen der Schmerzen nicht schlafen, geben Sie ihm ein Paracetamol-Zäpfchen.
• Wenn keine akute Operation nötig ist, planen Sie den Eingriff für das nächste Frühjahr. Dann kann Ihr Kind nur im Hemd bekleidet herumlaufen.

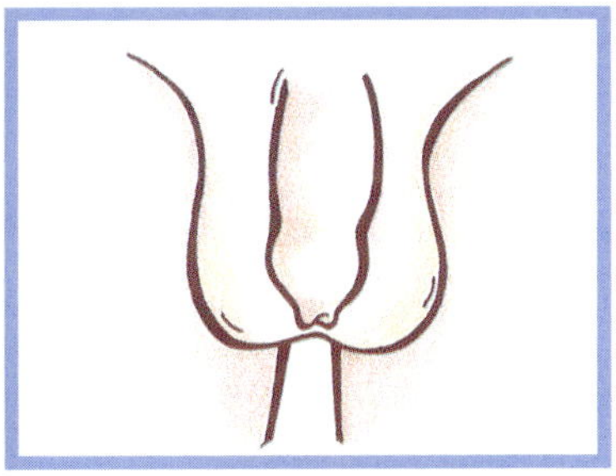

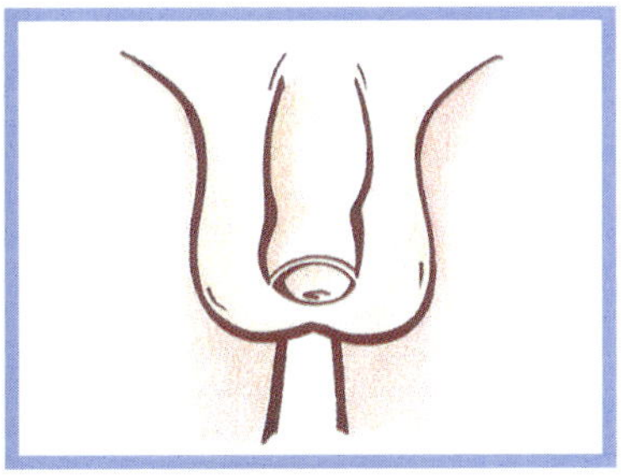

Bei der Beschneidung (Zirkumzision) wird die normalerweise enganliegende Vorhaut entfernt

Haut

Die Haut, einerseits die Außengrenze des Körpers, andererseits das Organ mit der größten Flächenausdehnung, erfüllt viele lebenswichtige Aufgaben: Sie vermittelt Sinneseindrücke, schützt vor Krankheitserregern und reguliert die Körpertemperatur. Streicheln, Berühren oder Liebkosen gehen auch »unter die Haut«, Wärme-, Druck- und Schmerzempfindungen werden über Nerven an das Zentralnervensystem (Rückenmark und Gehirn) weitergeleitet.

Hautkrankheiten stören nicht nur rein körperlich durch Jucken, Schmerzen oder Spannungsgefühl. Die Betroffenen können ihr Problem nicht verbergen und leiden deshalb oft unter seelischen Belastungen. Kinder mit deutlich sichtbaren Hautsymptomen fürchten, deswegen abgelehnt zu werden. Oft genügt ein bestimmter Blick, um ihr Isolationsgefühl zu verstärken.

Die Haut ist nicht nur unterschiedlichen Temperaturen, Sonne, Wind und Wetter ausgesetzt. Streßfaktoren sind auch schadstoffhaltige Luft, trockene Heizungsluft, allergieauslösende Substanzen in Nahrung und Kleidung sowie Putz- und Waschmittel.

Die Haut besteht aus drei Schichten: Der Oberhaut (Epidermis) mit Talg- und Schweißdrüsen sowie Haaren und Nägeln als »Anhängsel«, der Lederhaut (Corium), die die Oberhaut stützt und mit Nährstoffen versorgt, und der Unterhaut (Subcutis) aus Fettzellen und Bindegewebe, als Polsterung und Wärmeschutz für die inneren Organe.

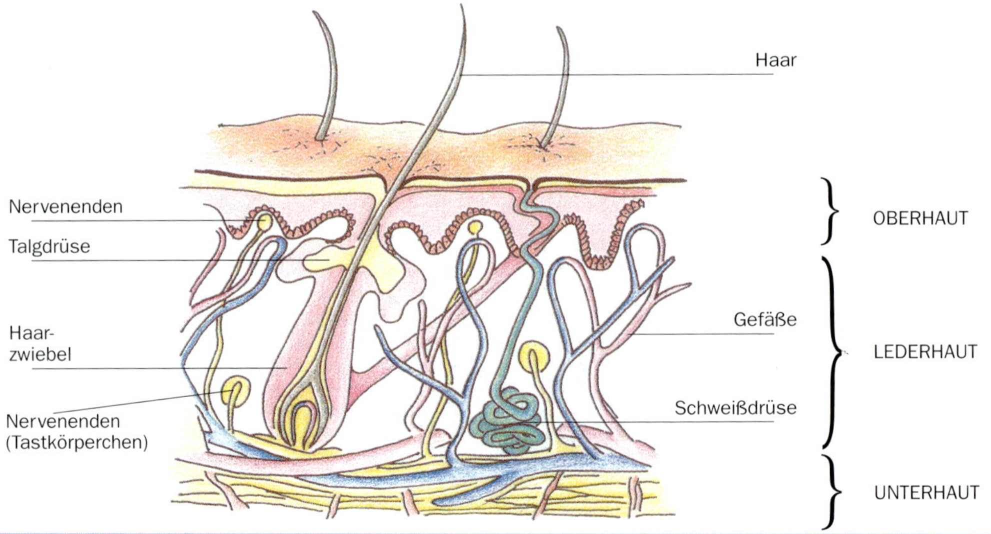

Abszeß, Furunkel

Abszesse und Furunkel entstehen durch Eindringen von Kokken-Bakterien in tiefere Hautschichten, meist durch die Schweißdrüsengänge oder entlang der Haarbalgdrüsen (Talgdrüsen). Manchmal dringen die Bakterien auch durch kleine Verletzungen in die Haut ein. Aus einem kleinen Bläschen mit rotem Hof entwickelt sich in kürzester Zeit ein erbsen- bis nußgroßer Abszeß. Durch Eindringen in die Tiefe der Haut entstehen Furunkel: Schmerzhafte, heiße Hautschwellungen, die sich rot oder blaurot verfärben, prall oder teigig und stecknadel- bis kindsfaustgroß werden können.

HÄUFIGSTE SYMPTOME

- **Abszeß: Erbsen- bis nußgroßer, schmerzhafter Hautknoten**
- **Furunkel: Blaurote, pralle, schmerzhafte Hautschwellung**

Soll Ihr Kind zum Arzt?

Wenn Sie bei Ihrem Kind einen Abszeß oder Furunkel entdecken, gehen Sie zum Arzt.

So hilft der Arzt

• Oberflächliche Abszesse wird der Arzt öffnen und lokal desinfizieren. Danach werden antibiotikahaltige Salben aufgetragen.
• Größere Abszesse und Furunkel müssen mit teerhaltigen Zugsalben behandelt werden. Die Vereiterung zieht sich daraufhin zusammen und kapselt sich ab (sogenanntes Reifen des Abszesses).
• Bei Furunkeln wird der Arzt Antibiotika zum Einnehmen verordnen, um ein Ausbreiten der Infektion zu verhindern.
• Eventuell müssen Abszesse und Furunkel operiert werden.

So helfen Sie Ihrem Kind

• Rotlichtbestrahlungen (dreimal täglich 10 Minuten) beschleunigen die Heilung: Die Abszesse und nicht zu tiefe Furunkel reifen und öffnen sich dann meist von selbst.
• Homöopathisch: bei Abszessen Belladonna D30 und Sulfur D6 (dreimal 5 Globuli pro Tag, im täglichen Wechsel). Bei stechenden Schmerzen: Apis mellifica D4, dreimal täglich 5 Globuli.

Bei Furunkeln: Apis mellifica D4 und Belladonna D30 (dreimal 5 Globuli täglich).

Bei beginnender Eiterung hilft Mercurius solubilis D6, dreimal täglich 5 Globuli.
• Zur Steigerung der Abwehrkraft Ihres Kindes hilft nach der Abheilung der Abszesse oder Furunkel die tägliche Einnahme von Silicea D6 und Echinacea angustifolia D2 (dreimal täglich 5 Globuli) über längere Zeit.

Akne

Akne und unreine Haut sind typische Pubertätsleiden. Durch die altersbedingte übermäßige Talgproduktion verstopfen die Haarfollikel und Mitesser (Komedonen) entstehen. Es sind schwarze Punkte, wenn sie oberflächlich sitzen und weißliche, erhabene Papeln, wenn sie sich in tieferen Schichten entwickeln. Diese unreine Haut in der Pubertät muß von der Akne mit bakteriellen Entzündungen unterschieden werden, die der Arzt behandeln muß. Bei Akne mischt sich der verstärkt produzierte Talg mit Fettsäuren und Hautbakterien und die Haarfollikel entzünden sich: Es kommt zu den typischen roten Papeln, Pusteln und Pickeln mit gelbem Eiterherd. Durch bakterielle Superinfektionen können sich Abszesse entwickeln. Meist befällt die Akne nur Jugendliche und junge Erwachsene bis zum Alter von 25 bis 30 Jahren – sehr selten auch das Gesicht von Säuglingen und Neugeborenen (Neugeborenenakne, Seite 49).

Ein »Pickelgesicht« belastet Jugendliche in dieser ohnehin labilen Phase meist ausgesprochen. Daher muß diese an sich harmlose Erkrankung behandelt werden. Allerdings braucht es monate- bis jahrelange Geduld, bis sich ein Erfolg einstellt.

HÄUFIGSTE SYMPTOME

- **Schwarze oder weiße Komedonen**
- **Rote Papeln und Pusteln mit gelbem Eiterherd beziehungsweise Entzündung**

So helfen Sie Ihrem Kind

- Um unreine Haut in den Griff zu bekommen, muß die Entstehung von Komedonen verhindert werden. Die Haarfollikel dürfen nicht verstopfen, damit der Talg abfließen kann. Schälmittel aus der Apotheke oder Drogerie (Wirkstoffe: Vitamin-A-Säure oder Benzoylperoxid) lösen die Verhornungen und drosseln die übermäßige Talgproduktion.
- Drücken Sie Pickel und Mitesser nicht selbst aus – sie entzünden sich leicht. Das könnte mehr schaden als nützen. Hautunreinheiten beseitigt eine geschulte Kosmetikerin viel besser.
- Zur Reinigung alkalifreie Syndetseifen benutzen.
- Der Verzicht auf bestimmte Nahrungsmittel wie Schokolade, Nüsse, Fett oder Gewürze oder eine spezielle Diät verhindern die Pickel nicht.

Soll Ihr Kind zum Arzt?

Falls die beschriebenen Selbsthilfemaßnahmen bei unreiner Haut nicht greifen und eine Akne entsteht, ist ärztliche Hilfe nötig.

So hilft der Arzt

- Bei starker Entzündung wird der Arzt Antibiotika verordnen, um die Bakterien zu bekämpfen.
- Androgene (männliche Hormone) verstärken die Akne und sind in geringem Ausmaß auch bei Mädchen und Frauen vorhanden. Daher kann bei jungen Frauen mit schwerer Akne eine Hormonbehandlung (Pille mit Zusatz von Anti-Androgenen) die Haut günstig beeinflussen.

Faulecken

Mit dem Begriff »Faulecken« werden allgemein verschiedenartig verursachte Entzündungen der Mundwinkel, Ohrläppchen, Finger- und Zehenspalten bezeichnet. Sie kommen bei Kindern häufig vor. Erreger sind meist Staphylokokken- oder Streptokokken-Bakterien oder Hefepilze (Soor), die durch Schmierinfektion übertragen werden. Aus Faulecken am Nagelbett können Nagelbettentzündungen entstehen.

An einem – meist aber beiden – Mundwinkeln, Ohrläppchen, Finger- oder Zehenspalten bilden sich kleine oder große entzündliche rote, nässende, rissige, krustenbildende Herde (sogenannte Rhagaden). Diese Rhagaden können auch minimale Zeichen einer Neurodermitis (Seite 152) sein. Durch Lecken an den Mundwinkeln oder Kratzen infizieren sich die Kinder ständig aufs Neue. In seltenen Fällen sind Faulecken in den Mundwinkeln Zeichen einer Blutarmut (Anämie, Seite 99), die vom Arzt behandelt werden muß.

HÄUFIGSTE SYMPTOME

- **Rote, nässende, krustenbildende Herde an Mundwinkeln, Ohrläppchen, Finger- oder Zehenspalten**
- **Juckreiz**

Soll Ihr Kind zum Arzt?

Ja, wenn sich die Faulecken durch die beschriebenen Selbsthilfemaßnahmen nicht innerhalb von zwei Wochen bessern.

So hilft der Arzt

Bei Faulecken zwischen Fingern und Zehen sind Superinfektionen durch Bakterien oder Pilze sehr häufig. Der Arzt wird einen Abstrich machen, um die Erreger nachzuweisen, und daraufhin ein entsprechendes Medikament auswählen.

So helfen Sie Ihrem Kind

- Bestreichen Sie die betroffenen Hautstellen etwa zwei Wochen lang mit einer zweiprozentigen Argentum-Nitricum-Lösung aus der Apotheke – meist bringt das die Faulecken zum Verschwinden.

Flohbisse

Flohbisse stammen vor allem von Katzen- und Vogelflöhen (selten von Hunden), die auf den Menschen überspringen und auch von Mensch zu Mensch übertragen werden. Die Flohlarven können in Bodenritzen von Wohnräumen, Polstern und Schlafplätzen von Haustieren sitzen. Deshalb keine Haustiere auf das Sofa oder ins Bett lassen!

Flohbisse verursachen stark juckende, in Gruppen oder Reihen stehende hellrote, leicht erhabene Flecken von etwa einem Zentimeter Durchmesser, mit zentraler Bißstelle, die sich innerhalb von 24 Stunden unter starkem Juckreiz verhärten und einen roten Hof bilden. Durch Kratzen können die Bisse infiziert werden.

HÄUFIGSTE SYMPTOME

- **Hellrote, in Reihen oder Gruppen stehende Flecken**
- **Starker Juckreiz**

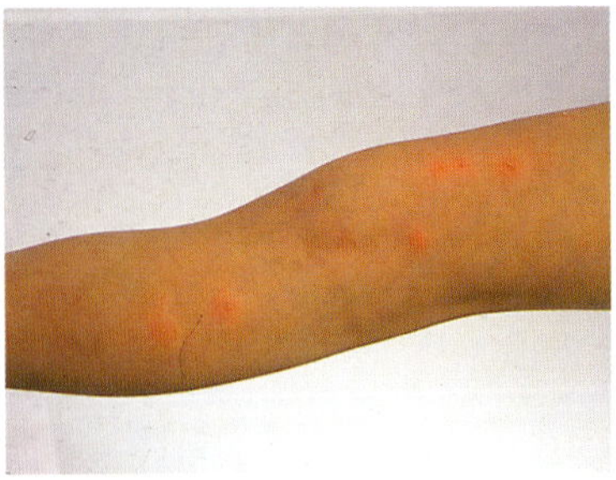

Flöhe beißen meist mehrmals hintereinander, die Bisse stehen dicht zusammen

So helfen Sie Ihrem Kind

- Am wichtigsten ist, den Floh zu finden, ihn zu vernichten oder herauszufinden, wo sich Ihr Kind angesteckt hat.
- Beugen Sie Flohbefall vor, indem Sie die Schlafplätze Ihrer Haustiere und die Tiere selbst sehr sauber halten.
- Bestreichen Sie den Flohbiß mit Zinkschüttelmixtur aus der Apotheke oder handelsüblichen Insektengels.
- Homöopathisch hilft Ledum D4 (dreimal täglich 5 Globuli) und auf die Bißstellen aufgetragene Cardiospermum-Salbe.
- Wechseln Sie Wäsche und Bettzeug Ihres Kindes.
- Bringen Sie Kleidung gegebenenfalls in die Chemische Reinigung oder waschen Sie sie.
- Spielzeug sollte längere Zeit ausgelüftet oder desinfiziert werden.

Soll Ihr Kind zum Arzt?

Der Arzt sollte klären, ob die roten Stellen Flohbisse sind.

So hilft der Arzt

- Er wird Sie beraten, wie Sie den Floh finden und weitere Flohstiche vermeiden können.
- Er wird juckreizstillende Salben verschreiben, um zu verhindern, daß Ihr Kind durch Kratzen die Bißstellen infiziert.

Grind

Der ansteckende Grind (Impetigo contagiosa) ist eine äußerst leicht übertragbare bakterielle Hautinfektion, bevorzugt bei Klein- und Schulkindern. Er tritt vor allem im Hoch- und Spätsommer auf und wird durch direkten Kontakt von Mensch zu Mensch wie auch über Gegenstände (Handtücher, Trinkgefäße) übertragen.

Besonders um den Mund, im Gesicht und an der behaarten Kopfhaut bilden sich pfennig- bis handflächengroße Blasen, die entweder längere Zeit bestehen bleiben oder platzen und eine gelbliche, durchsichtig-klebrige Flüssigkeit entleeren und rasch verkrusten. Die Herde heilen narbenlos ab, hinterlassen aber für längere Zeit rote oder stärker pigmentierte Flecken.

HÄUFIGSTE SYMPTOME

- **Verkrustende Blasen, vor allem um den Mund, die oft schnell aufplatzen und eine gelbliche Flüssigkeit entleeren**

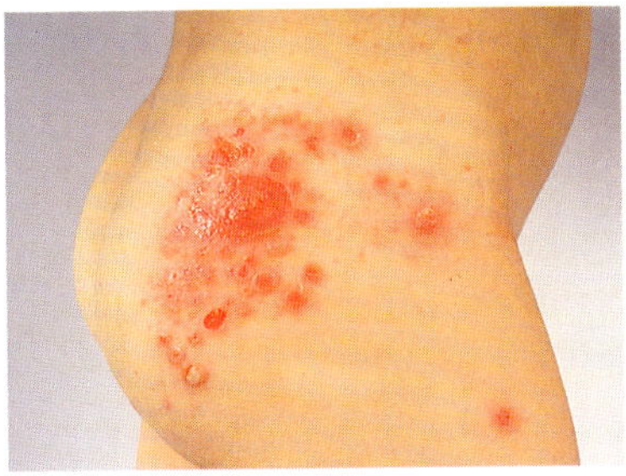

Ansteckender Grind mit den typischen Blasen – hier am Gesäß

Soll Ihr Kind zum Arzt?

Impetigo muß immer ärztlich behandelt werden.

So hilft der Arzt

• Je jünger Ihr Kind ist, um so mangelhafter ist seine körpereigene Abwehr, und Antibiotika-Salben sind nötig. In schweren Fällen verordnet der Arzt Antibiotika zum Einnehmen.

• Zur Desinfektion der befallenen Hautstellen kann der Arzt Pyoktanin-Lösung verordnen, die die Haut allerdings stark blau färbt. Pyoktanin trocknet den Grind aus, hemmt Entzündung und Juckreiz und wirkt gegen Bakterien und Pilze.

• Für die Behandlung zu Hause verordnet der Arzt Salizylvaseline, die der Apotheker mischt.

So helfen Sie Ihrem Kind

• Wichtig ist, die Übertragung auf andere zu verhindern. Kinder mit Grind dürfen deshalb keine Gemeinschaftseinrichtungen wie Kindergarten oder Schule besuchen.

• Die Blasen und Krusten heilen von selbst gut ab. Sie können die Heilung fördern, indem Sie die Krusten mit Salizylvaseline auflösen (zwei- bis dreimal täglich die befallenen Stellen dünn eincremen).

• Bei großflächigem Hautbefall helfen Kaliumpermanganat-Bäder (1 Gramm Kaliumpermanganat auf 10 Liter Wasser) als Teil- oder Vollbad.

• Homöopathisch unterstützend hilft lokal Aqua silicata zum Austrocknen (dreimal täglich). Gegen Pustelbildung: Antimonium tartaricum D4 (dreimal täglich 1 Tablette). Bei schlecht heilender Haut: Hepar sulfuris D6 oder Silicea D6 (dreimal täglich 5 Globuli). Gegen Juckreiz: Avena-sativa-Lösung (Haferstroh) als Badezusatz, angewandt nach Packungsvorschrift.

Herpes-Erkrankung

Fieberbläschen (Herpes labialis) an der Oberlippe

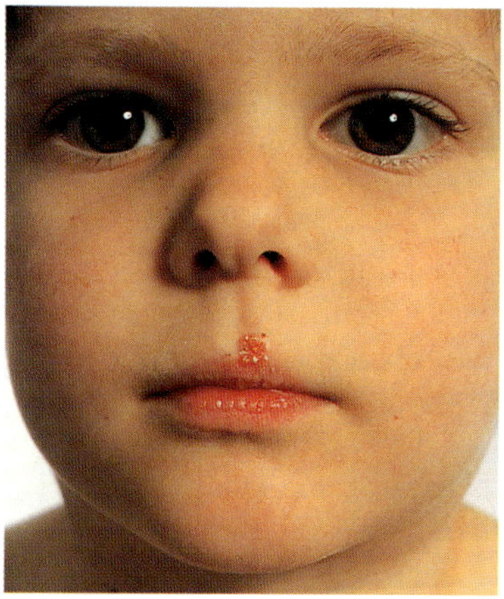

HÄUFIGSTE SYMPTOME

- **Schmerzhafte, gruppenweise angeordnete Bläschen im Gesicht, die aufplatzen und verkrusten**
- **Juckreiz**
- **Fieber**

Herpes ist eine ausgesprochen häufige Erkrankung, die durch das Herpes-simplex-Virus verursacht wird. Die Viren werden durch Tröpfchen- oder Schmierinfektionen übertragen, verbleiben nach der Erstinfektion oft jahrzehntelang im Körper und neigen zu immer wiederkehrendem Auftreten.

• Mundfäule (Stomatitis aphthosa): Zum Erstkontakt mit dem Herpes-Virus kommt es meist im frühen Kindesalter. Oft bleibt dieser Kontakt unbemerkt, er kann sich aber auch als fieberhafter Infekt äußern. Die Erkrankung beginnt dann akut mit Fieber, Erbrechen und Abgeschlagenheit. Innerhalb weniger Stunden bilden sich auf der gesamten Mundschleimhaut schmerzhafte, weißlich-gelbe Bläschen, die platzen und so schmerzen, daß Ihr Kind kaum essen und trinken kann. Sie können auf die Lippen und Naseneingänge übergreifen und verkrusten dann. Die Halslymphknoten sind geschwollen. Nach sieben bis zehn Tagen heilen die Bläschen narbenlos ab.

• Fieberbläschen (Herpes labialis): Nach der Erstinfektion kann es – häufig bei Erkältungskrankheiten – zu Reinfektionen kommen. Innerhalb von ein bis zwei Tagen bilden sich an Lippen, Zahnfleisch, Naseneingängen oder Gesichtshaut juckende, gerötete Stellen, die zu Pusteln und Bläschen aufblühen, aufplatzen und verkrusten. Nach 10 bis 14 Tagen heilen die Bläschen ab. Das Befinden der Kinder ist durch die Fieberbläschen wenig beeinträchtigt.

Soll Ihr Kind zum Arzt?

Sie sollten Ihr Kind mit Mundfäule immer zum Arzt bringen, damit er die Diagnose bestätigt und die richtigen Medikamente verordnen kann.

So hilft der Arzt

Er wird ein schmerzstillendes Gel verordnen. Im Frühstadium kann er virusabtötende Cremes oder Säfte (Aciclovir) verordnen.

So helfen Sie Ihrem Kind

Bei Mundfäule und Fieberbläschen im Mund:

• Geben Sie Ihrem Kind nur flüssige, zimmerwarme, ungesalzene Nahrung, ohne Fruchtsäure oder sauren Geschmack. Alles, was zu kalt, warm oder sauer ist, brennt und schmerzt im Mund. Bewährt haben sich Vanillesoße, Milchreis, Wackelpeter-Pudding, ungesalzene Fleischbrühe, dünner Kartoffelbrei und Gummibärchen.

• Den Mund mit lauwarmem Kamillentee oder verdünntem Salbeitee spülen lassen.

• Homöopathisch sind Versuche mit Mezereum D4 (dreimal täglich 5 Globuli) und bei starken Schmerzen zusätzlich Acidum nitricum D4 (alle zwei Stunden 5 Globuli) erlaubt.

• Tupfen Sie auf Fieberbläschen zusätzlich drei- bis viermal täglich Tinctura propolis (Apotheke).

Bei immer wiederkehrenden Infektionen soll homöopathisch Natrium muriaticum D200 (alle vier Wochen 1 Tablette) helfen.

Krätze

Erntekrätze
Die Erntekrätze (Erntebeiß, Sendlinger Beiß) wird durch Larven der Herbstmilbe verursacht und kommt von Juni bis September vor allem in Bayern, Thüringen und Tirol vor. Stark juckende rote Flecken mit Pusteln und Krusten blühen auf Haut und Kopfhaut, nachdem das Kind in Wiesen, Gebüsch oder Heu gespielt hat.

HÄUFIGSTE SYMPTOME

- **Entzündungsherde an Händen und Füßen, Achselhöhlen und Gesäßregion**
- **Starker Juckreiz, vor allem nachts in der Bettwärme**

Die Krätze (Scabies) – früher eine der häufigsten Erkrankungen – ist immer noch weit verbreitet. Verursacht wird sie von den etwa 0,4 Millimeter großen Krätzemilben, die dünne Gänge in die Hornschicht der Haut graben. Am Ende der Gänge, wo man die Milben als kleine dunkle Punkte erkennen kann, legen sie ihre Eier ab. Die Larven schlüpfen aus, graben sich an die Hautoberfläche und bohren von dort aus – als reife Milben – wieder Gänge in die Haut.

Außerhalb der Haut überleben die Milben nur zwei bis drei Tage, sie können aber durch Körperkontakt oder befallene Wolldecken, Bettwäsche, Handtücher und Kleidung leicht übertragen werden.

Vor allem an Händen und Füßen, in den Achselhöhlen und der Gesäßregion entstehen gerötete, stark juckende, punkt- und streifenförmige Entzündungsherde, die vor allem nachts stark jucken. Durch Kratzen kann die Haut mit Bakterien superinfiziert werden.

Soll Ihr Kind zum Arzt?

Bei juckendem Hautausschlag sollten Sie zum Arzt gehen.

So hilft der Arzt

Er wird milbenabtötende, Lindan-haltige Mittel verordnen.

So helfen Sie Ihrem Kind

- Reiben Sie die befallenen Stellen an zwei aufeinanderfolgenden Tagen mit dem milbentötenden Gel ein. Lassen Sie das Medikament drei Stunden einwirken und waschen Sie es dann mit Wasser und Seife wieder ab.
- Wichtig: Vor der ersten Behandlung sollte Ihr Kind ein kurzes Bad nehmen, um die Hautporen zu öffnen. Nach der Behandlung müssen Leib- und Bettwäsche gewechselt werden. Waschen und Bügeln der Wäsche genügt, um restliche Milben abzutöten.
- Verwenden Sie die Lindanhaltigen Mittel nicht länger als angegeben, sie sind giftig.
- Homöopathisch gegen Juckreiz: Rhus toxicodendron D30 (einmal täglich 1 Tablette), Rumex D4 (dreimal täglich 5 Globuli, noch zwei bis drei Tage nachdem der Juckreiz aufgehört hat).
- Da Säuglinge gern ihre Haut ablecken, sollten sie im Krankenhaus behandelt werden, um Vergiftungen zu vermeiden.
- Schutz vor Erntekrätze: Reiben Sie die Haut mit einigen Tropfen Zitronen- oder Nelkenöl – oder Insekten-Schutzmitteln – ein, um die Milben fernzuhalten. Passen Sie auf, daß Ihr Kind nicht wieder dort spielt, wo es sich die Erntekrätze geholt hat.

Läuse

Wenn Kinder Läuse bekommen, handelt es sich meist um Kopfläuse – Kleider- oder Filzläuse sind bei Kindern sehr selten. Die winzigen Insekten leben vom Blut des Menschen. Sie durchbohren die Haut mit einem relativ schmerzlosen Stich, aber ihr Speichel verursacht starken Juckreiz. Kopfläuse legen ihre Eier als sogenannte Nissen ganz unten an die Basis der Kopfhaare ab. Nach etwa zwei Wochen schlüpfen die Larven und beginnen, Blut zu saugen.

Auch heute noch sind Kopfläuse sehr weit verbreitet. Sie befallen meist Kinder im Vorschul- und Grundschulalter und lösen wahre Epidemien aus. Das Hauptsymptom ist der Juckreiz, der aber häufig erst Wochen nach der Ansteckung auftritt. Die Läuse sitzen am liebsten hinter den Ohren und im Genick. Häufig sind die Lymphknoten im Genick und am Hals vergrößert. Bei Untersuchung der Haare fallen die daran festsitzenden Nissen als ein Millimeter große grauweiße Knötchen auf.

HÄUFIGSTE SYMPTOME

- **Juckreiz an der Kopfhaut**
- **Vergrößerte Lymphknoten im Genick und im Halsbereich**
- **Grauweiße Nissen in den Haaren**

So helfen Sie Ihrem Kind

• Behandeln Sie das Haar Ihres Kindes mit dem verordneten Mittel zweimal im Abstand von einer Woche. Der Wochenabstand ist wichtig, um auch die Läuse zu vernichten, die in der Zwischenzeit geschlüpft sind. Lassen Sie das Mittel nicht länger als drei Stunden auf die Kopfhaut einwirken.

• Lindan-haltige Mittel sind giftig und dürfen nicht in Mund oder Augen kommen. Bedecken Sie den Kopf Ihres Kindes mit einer Mütze oder einem Kopftuch, solange die Mittel einwirken.

• Waschen Sie nach der Anwendung gründlich Ihre Hände und die Ihres Kindes.

• Kämmen Sie die Nissen mit einem Läusekamm aus (am besten gegen den Strich).

• Homöopathisch hilft gegen den Juckreiz Ledum D4 (dreimal täglich 5 Globuli) und Cardiospermum-Salbe.

• Kurze Haare, häufiges Haarewaschen, regelmäßiges Duschen und Wäschewechseln beugen einem erneuten Läusebefall vor.

• Wenn Sie Läuse mit dem Hausmittel Essigwasser bekämpfen möchten: Einen Erfolg erzielen Sie nur, wenn die Haare Ihres Kindes höchstens einen Zentimeter lang sind! Den mit gleichen Teilen Wasser verdünnten Haushaltsessig eine Woche lang täglich auf Haare und Kopfhaut auftragen. Tuch oder Mütze aufsetzen. Nach einer Stunde mit Wasser gut ausspülen und die Nissen sorgfältig mit dem Läusekamm auskämmen.

Soll Ihr Kind zum Arzt?

Gehen Sie mit dem Kind zum Arzt, wenn Sie an den Haaren Nissen entdecken.

So hilft der Arzt

• Er wird Lindan-haltige Präparate zum Abtöten der Läuse verordnen.

• Nach der Behandlung wird der Arzt Ihr Kind nochmals untersuchen. Den Kindergarten oder die Schule darf es erst wieder besuchen, wenn der Arzt bescheinigt, daß es keine Läuse mehr hat.

Pilzerkrankungen

Hautpilze werden von Tieren oder Menschen (auch über Gegenstände) auf Menschen übertragen. Besonders gefährdet sind Kinder bei engem Kontakt mit Haustieren. Feuchtigkeit und Wärme, zum Beispiel in Turnhallen, Schwimmbädern oder Gemeinschaftsduschen, fördern indirekt das Pilzwachstum. Pilze besiedeln gerne Hautbezirke mit starker Schweißbildung, vor allem im Sommer. Voraussetzung ist, daß die Haut kleinste Verletzungen hat oder durch den Schweiß aufgeweicht ist.

Hautpilze werden in zwei Gruppen eingeteilt: in Hefepilze, die zum Beispiel auf das Antimykotikum Nystatin ansprechen, und Fadenpilze, die zum Beispiel mit dem Antimykotikum Griseofulvin behandelt werden können. Häufigster Hautpilz bei Säuglingen und Kleinkindern ist der Hefepilz Candida albicans, der Erreger von Mund-, Darm- und Windelsoor (Seite 55). Fadenpilze verursachen je nach Befallsort am Körper verschiedene Symptome

Beispiele für Fadenpilze

- Hautpilz am Körper (Tinea corporis): Runde bis ovale, juckende Hautherde, die sich scheibenförmig vergrößern und im Zentrum wieder abheilen. An den Rändern sind sie rot, erhaben, scharf begrenzt und schuppig. Durch Kratzen können eiternde Superinfektionen entstehen.
- Kopfhautpilz (Tinea capitis): Ähnlich wie Tinea corporis, aber Befall der behaarten Kopfhaut, mit Juckreiz und eventuell Superinfektion durch Kratzen. Die Haare an den befallenen Stellen brechen unregelmäßig ab oder lassen sich büschelweise ausziehen (Trichophytie). Ein anderer Hautpilz verursacht mehlig-schuppende runde Herde, mit abgebrochenen Haaren, gleichmäßig dicht über die Kopfhaut verteilt (Mikrosporie). Die Mikrosporie kann in Kindergärten oder Schulen massiv auftreten und ist dann meldepflichtig.
- Fußpilz: Die weichen Stellen im Zwischenzehen- und Übergangsbereich von Fußsohlen zu Fußrücken sind gerötet und schuppig. Sie können sich zusätzlich entzünden und nässende, juckende, schuppende Herde bilden. Zusätzlich besteht starker, geruchsintensiver Fußschweiß. Infektionsquellen sind Schwimmbadduschen, Hotelduschen und Turnhallenböden, wenn barfuß geturnt wird. Die Pilzinfektion wird durch Strümpfe und Strumpfhosen aus Synthetik, Gummistiefel, Turnschuhe und billige Schuhe mit angeschweißten Gummisohlen gefördert: Sie verursachen feuchte Füße, die dadurch pilzanfälliger sind.
- Nagelpilz: Fadenpilze dringen in das Nagelbett ein und wachsen mit dem Nagel nach oben. Der Nagel wird brüchig, dick und milchig-durchsichtig. Oft kommt es zu geruchsintensiven Superinfektionen durch Bakterien und Schweiß.

Pilzerkrankungen

Soll Ihr Kind zum Arzt?

Bei jeder Pilzerkrankung sollten Sie den Arzt aufsuchen.

So hilft der Arzt

• Je nach der Art des Pilzbefalls wird der Arzt antimykotische Lösungen, Sprays, Puder oder Salben verordnen: Lösungen für nässende Herde, Salben für trockene und schuppende Herde, fettfreie Salben für Mischformen.

• In seltenen Fällen wird der Arzt ein Antimykotikum zum Einnehmen verordnen.

• Nagelpilz: Vor der allgemeinen Pilzbehandlung muß der befallene Nagel vom Arzt entfernt werden – entweder wird der Nagel mit Salben aufgeweicht oder chirurgisch entfernt. Eine zusätzliche Behandlung mit Griseofulvin-Tabletten über Monate ist bei Nagelpilz unerläßlich.

HÄUFIGSTE SYMPTOME

- **Rote, schuppende Hautstellen**
- **Juckreiz**

Zur Beseitigung der Infektionsquellen können Sie selbst viel tun:

• Familienmitglieder sollten sich auf Hautpilze untersuchen lassen.

• Auch Haustiere sollten vom Tierarzt auf Pilzbefall untersucht werden.

• Kaufen Sie bei Kopfhautbefall neue Kämme und Bürsten.

• Trennen Sie Waschlappen und Handtücher des erkrankten Kindes von denen der anderen Familienmitglieder.

• Wechseln Sie das Bettzeug, kochen Sie die Wäsche aus

So helfen Sie Ihrem Kind

• Sehr wichtig ist, herauszufinden, wo sich Ihr Kind angesteckt hat, da es sich ständig wieder neu mit Hautpilz infizieren kann.

• Bei Nagelpilzbefall: Behandlung gewissenhaft über Monate!

• Lassen Sie Ihr Kind erst dann wieder zum Schwimmen und Turnen gehen, wenn es der Arzt erlaubt.

• Bei Haarausfall kann Ihr Kind eine Mütze tragen, bis die Haare nachgewachsen sind.

• Fußpilz: Bei Fußpilz ist zusätzlich eine gewissenhafte Fußhygiene nötig. Die Füße morgens und abends erst warm, dann kalt waschen. Zum Abtrocknen jedesmal frische Handtücher benutzen. Ihr Kind sollte nur kochfeste Baumwollsocken tragen und diese täglich wechseln. In geschlossenen Räumen sind Ledersandalen am günstigsten. Behandeln Sie feste Schuhe, Stiefel und Turnschuhe mit antimykotischen Sprays.

• Pilze verschwinden nur durch Behandlung mit Antimykotika, die aber lange genug gegeben werden müssen (meist über zwei bis drei Wochen, bei Fußpilz oder Nagelpilz über mehrere Monate).

• Homöopathische Behandlungen können Pilze nicht beseitigen, aber die unangenehmen Symptome lindern. Unterstützend hilft bei nässendem Ausschlag: Hepar sulfuris D6 (dreimal täglich 5 Globuli). Gegen brennenden Juckreiz: Rhus toxicodendron D30 (einmal täglich 5 Globuli). Gegen nächtlichen Juckreiz: Rumex D4 oder Magnesium carbonicum D4 (einmal täglich 5 Globuli vor dem Schlafengehen).

Schuppenflechte

Die Schuppenflechte (Psoriasis vulgaris) ist eine ererbte Veranlagung der Haut, auf bisher noch unbekannte Reize mit übermäßiger Verhornung der Oberhaut zu reagieren. Ein bis zwei Prozent aller Menschen leiden daran, in 20 Prozent der Fälle schon vor der Pubertät.

Die verhornten Herde treten besonders an den Streckseiten der Arme und Beine, am behaarten Kopf, an Handtellern, Fußsohlen, Fingern und Fußnägeln auf. Die Hautstellen sind rot, scharf begrenzt, rund und leicht erhaben, stecknadelkopf- bis münzgroß. Von silberglänzenden Schuppen bedeckt wachsen sie an den Rändern und vergrößern sich. Entfernt man die Schuppen durch Kratzen, kommt es zu punktförmigen Blutungen. Der Verlauf ist sehr unterschiedlich: Neue Schübe können nach wochen-, aber auch jahrelangen symptomfreien Zeiten auftreten.

HÄUFIGSTE SYMPTOME

- **Schuppende Hautstellen, vor allem an den Streckseiten der Arme und Beine und am behaarten Kopf**
- **Punktförmige Blutungen bei Abkratzen der Schuppen**
- **Schubweiser Verlauf**

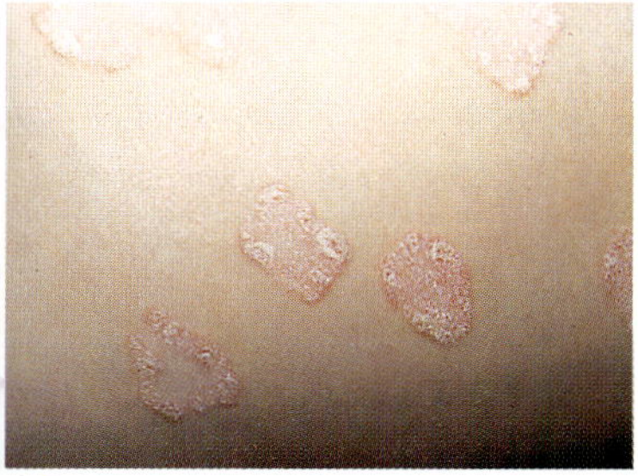

Mit silbrigen Schuppen bedeckte Psoriasis-Herde

Soll Ihr Kind zum Arzt?

Suchen Sie bei Verdacht auf Schuppenflechte den Arzt auf.

So hilft der Arzt

• Der Arzt wird Salizylvaseline verschreiben, die der Apotheker nach Rezept mischt.
• Fumarsäure-haltige Salben können helfen – dies hat eine großangelegte Untersuchung der Universität Bochum gezeigt.
• Bei stärkeren Krankheitsschüben können kortisonhaltige Salben notwendig werden.
• Der Arzt kann ultraviolette Bestrahlungen verordnen, die gute Erfolge gezeigt haben.

So helfen Sie Ihrem Kind

• Lösen Sie die Schuppen mit Salizylvaseline auf. So lange immer wieder auftragen, bis die Verhornungen aufgeweicht sind. Am behaarten Kopf ist dreiprozentige Salizylsäure in Olivenöl (vom Apotheker) hilfreich. Danach sollte die Haut mit alkalifreien Waschsubstanzen abgewaschen werden.
• Nach dem Ablösen der Schuppen haben sich teerhaltige Salben (aus der Apotheke) bewährt: So dünn wie möglich auftragen und gut einreiben.
• Eine Heilung gibt es nicht. Diätmaßnahmen sind wirkungslos.
• Kortisonhaltige Salben nur nach Absprache mit dem Arzt!
• Kuren am Toten Meer in Israel sind (wegen des hohen Salzgehalts) sehr wirkungvoll. In schweren Fällen geben die Krankenkassen Zuschüsse.
• Meersalz für Bäder ist kein gleichwertiger Ersatz, aber ein preisgünstiges Hilfsmittel.

Sonnenbrand

Die ultraviolette Strahlung des Sonnenlichtes kann, wenn sie lange und intensiv auf die Haut einwirkt, einen Sonnenbrand hervorrufen. Die lokal schmerzhafte Rötung der Haut, bei der nur die oberflächliche Haut betroffen ist, entspricht einer Verbrennung 1. Grades (Verbrennungen, Seite 248). Wenn sich Blasen und offene rote Wundflächen bilden, handelt es sich um eine Verbrennung 2. Grades. Kommen Fieber, Kopfschmerzen, Schwindel und eventuell Erbrechen dazu, droht ein Hitzschlag (Seite 241). Bringen Sie Ihr Kind sofort in den Schatten und legen Sie es flach hin.

Sorgen Sie bei Verdacht auf Hitzschlag dafür, daß Ihr Kind schnell zum Arzt kommt!

HÄUFIGSTE SYMPTOME

- **Rötung an den Stellen, die der Sonne am meisten ausgesetzt waren: Gesicht, Ohren, Hand- und Fußrücken, Schulterpartie**

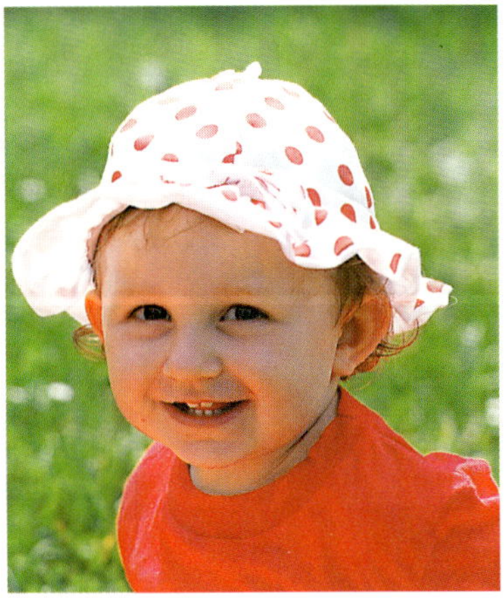

Ein Hut, der die Ohren bedeckt, und ein Hemdchen schützen vor Sonnenbrand

Soll Ihr Kind zum Arzt?

Wenn sich durch den Sonnenbrand Blasen gebildet haben, bringen Sie Ihr Kind umgehend zum Arzt.

So hilft der Arzt

Bei Verbrennung 2. Grades kann er entzündungshemmende Salben und schmerzlindernde Zäpfchen verordnen.

So helfen Sie Ihrem Kind

• Bei einem Sonnenbrand 1. Grades und 2. Grades bringen Sie Ihr Kind sofort in den Schatten. Kühlen Sie die verbrannten Stellen mit kaltem Wasser – notfalls ein nasses T-Shirt überziehen.

• Legen Sie kalte Kompressen mit Quark oder Joghurt auf die geröteten Hautstellen, aber nicht auf die Blasen.

• Geben Sie Ihrem Kind reichlich leicht gesalzene Flüssigkeit zu trinken (etwa 1 Teelöffel Salz auf 1 Liter Wasser).

• Vorbeugung: Lassen Sie Ihr Kind nicht ohne breitkrempigen Hut in die Sonne – am besten trägt es auch ein Hemdchen.

• Benutzen Sie hochwertige, unparfümierte Sonnencremes (Lichtschutzfaktor 12 bis 20) ohne Konservierungsstoffe und Emulgatoren, die Allergien auslösen könnten.

• Tragen Sie die Sonnencreme eine halbe Stunde vor dem Sonnenbad auf und mehrmals während des Tages – auf jeden Fall nach jedem Baden im Wasser.

• Beginnen Sie das Sonnenbaden langsam: Am ersten Tag nur zehn Minuten. Vermeiden Sie Sonnenbäder während der Mittagshitze.

Warzen

Typisches Beispiel für eine gewöhnliche Warze am Finger

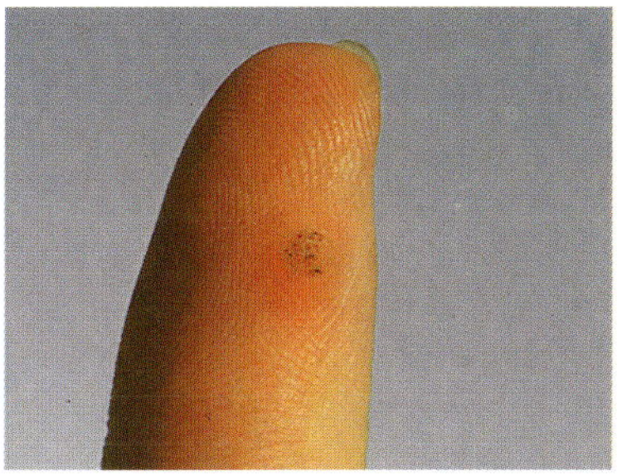

HÄUFIGSTE SYMPTOME

- **Kleine, erhabene Wucherungen auf der Haut**
- **Normalerweise nicht schmerzhaft, Ausnahme: Lokalisation an Fußsohlen**

So helfen Sie Ihrem Kind

• Flachwarzen sprechen oft auf Suggestionsbehandlungen an (»wegbeten«, »besprechen«). Allerdings neigen Warzen – außer Fußwarzen – auch stark zu spontanem Verschwinden.

• Homöopathisch hilft Thuja Urtinktur (dreimal täglich auf die Warzen auftragen). Bei fleischigen Warzen: Thuja D4 zum Einnehmen (dreimal täglich 5 Globuli). Bei Fußwarzen: Antimonium crudum D4 (dreimal täglich 1 Tablette) bis zum Verschwinden der Warzen.

Warzen (Verrucae) sind durch Viren verursachte kleine Wucherungen der obersten Hautschicht. Ihr Ursprung sitzt in der Lederhaut. Nach der Art der Viren und den Stellen des Auftretens unterscheidet man verschiedene Warzenarten:

• Flachwarzen treten vor allem bei Kindern und Jugendlichen auf: Sie sind flach bis erhaben, hautfarben und treten vorzugsweise in Gruppen im Gesicht und auf den Handrücken auf. Durch Kratzen kommt es zur reihenförmigen Ausbreitung.

• »Gewöhnliche« Warzen kommen in jedem Alter vor. Die Vermehrung erfolgt durch ständige Selbstinfektion. Fast immer treten sie an den Händen auf, besonders bei feuchtkalten Händen. Sie sind größer und höher als Flachwarzen und haben eine stark zerklüftete Oberfläche, teils mit Fadenbildungen.

• Dornwarzen sind »gewöhnliche« Warzen an den Fußsohlen. Durch das Körpergewicht kann die Warze nicht nach außen wuchern und wächst stattdessen dornartig in die Haut und verursacht dadurch beim Gehen starke Schmerzen. Durch Blutungen im Warzengewebe entstehen schwärzliche Punkte.

• Feigwarzen finden sich an Schleimhäuten, im Mund-Lippen-Bereich, am After oder im Genitalbereich. Gewöhnlich werden sie beim Geschlechtsakt übertragen. Feigwarzen bei Kindern sollten immer Verdacht auf sexuellen Mißbrauch erregen.

• Dellwarzen (Mollusken) treten gern in kleinen Epidemien auf. Die Übertragung erfolgt durch Schmierinfektion. Die Inkubationszeit dauert mehrere Wochen. Dann kommt es zu einzelnen oder gruppenweisen gelblichen bis blaßrosafarbenen, perlartigen, derben Knötchen, die zentral eingedellt sind. Besonders häufig sind sie im Gesicht, am Hals, Oberkörper und Oberarmen zu finden.

Warzen sind schwer zu behandeln. Man wird dagegen nicht immun und kann sich deshalb ständig selbst oder durch Schmierinfektion neu infizieren. Daher nicht an den Warzen herumkratzen oder drücken!

Soll Ihr Kind zum Arzt?

Wenn Warzen kosmetisch stören oder Schmerzen verursachen, suchen Sie den Arzt auf.

So hilft der Arzt

• Fußwarzen werden mit Salizylsäure-haltigen Pflastern oder Lösungen über mehrere Wochen behandelt. Wenn die Warzen dadurch nicht verschwinden, kann der Arzt sie ambulant in örtlicher Betäubung chirurgisch entfernen.

• Flachwarzen und Dellwarzen verschwinden fast immer von allein. Der Arzt kann Vitamin-A-Säure-haltige Gels verordnen.

Zeckenbiß

Festgebissene Zecke

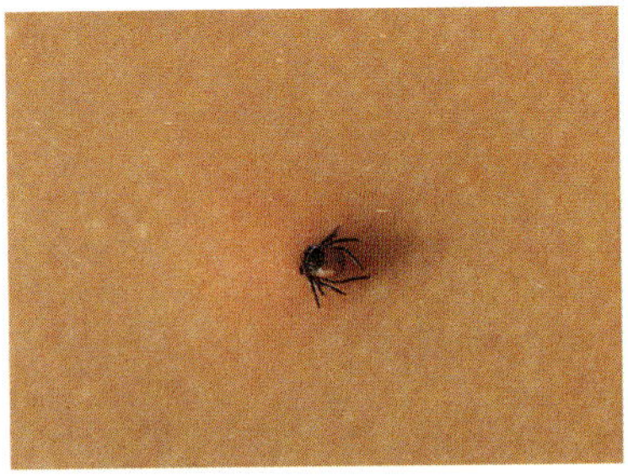

HÄUFIGSTE SYMPTOME

- **Sichtbares festgebissenes Insekt, besonders an Haargrenze und unbedeckten Körperteilen**

Zecken gibt es in ganz Europa. Sie leben gern in feuchten Wiesen, an Waldrändern und in feuchten Auwäldern. Die wichtigsten Arten sind der Holzbock, die Schaf- und die Rotwildzecke, die alle Blut von Säugetieren und Menschen saugen. Dadurch können sie gefährliche Krankheiten wie die Frühsommer-Meningoenzephalitis (FSME, Seite 173) oder die Lyme-Erkrankung (Borreliose, Seite 172) übertragen.

In Wiesen, Wäldern und Gebüsch befallen Zecken, angezogen durch Schweiß und Körpergeruch, den Menschen und beißen sich in der Haut fest, meist an der Haargrenze im Genick, oft aber auch an Armen, Beinen oder im Taillenbereich. Das festgebissene Tier ist etwa zwei bis fünf Millimeter groß, rund und durch die Blutfüllung dunkel gefärbt.

Soll Ihr Kind zum Arzt?

Lassen Sie eine Zecke am besten vom Arzt entfernen.

So hilft der Arzt

- Er untergräbt mit einer spitzen Nadel oder Kanüle den Zeckenkopf, um die Zecke aus der Haut herauszuheben. Das kann etwas wehtun.
- Er wird Ihnen sagen, daß die Bißstelle in den nächsten drei Wochen beobachtet werden sollte. Es könnten sich dort rotgefärbte Ringe auf der Haut bilden – Zeichen einer bakteriellen Infektion, der Borreliose (Seite 172).

So helfen Sie Ihrem Kind

- Was früher empfohlen wurde – Ersticken der Zecke durch Vaseline, Öl, Nagellack, dann mit einer Pinzette herausdrehen – gilt heute nicht mehr: Inzwischen ist nachgewiesen, daß dadurch vermehrt Zeckenspeichel in die Bißstelle gelangt und das Auftreten von Borreliose und FSME gefördert wird.

Vor allem darf die Zecke nicht zerquetscht werden, weil dadurch die Krankheitserreger regelrecht in die Haut gedrückt werden.

- Sie können versuchen, die Zecke mit einer desinfizierten Stecknadel oder einer Zeckenzange (seit kurzem ist ein verbessertes Modell erhältlich) aus der Haut zu heben.
- Wichtig ist der Schutz vor Zeckenbissen: Meiden Sie möglichst »zeckenverseuchte« Gebiete (Landkarte, Seite 173).

Wenn Sie mit Ihrem Kind in Wiesen oder Wäldern spielen oder wandern: Mütze oder Hut aufsetzen, Hemdkragen hochstellen, Hals- oder Kopftuch, lange Ärmel und lange Hosen mit Kniestrümpfen tragen.

Suchen Sie nach einem Aufenthalt in einem Zeckengebiet den Körper nach Zecken ab. Wenn Sie eine festsitzende Zecke finden: Innerhalb von 24 Stunden entfernen lassen (am besten vom Arzt).

Binden Sie Ihrem Hund oder Ihrer Katze ein Zeckenhalsband um, damit das Tier keine Zecken nach Hause bringt.

Stoffwechsel und Drüsen

Der Stoffwechsel erfüllt die Aufgabe, die Energie für sämtliche Körperfunktionen zu liefern, abgebaute Körpersubstanz zu ersetzen beziehungsweise beim wachsenden Körper aufzubauen. Eine Vielzahl komplexer, miteinander verknüpfter chemischer Reaktionen, die von Hormonen und Enzymen gesteuert werden, sind dazu notwendig. Der Körper muß dafür ausreichend mit Nährstoffen – Kohlenhydraten, Proteinen, Fetten – sowie Vitaminen und Mineralstoffen versorgt werden.

Stoffwechselkrankheiten entstehen, wenn Enzyme und Hormone mangelhaft arbeiten oder in falscher Menge produziert werden. Auf den folgenden Seiten werden die häufigsten Stoffwechselkrankheiten bei Kindern beschrieben: der Diabetes mellitus (Seite 126), eine Erkrankung der Bauchspeicheldrüse, und Erkrankungen der Schilddrüse (Seite 127).

Der Rachitis vorbeugen

Auch Vitaminmangelkrankheiten zählen zu den Stoffwechselkrankheiten, da Vitamine für eine ganze Reihe von Stoffwechselprozessen unentbehrlich sind. Die Rachitis ist die bekannteste Vitaminmangelkrankheit. Fehlt Vitamin D oder bekommt ein Kind zuwenig Sonnenlicht ab, kann das Vitamin D in der Haut nicht in seine wirksame Form umgewandelt werden. Als Folge verzögert sich der Einbau von Mineralsalzen in die kindlichen Knochen, die deshalb nicht verhärten. Beginnt das Kind zu krabbeln oder sich aufzurichten, verbiegen sich durch die Belastung speziell die Beinknochen (Englische Krankheit). Als Folge kommt es zu vorzeitigen Abnützungen in den Gelenken.

Durch die heute übliche Vitamin-D-Prophylaxe im ersten Lebensjahr ist die Rachitis nahezu verschwunden.

Bauchspeicheldrüse

Die Bauchspeicheldrüse (Pankreas) liegt – vom Zwölffingerdarm umgeben – unter dem Magen im mittleren Oberbauch und teilt sich mit der Gallenblase einen gemeinsamen Ausführungsgang, über den die Verdauungsenzyme in den Zwöffingerdarm abgegeben werden. Die Gallenblase liefert die in der Leber gebildeten Gallensäuren, die zur Fettverdauung notwendig sind. Die Bauchspeicheldrüse liefert zum einen die Enzyme, die für die Verdauung von Kohlenhydraten und Eiweiß benötigt werden, und zum anderen produziert sie Hormone (Insulin und Glukagon), die sie zur Regulierung des Blutzuckerspiegels direkt in das Blut abgibt. Wenn nicht genügend Insulin gebildet wird, entsteht ein Diabetes mellitus.

Schilddrüse

Die Schilddrüse liegt im Halsbereich vor und unterhalb des Kehlkopfes. Sie produziert Hormone, die das Wachstum sowie die körperliche und geistige Entwicklung fördern und sämtliche Stoffwechselvorgänge regulieren. Ihre Arbeit kann sie nur leisten, wenn genügend Jod in der Nahrung ist. Fehlt Jod, kann es zum Jodmangelkropf kommen. Einem Kropf können Sie am leichtesten vorbeugen, wenn Sie regelmäßig Jodsalz benutzen. Kinder brauchen täglich 40 bis 100 Mikrogramm Jod.

Diabetes mellitus

Der jugendliche Diabetes mellitus (Diabetes juvenilis) beruht immer auf einem angeborenen Insulinmangel. Insulin (Seite 125) reguliert den Blutzuckerspiegel, indem es dafür sorgt, daß Glukose – der im Blut zirkulierende Zucker – in die Zellen transportiert wird. Fehlt Insulin, erhalten die Zellen nicht mehr genügend Glukose, um ihren Energiebedarf zu decken, und der Zucker »staut« sich im Blut (erhöhter Blutzucker, Hyperglykämie). Der Körper versucht den Zuckerüberschuß über den Urin loszuwerden, was zu vermehrter Urinausscheidung und schließlich Austrocknung führt. Da die Zellen ihre Energie nicht mehr über den Zucker bekommen, verbrennen sie statt dessen Eiweiß und Fette. Dadurch schwindet das Fett- und Muskelgewebe, und das Körpergewicht wird geringer. Durch den Abbau von Eiweiß und Fetten entstehen sogenannte Ketone, die Blut und Gewebe übersäuern und zum lebensbedrohlichen diabetischen Koma führen können.

Ein zuckerkrankes Kind hat großen Durst und muß häufig zur Toilette. Es ist müde und schlapp, magert ab und seine Leistungen in der Schule lassen nach. Wenn die Erkrankung rasant verläuft, kommen zu diesen Symptomen noch Erbrechen, Kopfschmerzen, Bauchschmerzen und eventuell Bewußtlosigkeit hinzu.

HÄUFIGSTE SYMPTOME

- **Großer Durst**
- **Große Urinmengen**
- **Müdigkeit**
- **Gewichtsverlust**

So helfen Sie Ihrem Kind

- Nehmen Sie an Kursen für Diabetesdiät teil.
- Überwachen Sie das Spritzen und die Blutzuckerkontrolle Ihres Kindes, aber achten Sie darauf, daß es soviel wie möglich selbst macht.
- Lassen Sie Ihr diabeteskrankes Kind ein möglichst normales Leben führen; überbehüten Sie es nicht und geben Sie ihm keine Sonderrolle!
- Ein jugendlicher Diabetes kann nicht homöopathisch behandelt werden!

Soll Ihr Kind zum Arzt?
Gehen Sie bei jedem Verdacht auf Diabetes sofort zum Arzt.

So hilft der Arzt

- Der Urinzucker wird durch eine Harnuntersuchung, der zu hohe Glukose-Spiegel im Blut durch einen Bluttest nachgewiesen.
- Diabeteskranke Kinder müssen für den Rest ihres Lebens das fehlende Insulin spritzen – geschlucktes Insulin würde von den Verdauungssäften im Magen zerstört.
- Jedes Kind mit einer neu aufgetretenen Zuckerkrankheit muß zuerst im Krankenhaus behandelt werden, damit sein Blutzucker exakt eingestellt wird und es lernt, wie man sich selbst die Spritzen gibt und den Blutzucker kontrolliert.

In allen europäischen Ländern gibt es zahlreiche Zentren für diabetische Kinder, in Deutschland eine Organisation, die sich um kleine Diabetes-Patienten kümmert (Adressen, die weiterhelfen, Seite 261).

Schilddrüsenerkrankungen

HÄUFIGSTE SYMPTOME

Schilddrüsenunterfunktion
Beim Säugling
- **Verstopfung**
- **Trinkschwäche**
- **Trockene Haut**
- **Vergrößerte Zunge**
- **Geistiger und körperlicher Entwicklungsrückstand**
- **Kropfbildung**

Beim älteren Kind
- **Verstopfung**
- **Leistungsabfall**
- **Ständiges Frieren**
- **Kropfbildung**
- **Kleinwuchs**

Schilddrüsenüberfunktion
- **Herzjagen**
- **Gewichtsverlust**
- **Unruhe, Schwitzen**
- **Kropfbildung**
- **Hervortretende Augäpfel**

So helfen Sie Ihrem Kind

• Bei einer nachgewiesenen Schilddrüsenunterfunktion hilft homöopathisch zusätzlich zu den verordneten Medikamenten: Thyreoidinum D10, täglich 1 Tablette.

• Benutzen Sie ausschließlich Jodsalz in Ihrer Küche und setzen Sie jodhaltige Lebensmittel (Seefisch) häufig auf den Speisezettel.

• Gehen Sie regelmäßig zu den notwendigen ärztlichen Untersuchungen.

Schilddrüsenerkrankungen sind in Jodmangelgebieten häufig und treten häufiger bei Mädchen als bei Jungen auf. Es gibt eine Unterfunktion der Schildrüse oder eine Überfunktion.

Zur Unterfunktion kommt es bei einem Mangel an Schilddrüsenhormonen im Blut, der entweder angeboren ist oder durch Jodmangel in der Nahrung oder Schilddrüsenentzündung »erworben« wurde. Der Säugling mit angeborener Unterfunktion trinkt schlecht und leidet an Verstopfung. Die Haut wird sehr trocken und die Zunge ist vergrößert, so daß der Mund offensteht. Wird die angeborene Schilddrüsenunterfunktion (Hypothyreose) nicht behandelt, bleibt das Kind in seiner geistigen und körperlichen Entwicklung extrem zurück. Bei älteren Kindern verursacht ein erworbener Jodmangel die Schilddrüsenunterfunktion. Sie beginnt schleichend: Die Kinder sind matt, frieren ständig, leiden an Verstopfung und bleiben im Wachstum zurück.

Bei einer Schilddrüsenüberfunktion (Hyperthyreose) produziert die Schilddrüse zuviel Hormone, die den Stoffwechsel rasant beschleunigen: Die Herzfrequenz nimmt bis zum Herzjagen zu, trotz Appetit verliert das Kind Gewicht, es ist unruhig, zittert, schwitzt und kann sich nicht mehr konzentrieren. Es kommt zu auffallend hervortretenden Augen (Exophthalmus).

Soll Ihr Kind zum Arzt?
Suchen Sie bei jedem Verdacht auf eine Schilddrüsenerkrankung den Arzt auf.

So hilft der Arzt

• Der Arzt bestimmt durch eine Blutuntersuchung die Menge an Schilddrüsenhormonen.

• Schilddrüsenunterfunktion: Der Arzt verordnet das fehlende Hormon in Form von Tabletten, die lebenslang genommen werden müssen. Wird der Säugling mit angeborener Schilddrüsenunterfunktion regelmäßig behandelt, entwickelt sich das Kind körperlich und geistig völlig normal.

• Schilddrüsenüberfunktion: Der Arzt verordnet Medikamente, die die Hormonproduktion drosseln. Da die Dosis immer dem aktuellen Bedarf angepaßt werden muß, wird er Ihr Kind regelmäßig zu Kontrolluntersuchungen bestellen.

• Zur Vorsorge wird in Deutschland routinemäßig bei allen Neugeborenen ein Schilddrüsentest (TSH-Test) durchgeführt.

Knochen, Muskeln und Gelenke

Der »Bewegungsapparat« aus Knochen, Bändern, Muskeln und Sehnen ermöglicht die aufrechte Haltung des Menschen und bestimmt seine Größe und den Körperbau. Er besteht aus einen passiven Teil – Knochen, Gelenkknorpel und Bänder – und einem aktiven Teil – Muskeln und Sehnen, der Bewegungen erst möglich macht

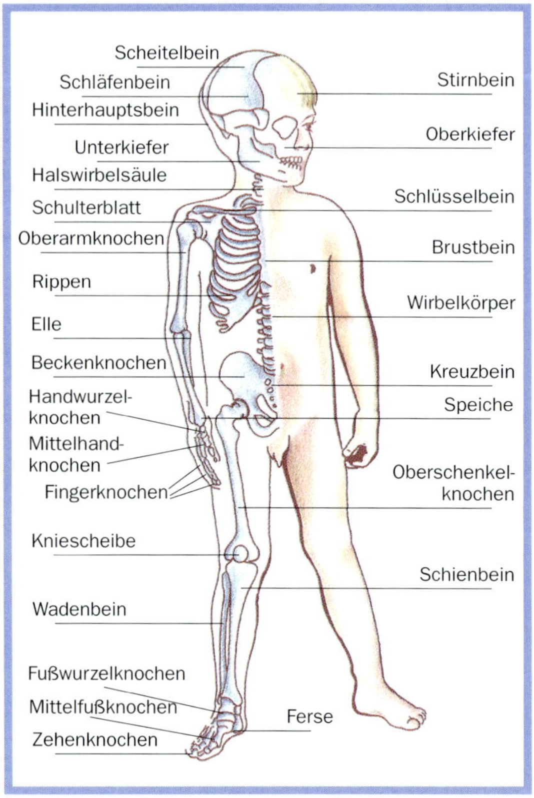

Kleine Kinder haben 350 Einzelknochen und Erwachsene 225: Je älter das Kind wird, um so mehr Knochen verwachsen miteinander. Das Skelett ist die knöcherne Schutzhülle für das Gehirn mit Rückenmark und Nervenbahnen, das Innenohr, die Augen und das Knochenmark. Die Knochen stützen Muskeln, Sehnen und Bindegewebe. Das Skelett wird unterteilt in Schädel, Wirbelsäule, Brustkorb, Schultergürtel mit Armknochen, Beckengürtel mit Beinknochen.

Nach der Form unterscheidet man Röhrenknochen (Arme, Beine, Zehen, Finger), Kurzknochen (Hand- und Fußgelenk, Wirbel) und platte Knochen (wie Schulterblatt, Schädel, Becken, Brustbein). Röhrenknochen bestehen aus Mittelteil (Diaphyse) und den beiden Knochenenden (Epiphysen) mit den Wachstumsfugen. Die dicken Enden der Röhrenknochen bilden die Gelenkköpfe und Gelenkpfannen, die reibungsarm ineinander gleiten: Außer ihrem Knorpelüberzug hilft dabei die Gelenkflüssigkeit im Gelenkspalt wie eine Art »Gelenkschmiere«. Der Gelenkspalt ist von der Gelenkkapsel aus Bindegewebe und stabilen Gelenkbändern umschlossen und überspannt, die das Gelenk festigen.

Jeder Knochen ist außen von der festen, schmerzempfindlichen Knochenhaut (Periost) überzogen. In ihr laufen Blutgefäße zur Ernährung des Knochens und Nerven, die Knochenschmerzen ans Gehirn melden. In der Markhöhle der Knochen werden die Blutkörperchen gebildet.

Die Gelenke werden durch die Muskeln bewegt. Sie sind über Sehnen mit den Knochen verwachsen. Wenn sich die Muskeln verkürzen, ziehen sie an den Knochen und ermöglichen dadurch die Bewegung. Skelettmuskeln bestehen aus hunderttausenden von Muskelzellen mit quergestreiften »Fibrillen«, kleinsten Fäserchen, die sich zusammenziehen können. Gebündelt in Gruppen, umgeben von den Muskelhüllen, bilden sie die Muskeln und Muskelstränge.

Muskeln können sich nur zusammenziehen oder erschlaffen, aber nicht schieben. Für jede Bewegung ist deshalb ein Gegenspieler für die Rückbewegung nötig, die sogenannten Streck- und Beugemuskeln.

Die Skelettmuskeln werden über Nervenimpulse des Gehirns aktiviert und unterliegen dem Willen des Menschen – im Gegensatz zur glatten Muskulatur des Darmes, die vom vegetativen, unwillkürlichen Nervensystem gesteuert wird.

Deformitäten des Skeletts

Das kindliche Skelett zeigt viele nicht »regelrechte« Befunde. Fehlhaltungen, die sich nicht verfestigt haben, müssen entweder nicht therapiert werden, da sie auswachsen, oder sie bessern sich durch gymnastische Übungen und viel Bewegungsfreiheit. Ein Beispiel: Viel Barfußlaufen bei Fußfehlhaltungen ist besser, als den Fuß in engen Schuhen mit Einlagen einzupferchen.

Im Gegensatz dazu müssen verfestigte Fehlstellungen immer ärztlich behandelt werden. Oft sind jahrelange Behandlungen durch orthopädische Stützen und Schienen, Krankengymnastik und sogar operative Korrekturen notwendig. Unbehandelt kommt es aufgrund der Fehl- und damit Überbelastung zu frühem Verschleiß, besonders an Gelenken und Haltebändern des Skeletts (Arthrose).

Scheuermannsche Krankheit

Besonders männliche Jugendliche sind von der sogenannten Adoleszenten-Kyphose oder Scheuermannschen Krankheit betroffen: Sie haben einen ausgeprägt krummen Rücken und häufig Rückenschmerzen. Die Ursache: Teile der Wirbel flachen ab, die Wirbel werden dadurch keilförmig. In leichten Fällen hilft Krankengymnastik und Sport, um die Muskulatur zu stärken. Verschlechtert sich das Krankheitsbild, kann eine Korsettbehandlung zur Entlastung der Wirbelsäule nötig werden. Die Scheuermannsche Krankheit kommt meist mit dem Ende des Wachstums zum Stillstand.

Deformitäten der Wirbelsäule

Normalerweise ist die Wirbelsäule zur Seite hin nicht gebogen, dagegen nach vorn und hinten mehr oder weniger stark S-förmig. Beim ausgewachsenen Jugendlichen ist sie doppel-S-förmig.

Ist sie verstärkt seitlich verbogen, spricht man von einer Skoliose. Eine verstärkte Biegung nach vorn im Bereich der Brustwirbel heißt Rundrücken (Kyphose). Ein Hohlkreuz besteht, wenn die Lendenwirbelsäule zu stark nach vorne gekrümmt ist (Lordose). Die Übergänge von Normalhaltungen (doppel-S) über Haltungsschwächen zu Haltungsschäden und Verkrümmungen sind fließend.

Eine Normalhaltung der Wirbelsäule für das gesamte Kindesalter gibt es nicht. Aus der Liegehaltung ohne S-Biegungen bei jungen Säuglingen über den bei älteren Säuglingen und jungen Kleinkindern mehr oder weniger deutlichen Sitzbuckel entwickelt sich schließlich die Stehhaltung beim Kleinkind. Im Stehen ist bei kleinen Kindern die ganze Palette von gerade, krumm und schief zu sehen.

Nur der Arzt kann beurteilen, ob die Haltung Ihres Kindes noch der Norm entspricht, ob eine Haltungsschwäche vorliegt, die durch Gymnastik gebessert werden kann, oder ob ein echter Haltungsschaden vorliegt, der orthopädisch behandelt werden muß.

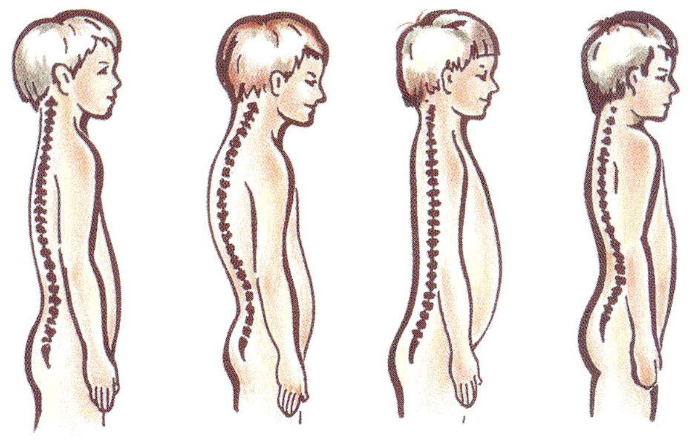

Deformitäten des Skeletts

Fußdeformitäten

Man unterscheidet Sichel-, Knick-, Haken-, Platt-, Hohl- und Klumpfüße. Ursachen sind Fehlhaltungen oder Fehlstellungen einzelner Knochen oder der Knochen zueinander. Falsch angewachsene oder zu schwach ausgebildete oder auch zu straffe Muskeln können durch mangelnden oder zu starken Zug bleibende Knochenverformungen hervorrufen. Auch Störungen der Nerven, die diese Muskeln steuern, können zur Knochendeformation führen.

Links normale O-Beine bei einem Zweijährigen, rechts normale X-Beine bei einem Vierjährigen

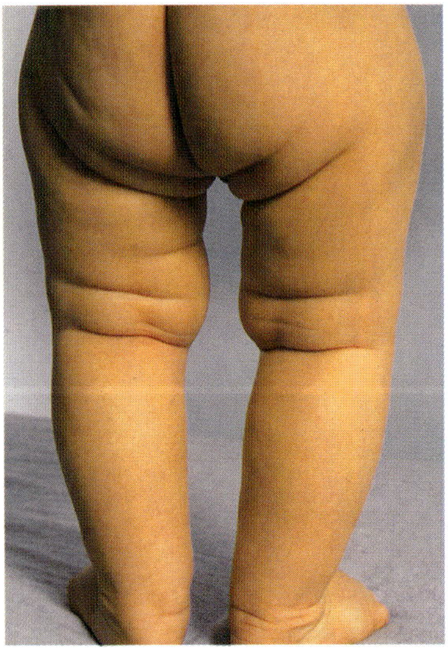

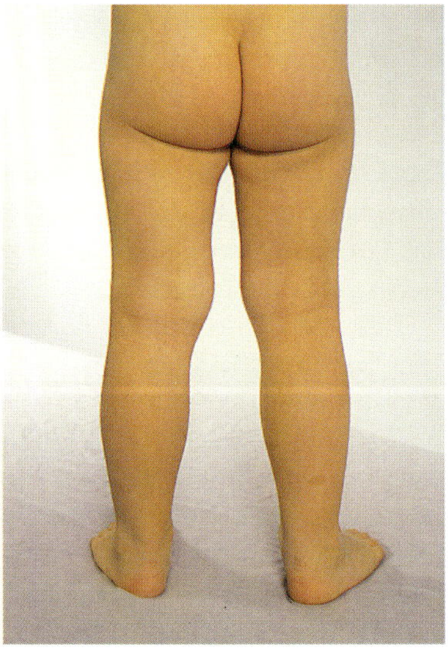

X-Beine und O-Beine

Säuglinge kommen aufgrund ihrer Lage in der Gebärmutter mit O-Beinen zur Welt. Ab dem zweiten Lebensjahr, beim Laufenlernen, bekommen gesunde Kinder X-Beine, die sich erst mit sechs Jahren auswachsen. Bis ein Kind 12 Jahre alt ist, sind seine Beine in der Regel gerade. Krankhafte O-Beine treten bei Vitamin-D-Mangel-Rachitis (Seite 125) auf. Krankhafte X-Beine sind ein Hinweis auf Muskelstörungen. Bei Unsicherheiten fragen Sie Ihren Arzt um Rat.

So helfen Sie Ihrem Kind

- Sorgen Sie dafür, daß Ihr Kind genügend Zeit und Raum zum Herumtoben hat und Freude daran findet.
- Achten Sie darauf, daß Ihr Kind nicht übergewichtig wird. Zuviele Kilo belasten das Skelettsystem.
- Wenn Ihrem Kind (Kranken-)Gymnastik verordnet wurde, sollte es regelmäßig zu Hause turnen.

Soll Ihr Kind zum Arzt?

Gehen Sie bei Verdacht auf Skelettverformungen Ihres Kindes zum Arzt. Nur er kann zwischen Störungen der Knochen, Muskeln oder Nerven unterscheiden und feststellen, ob der Befund behandlungsbedürftig ist.

So hilft der Arzt

- Bei minimalen Abweichungen wird der Arzt regelmäßig kontrollieren, ob sich der Normalzustand von selbst wiederherstellt.
- Bei Haltungsschwächen genügt oft mehr gezielte Bewegung, etwa spezielles Sonderturnen in der Schule, Schwimmen, Gymnastik.
- Haltungsschäden erfordern intensive Krankengymnastik (Physiotherapie), deren Kosten die Krankenkassen tragen.
- Verfestigte Skelettdeformitäten können durch Bewegungstherapie nicht normalisiert werden. Sie müssen orthopädisch behandelt werden: durch Einlagen, Korsett oder Operation.

Gelenkschnupfen

Der Gelenkschnupfen (Coxitis fugans) wird durch Viren hervorgerufen und ist eine akute Entzündung der Gelenkflüssigkeit des Gelenkspaltes, meist in den Hüftgelenken. Es bildet sich ein Erguß im Gelenkspalt, der sich dadurch erweitert und schmerzt. Ein Gelenkschnupfen tritt häufig im Rahmen einer normalen Erkältung auf, besonders bei Kleinkindern.

Mit oder ohne vorausgegangene Erkältung klagt das Kind ganz plötzlich, meist morgens beim Aufstehen, über starke Schmerzen in einer Hüfte oder im Kniegelenk. Es kann nicht mehr auftreten und nicht mehr spontan laufen. Fieber besteht selten.

HÄUFIGSTE SYMPTOME

- **Schmerzen in Hüftgelenk oder Knie**
- **Das kranke Bein wird kaum belastet**
- **Hinken**

Perthessche Erkrankung

Bei der Perthesschen Erkrankung (Morbus Perthes) wird das Knochengewebe des Hüftkopfes aus unbekannter Ursache zerstört. Das Kind hinkt und klagt über Schmerzen in der Kniegegend. Betroffen sind vorwiegend Jungen im Alter von fünf bis sieben Jahren.

Je früher die Erkrankung erkannt wird und je jünger ein Kind ist, um so besser sind die Heilungschancen. Daher sollten Sie zum Arzt, wenn Ihr Kind länger als eine Woche hinkt und über Schmerzen im Knie klagt. Die betroffene Hüfte wird durch eine orthopädische Gehstütze (für einige Monate) entlastet oder operiert.

Oft bleibt der Hüftkopf deformiert, was zu vorzeitigen Verschleißerscheinungen (Arthrose) im Hüftgelenk führt.

Soll Ihr Kind zum Arzt?

Ein Gelenkschnupfen ist immer so dramatisch, daß Sie Ihr Kind ohnehin zum Arzt bringen, um die Beschwerden abklären zu lassen.

So hilft der Arzt

- Er wird Ihr Kind untersuchen, um andere Erkrankungen wie Rheuma, Knochenbrüche, bakterielle Knochenmarksentzündungen oder Morbus Perthes auszuschließen. Dazu macht er Ultraschalluntersuchungen und eventuell Röntgenaufnahmen.
- Durch eine Blutprobe wird er bakteriellen oder rheumatischen Erkrankungen auf die Spur kommen.
- Er kann entzündungshemmende Salben, zum Beispiel mit dem Wirkstoff Diclofenac, verordnen.

So helfen Sie Ihrem Kind

- Der durch Viren hervorgerufene einfache Gelenkschnupfen erfordert nur einige Tage Schonung, keine weitere Therapie.
- Trockene Wärme (Wollschal, Heizkissen, Wärmflasche), Umschläge mit entzündungshemmenden Salben und Arnika-Tinktur vertreiben den Gelenkschnupfen schneller.
- Homöopathische Behandlung: dreimal täglich 5 Globuli Aconitum D30 bei akutem Beginn, Belladonna D30, wenn das Hinken sich langsam verschlimmert, Chamomilla D30 gegen die Schmerzen. Gegen den Gelenkerguß helfen dreimal täglich 5 Globuli Apis mellifica D30.

Knochenmarksentzündung

Die Knochenmarksentzündung (Osteomyelitis) wird durch eine Infektion mit Bakterien hervorgerufen. Die Erreger – meist Staphylokokken, die bei einer vorangegangenen Erkrankung wie Mandelentzündung oder Hautinfektion in den Körper gelangt sind dringen über die Blutbahn in den Knochen und rufen im Knochenmark eine eitrige Entzündung hervor. In 50 Prozent der Fälle läßt sich allerdings die Infektionsquelle nicht nachweisen.

Das Kind hat immer Fieber, aber oft keine anderen Erkrankungszeichen. Wenn die Röhrenknochen von Arm oder Bein infiziert sind, ist die betroffene Gliedmaße geschwollen, gerötet und heiß. Das Kind klagt über Schmerzen und bewegt sich nur widerwillig.

HÄUFIGSTE SYMPTOME

- **Fieber**
- **Schmerzen am entzündeten Knochen**
- **Geschwollene, gerötete und heiße Gliedmaßen**

Komplikationen

Eine Knochenmarksentzündung kann sich zu einer chronischen Entzündung entwickeln, die jahrelang immer wieder aufflackern kann.

Soll Ihr Kind zum Arzt?

Bringen Sie Ihr Kind schnellstmöglich zum Arzt. Nur er kann die Diagnose klären und die Behandlung einleiten.

So hilft der Arzt

- Um die Erreger festzustellen, muß der Arzt Blut abnehmen. Dann wird er über mehrere Monate Antibiotika verordnen.
- Der betroffene Knochen muß geröntgt und per Szintigraphie untersucht werden, um das Ausmaß der Entzündungsherde zu erkennen.
- Falls notwendig, wird der Arzt die erkrankten Gliedmaßen eine Zeitlang mit Schiene oder Gips ruhigstellen.

So helfen Sie Ihrem Kind

- Sorgen Sie dafür, daß Ihr Kind die Antibiotika über die vorgeschriebene Zeit regelmäßig einnimmt – nur so sind die Heilungsaussichten gut.
- Falls der Arzt bestimmte sportliche Betätigungen verboten hat, achten Sie auf Einhaltung dieser Verbote.
- Achten Sie schon bei eitrigen Mandel-, Ohren-, Nasennebenhöhlenentzündungen und Hautinfektionen darauf, daß Ihr Kind die vom Arzt verordneten Antibiotika regelmäßig und über die verordnete Zeitdauer einnimmt, um eine Ausbreitung der Bakterien über die Blutbahn zu verhindern.

Radiuskopf-Luxation

Bei Kleinkindern im Alter von ein bis vier Jahren kommt es beim Herumtoben mit Erwachsenen häufig zu einer Radiuskopf-Luxation (Chassaignac-Syndrom). Wenn Kinder nur an den Armen gehalten herumgewirbelt werden oder wenn sie sich aus Trotz fallen lassen und von den Eltern am Handgelenk hochgerissen werden, kann der Speichenknochen (Radius) aus seinem Halteband am Ellenbogengelenk rutschen und auf den Radius-Nerv drücken. Der Arm ist plötzlich wie gelähmt: Das Kind läßt den gestreckten Arm ganz still mit nach innen gedrehter Handfläche hängen und kann ihn aus eigener Kraft nicht in Richtung Mund heben. Jeder Bewegungsversuch ist schmerzhaft.

HÄUFIGSTE SYMPTOME

- **Plötzliche Lähmung im Arm**
- **Der Arm hängt schlaff herunter**
- **Schmerzen, wenn jemand anders versucht, den Arm zu bewegen**

Soll Ihr Kind zum Arzt?

Bitte versuchen Sie nicht, den Arm selbst wieder einzurenken. Bringen Sie Ihr Kind sofort zum Arzt.

So hilft der Arzt

• Er wird den Arm mit ein paar geübten Handgriffen und Armdrehungen wieder einrenken. Dies gelingt um so leichter, je kürzer die Zeit zwischen »Unfall« und Korrektur ist. Danach kann Ihr Kind seinen Arm wieder bewegen.

• Bei häufigerer Verrenkung kann das Gelenkhalteband so überdehnt werden, daß eine Operation nötig wird.

So helfen Sie Ihrem Kind

• Reißen Sie Ihr Kind nicht am Handgelenk hoch.

• Wenn Sie es herumwirbeln wollen, ergreifen Sie nicht seine Hände, sondern umfassen Sie es an den Oberarmen.

• Achten Sie auf dem Spielplatz darauf, daß sich Ihr Kind immer mit beiden Händen an den Klettergerüsten festhält. Sonst könnte es sich, wenn es abrutscht, eine Radiuskopf-Luxation zuziehen.

Rheumatoide Arthritis

Die rheumatoide Arthritis (Polyarthritis chronica) hat mit dem rheumatischen Fieber (Seite 155) nichts zu tun. Sie ist eine chronische Gelenkentzündung, die von der Gelenkinnenhaut ausgeht und besonders Knie-, Finger- und Fußgelenke befällt. Die Anlage dazu wird vererbt. Die rheumatoide Arthritis beginnt bereits im Kleinkindalter, vorwiegend Mädchen sind betroffen. Die Gelenke sind schmerzhaft geschwollen und heiß. Typisch sind morgendliche Schmerzen und Steifigkeitsgefühl in einem oder mehreren Gelenken. Da das Kind die betroffenen Gelenke schont und nicht mehr richtig bewegt, verkümmern die Muskeln. Durch die chronische Entzündung verformt sich mit der Zeit das Gelenk und versteift. Die Ursache ist noch unbekannt, es wird vermutet, daß es eine Erkrankung des Immunsystems ist, bei der der Körper Antikörper gegen sich selbst bildet.

HÄUFIGSTE SYMPTOME

- **Geschwollene und heiße Gelenke**
- **Schmerzen**
- **Morgendliche Steifigkeit**

Soll Ihr Kind zum Arzt?

Jedes Kind mit chronischer Gelenkentzündung (länger als drei Monate) benötigt ärztliche Dauerbehandlung.

So hilft der Arzt

Eine spezielle Therapie gibt es noch nicht. Um Gelenkversteifungen vorzubeugen, wird der Arzt Massagen, Bewegungsübungen, Krankengymnastik, entzündungshemmende Medikamente und spezielle orthopädische Schienen, die das Kind nachts tragen soll, verordnen. Kortison wird nur im äußersten Notfall gegeben.

So helfen Sie Ihrem Kind

- Ihr Kind sollte nicht in feuchtkalten Räumen schlafen: Trockene Wärme bringt Erleichterung. Berücksichtigen Sie die Krankheit Ihres Kindes auch bei Ihrer Urlaubsplanung.
- Sorgen Sie für warme, luftdurchlässige Kleidung. Keine Synthetik: Kalter Schweiß verschlimmert die Erkrankung.
- Ihr Kind muß regelmäßig die bei der Krankengymnastik erlernten Übungen trainieren.

Wachstumsschmerzen

Wachstumsschmerzen sind die häufigsten Gliederschmerzen im Kleinkind- und frühen Schulalter: Dumpfe bis brennende Schmerzen in Waden oder Schienbeinen plagen das Kind abends beim Einschlafen oder im Schlaf – manchmal so sehr, daß es weint. Es kann die schmerzende Stelle meist nicht genau angeben. Die Schmerzen verschwinden nach einiger Zeit von selbst, können aber wiederkehren. Fieber besteht nicht.

Die Ursache ist noch nicht geklärt, es wird vermutet, daß die Schmerzen von der Knochenhaut, den Wachstumsfugen oder von Muskeln und Sehnen ausgehen. Sicher ist, daß die Schmerzen auftreten, wenn das Kind einen Wachstumsschub durchmacht. Lebhafte, unruhige oder nervöse Kindern leiden häufiger darunter.

HÄUFIGSTE SYMPTOME

- **Schmerzen vor allem in Waden und Schienbein**
- **Schmerzen vor allem abends und nachts im Bett**

So helfen Sie Ihrem Kind

• Massieren Sie die schmerzenden Beine Ihres Kindes mit streichenden Bewegungen von unten nach oben. Sie können dabei Franzbranntwein mit einreiben.
• Kalte Umschläge mit Wasser und Zitronensaft fördern die Durchblutung und lindern den Schmerz.
• Homöopathisch wirken bei nächtlichen Wachstumsschmerzen Mercurius solubilis D6 (abends 1 Tablette). Bei Muskelschmerzen geben Sie Cuprum metallicum D6 und Arsenicum album D6 (täglich jeweils 1 Tablette vor dem Schlafengehen).

Soll Ihr Kind zum Arzt?

• Dauern ungeklärte Schmerzen in den Beinen ohne Besserungstendenz länger als sieben Tage, müssen Sie den Arzt aufsuchen.
• Bei Schmerzen in den Gliedmaßen mit Fieber: Sofort zum Arzt, um eine Knochenmarksentzündung auszuschließen.

So hilft der Arzt

• Er wird Ihr Kind untersuchen, um andere Ursachen der Schmerzen, wie zum Beispiel Gelenkergüsse, Bänderrisse oder Rheuma abzugrenzen.
• Wachstumsschmerzen sind harmlos. Eine gezielte Therapie ist nicht nötig.

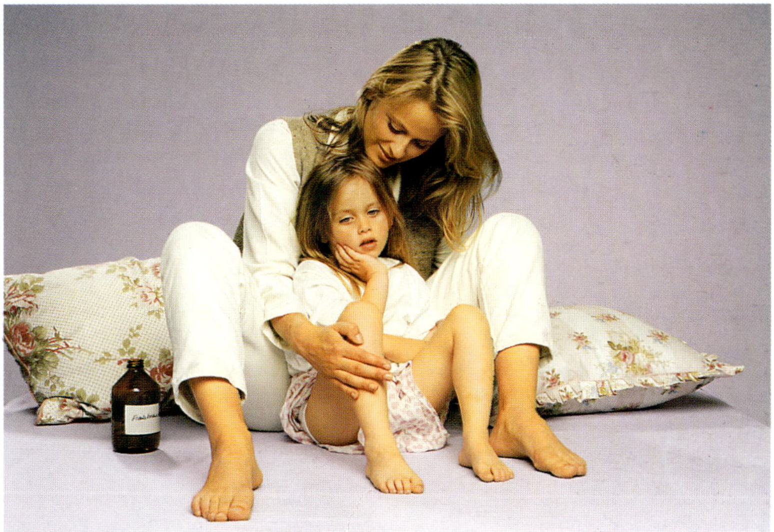

Die Beschwerden sind meist schnell überwunden, wenn die schmerzenden Beine liebevoll massiert werden

Gehirn und Nervensystem

Das Nervensystem wird in drei Bereiche aufgeteilt:

- **Zentralnervensystem, besteht aus Gehirn und Rückenmark**
- **Peripheres Nervensystem, besteht aus den sensiblen Nerven, die Reize an das Zentralnervensystem weiterleiten, und aus den motorischen Nerven, die die vom Zentralnervensystem ausgehenden Befehle in Muskelbewegungen umsetzen**
- **Vegetatives Nervensystem, es steuert unabhängig vom Bewußtsein die Funktionen der inneren Organe**

Das Nervensystem dient der Sinneswahrnehmung und -verarbeitung (Hören, Sehen, Tasten, Schmecken, Riechen), der Erregungsleitung und Steuerung der Körpervorgänge. Es regelt die Beziehung zur äußeren Umwelt und ist das Organ der geistigen Fähigkeiten.

Das Gehirn liegt in der Schädelhöhle und besteht im wesentlichen aus der in sich gefalteten und gewundenen grauen Hirnrinde, den Nervenzellen und dem aus Nervenbahnen bestehenden weißen Mark. Es wird unterteilt in die beiden Großhirnhälften, das Stammhirn, das Kleinhirn sowie das verlängerte Mark.

Das Großhirn füllt den weitaus größten Teil im Schädelinneren aus. In seiner äußeren Schicht, der grauen Hirnrinde, liegen die wichtigsten Steuerungszentren und die Schaltzentren für die geistigen Fähigkeiten. In den verschiedenen Windungen der Hirnrinde lassen sich unter anderem ein Sehzentrum, ein Sprachzentrum sowie jeweils ein Zentrum für Hören, Riechen und Schreiben abgrenzen. Im Stammhirn und dem verlängerten Mark befinden sich die Schaltzentren für Atmung, Herztätigkeit, Kreislauf und Stoffwechsel. Das Kleinhirn hat die Funktion, sämtliche Körperbewegungen zu koordinieren und aufeinander abzustimmen.

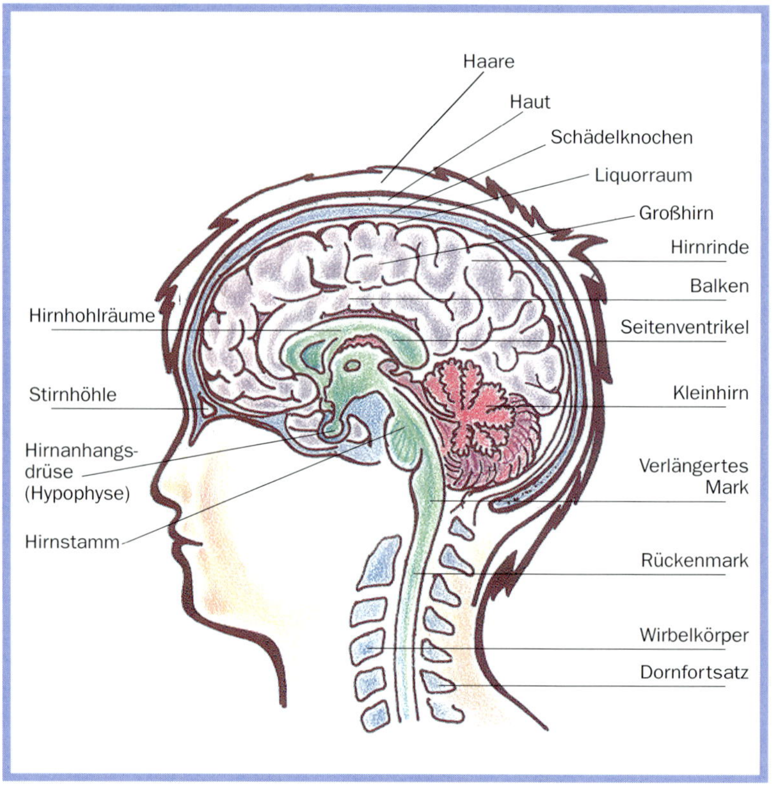

Das Rückenmark liegt im Inneren der Wirbelsäule und stellt mit seinen Nervenbahnen und Nervenzellen die Verbindungsstraße zwischen Zentralnervensystem und peripherem beziehungsweise vegetativem Nervensystem und Schaltzellen dar. Es enthält die auf- und absteigenden Nervenbahnen.

Das Gehirn ist von drei Hirnhäuten (Meningen) umgeben. Zwischen innerer und mittlerer Hirnhaut befindet sich ein Spalt, der mit wässriger Flüssigkeit gefüllte Liquorraum. Der Liquor sorgt dafür, daß das Gehirn gegen Erschütterungen von außen geschützt ist.

Hirnhautentzündung

Gehirnentzündung
Eine Gehirnentzündung (Enzephalitis) kann aus einer Hirnhautentzündung oder selbständig entstehen. Sie hat die gleichen Ursachen wie die Hirnhautentzündung; die Symptome sind Kopfschmerzen, Bewußtseinstrübung, hohes Fieber und Krämpfe. Später kommen Muskellähmungen hinzu. Die Gehirnentzündung muß im Krankenhaus behandelt werden.

HÄUFIGSTE SYMPTOME

- **Hohes Fieber**
- **Apathie**
- **Kopfschmerzen**
- **Nackensteifigkeit**
- **Erbrechen**
- **Schmerzen bei Berührung**

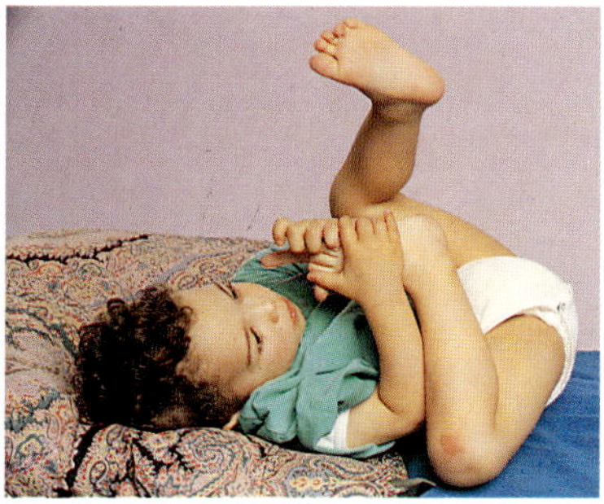

Prüfung auf Hirnhautentzündung: Kann das Kind den Fuß zum Kinn ziehen?

Die Hirnhautentzündung (Meningitis) ist normalerweise eine Folgeerkrankung nach einer viralen oder bakteriellen Infektion: Die Erreger greifen auf die das Gehirn umgebenden Häute über, entweder über die Blutbahn oder direkt, zum Beispiel bei Entzündungen im Bereich der oberen Luftwege und der Ohren. Bakterien rufen eine eitrige Hirnhautentzündung hervor, die mit Antibiotika behandelt werden muß. Virale Hirnhautentzündungen entstehen vorwiegend im Rahmen einer Mumps-, Masern- oder Rötelninfektion.

Das kranke Kind ist apathisch, hat Kopfschmerzen, hohes Fieber und erbricht. Jede Berührung und Bewegung schmerzt. Häufig kann das Kind den Kopf nicht beugen (Nackensteifigkeit). Wenn Ihr Kind in Rückenlage mit dem angehobenen Fuß sein Kinn nicht mehr berühren kann, ist das ein Alarmsignal für Hirnhautentzündung. Beim Baby fehlen die typischen Symptome. Es ist aber apathisch und fiebert, hat ein getrübtes Bewußtsein und häufig Krampfanfälle. Wenn die Fontanelle noch nicht geschlossen ist, wölbt sie sich vor.

Komplikationen

Wird eine eitrige Hirnhautentzündung nicht frühzeitig behandelt, kann sie schwere geistige Behinderungen, Lähmungen und Krampfanfälle nach sich ziehen.

Eine virale Hirnhautentzündung verläuft meist ohne Folgen.

Soll Ihr Kind zum Arzt?

Bringen Sie Ihr Kind bei jedem Verdacht auf Hirnhautentzündung sofort zum Arzt.

So helfen Sie Ihrem Kind
• Bleiben Sie – wenn möglich – im Krankenhaus bei Ihrem Kind. Helfen Sie aktiv bei seiner Pflege. Vertrauen Sie den Ärzten und geben Sie dieses Vertrauen an Ihr Kind weiter.

So hilft der Arzt

Der Arzt wird Ihr Kind ins Krankenhaus einweisen, wenn es eine Hirnhautentzündung hat. Durch eine Lumbalpunktion wird geprüft, ob Bakterien oder Viren die Entzündung hervorgerufen haben. Bei bakterieller Infektion muß Ihr Kind mindestens 14 Tage im Krankenhaus bleiben und mit Antibiotika behandelt werden.

Eine virale Hirnhautentzündung kann in vielen Fällen nicht gezielt behandelt werden. Ihr Kind wird Schmerz- und Fiebermittel bekommen, um die Symptome zu lindern. Wurde die Entzündung durch Herpes-Viren hervorgerufen, ist eine Therapie mit Aciclovir möglich.

Gehirn und Nervensystem
Hirntumor

Hirntumoren bei Kindern können gutartig oder bösartig sein. Die bösartigen sind die zweithäufigste Krebsart im Kindesalter, gutartige sind aber oft auch lebensgefährlich, da sie das weiche Hirngewebe quetschen und verdrängen. Da das Hirngewebe durch die harten Schädelknochen nicht ausweichen kann, stirbt es ab.

Die ersten Krankheitszeichen sind nächtliche Kopfschmerzen und morgendliche Übelkeit mit Nüchtern-Erbrechen. Sie nehmen an Heftigkeit immer mehr zu. Schließlich kommt es zu Sehstörungen, Krämpfen, verändertem Verhalten, Tageskopfschmerzen und Bewußtseinstrübung bis hin zur Bewußtlosigkeit.

HÄUFIGSTE SYMPTOME

- **Kopfschmerzen**
- **Nüchtern-Erbrechen**
- **Sehstörungen**
- **Verändertes Verhalten**

Soll Ihr Kind zum Arzt
Suchen Sie sofort den Arzt auf, wenn Ihr Kind an einer der oben genannten Beschwerden leidet.

So hilft der Arzt
Die Diagnose wird im Krankenhaus durch eine ganze Reihe von Untersuchungen gestellt: Ultraschall, Augenhintergrundspiegelung, Röntgenaufnahmen, Computertomogramm und Kernspintomogramm oder Szintigramm klären, ob es sich um einen Tumor handelt, wo er sitzt und wie groß er ist. Nach den Untersuchungsbefunden entscheidet der Arzt, ob der Tumor chirurgisch entfernt werden kann und ob Bestrahlungen und Chemotherapie nötig sind.

So helfen Sie Ihrem Kind
- Nehmen Sie Kopfschmerzen nicht auf die leichte Schulter, insbesondere wenn Ihr Kind morgens nüchtern bricht und über Sehstörungen klagt.
- Bleiben Sie – nach Absprache mit dem Arzt – bei den Untersuchungen oder einem eventuell notwendigen Klinikaufenthalt bei Ihrem Kind.

Krämpfe (Epilepsie)

HÄUFIGSTE SYMPTOME

Kleiner Anfall
- **Sekundenlange Absencen**
- **Bewußtseinstrübung**
- **Muskelzuckungen**

Großer Anfall
- **Plötzlicher Aufschrei**
- **Starre Haltung**
- **Bewußtlosigkeit**
- **Rhythmische Muskelzuckungen**
- **Blauverfärbung des Gesichts**
- **Schaum vor dem Mund**
- **Urinabgang**
- **Nachschlaf**

So helfen Sie Ihrem Kind

- Erste Hilfe bei Krampfanfällen ist der Schutz vor Verletzungen: Legen Sie Ihr Kind flach und seitlich hin, geschützt vor Ecken und Kanten, an denen es sich verletzen könnte. Legen Sie ihm ein zusammengelegtes Taschentuch zwischen die Zähne – gegen den Zungenbiß.
- Geben Sie Ihrem Kind bei einem Anfall die vom Arzt verordnete Diazepam-Rectiole.
- Sorgen Sie dafür, daß Ihr Kind die verschriebenen Antiepileptika regelmäßig einnimmt – sonst droht ein erneuter Krampfanfall.

Ein Krampfanfall entsteht, wenn Nervenzellen nicht mehr geordnet zusammenarbeiten, sondern wie durch einen Kurzschluß plötzlich überschießende Impulse zu den Muskeln aussenden, die dann mit unwillkürlichen Zuckungen und Verkrampfungen reagieren. Warum die Nervenzellen plötzlich gleichzeitig falsche Signale übermitteln, ist noch nicht geklärt. Wenn solche Anfälle immer wieder auftreten, spricht man von einem Anfallsleiden oder Epilepsie. Kommt es während einer Erkrankung zum Krampfanfall, handelt es sich um einen sogenannten Gelegenheitskrampf, wie zum Beispiel den Fieberkrampf (Seite 140).

Nach der Zeitdauer der Anfälle unterscheidet man den kleinen Anfall, der nur Sekunden dauert und oft gar nicht bemerkt wird, vom großen Anfall: Das Kind schreit dabei auf, erstarrt und verdreht die Augen. Es verliert das Bewußtsein und läuft blau an. Nach etwa 15 Sekunden beginnen die Muskeln rhythmisch zu zucken. Oft geht Urin ab, und Schaum tritt aus dem Mund. Während des Anfalls besteht die Gefahr, daß sich das Kind selbst verletzt (Zungenbiß).

Der Anfall dauert etwa eine Minute. Das Kind fällt danach in einen tiefen Nachschlaf. Bei manchen Kindern kündigt sich ein großer Anfall durch vorangehende Mißstimmung an.

Komplikationen

Bei einem großen Krampfanfall bekommt das Gehirn zuwenig Sauerstoff – es besteht die Gefahr, daß Gehirnzellen zugrunde gehen. Werden Anfallsleiden mit Krampfanfällen nicht behandelt, verändert sich im Lauf der Jahre das Wesen des Betroffenen, es kommt zu Konzentrationsstörungen und Unruhe.

Soll Ihr Kind zum Arzt?

Suchen Sie nach dem ersten Krampfanfall den Arzt auf.

So hilft der Arzt

- Der Arzt wird Ihr Kind neurologisch untersuchen und durch ein Elektroenzephalogramm (EEG) prüfen, ob, wie und wo die Gehirnfunktion gestört ist.
- Hat Ihr Kind Krampfanfälle, muß es jahrelang regelmäßig ärztlich kontrolliert werden.
- Um weitere Krampfanfälle zu verhüten, wird der Arzt Ihrem Kind jahrelang regelmäßig Antiepileptika verordnen, die die übersteigerte Aktivität der Nervenzellen dämpfen.
- Durch Blutbildkontrollen wird der Arzt regelmäßig die verordneten Medikamente überprüfen, um Nebenwirkungen gering zu halten.
- Um einen akuten Anfall zu unterbrechen, verordnet der Arzt Diazepam-Rectiolen, eine Art Klistier, die Sie Ihrem Kind beim Anfall geben.

Fieberkrampf

Rund vier Prozent aller Kinder machen vor ihrem fünften Lebensjahr einen Fieberkrampf durch. Meist bleibt es bei einem einzigen Fieberkrampf, nur wenige Kinder krampfen bei jeder fieberhaften Erkrankung. Die Krämpfe treten auf, wenn am Beginn der Erkrankung das Fieber schnell steigt: Das Kind verliert plötzlich das Bewußtsein, sein Körper wird schlaff oder steif, wobei die Muskeln zucken können. Es verdreht die Augen, Speichel läuft aus dem Mund. Nach etwa 60 Sekunden löst sich der Krampf, und das Kind fällt in einen Erschöpfungsschlaf.

Mit einem Fieberkrampf reagiert das noch unreife kindliche Gehirn auf den plötzlichen Temperaturwechsel durch das steigende Fieber. Die Veranlagung zu Fieberkrämpfen wird vererbt.

HÄUFIGSTE SYMPTOME

- **Vorangehender Infekt**
- **Schneller Fieberanstieg**
- **Plötzliche Bewußtlosigkeit**
- **Starre oder schlaffe Körperhaltung**
- **Muskelzuckungen**
- **Speichelfluß**
- **Nachschlaf**

Soll Ihr Kind zum Arzt?

Unterrichten Sie Ihren Arzt über jeden Fieberkrampf. Hält der Krampf länger als 60 Sekunden an, rufen Sie sofort den Arzt oder Notarzt! Beginnen Sie notfalls mit der Atemspende (Seite 235).

So hilft der Arzt

• Der Arzt wird den Fieberkrampf mit Medikamenten unterbrechen.

• Nach dem ersten Fieberkrampf wird er Ihr Kind untersuchen, um mögliche andere Anfallsursachen wie Hirnhautentzündung auszuschließen.

• Er wird Ihnen ein krampflösendes Medikament (Diazepam-Rectiole) verschreiben, das wie ein Klistier verwendet wird und nur im akuten Anfall eingesetzt werden darf.

• Bei bekannter Neigung zu Fieberkrämpfen wird er Diazepam-Tabletten verordnen, die bei jedem Fieber vorsorglich gegeben werden müssen, solange das Fieber anhält.

So helfen Sie Ihrem Kind

• Erste Hilfe beim Fieberkrampf: Ruhe bewahren. Legen Sie Ihr Kind in die stabile Seitenlage (Erste Hilfe, Seite 234) und schieben Sie ihm vorsichtig ein zusammengelegtes Taschentuch seitlich zwischen die Zähne, damit es sich nicht auf die Zunge beißt. Beengende Kleidung am Hals lockern. Das Kind nicht festhalten.

• Neigt Ihr Kind zu Fieberkrämpfen, kontrollieren Sie bei jeder Erkältung die Temperatur und beginnen Sie bei jeder Temperaturerhöhung umgehend mit fiebersenkenden Maßnahmen wie Wadenwickeln (Seite 201) oder Fieberzäpfchen.

• Steigt das Fieber über 38,2 °C, geben Sie ihm zweimal täglich die vom Arzt verschriebenen Diazepam-Tabletten, solange das Fieber anhält.

• Die Diazepam-Rectiole für den Notfall wird am besten im Butterfach des Kühlschranks aufbewahrt.

Migräne

Als Migräne bezeichnet man anfallsweise auftretende starke Kopfschmerzen, die vermutlich durch eine Durchblutungsstörung oder Entzündung im Bereich der Kopf- und Hirngefäße hervorgerufen werden. Die Anlage zur Migräne wird familiär vererbt. Kinder, die an Migräne leiden, sind in der Regel besonders begabte, ehrgeizige, aber psychisch labile Kinder, die vom Urteil ihrer Umgebung stark beeinflußbar sind und sich selbst gern überfordern.

Bereits Säuglinge und Kleinkinder können migräneähnliche Kopfschmerzen haben, die kurz anhalten. Migräneattacken ab dem Schulalter dauern meist Minuten bis Stunden. Die Kinder leiden an den typischen halbseitigen, stechenden oder bohrenden Kopfschmerzen an Schläfen und Stirn, verbunden mit Übelkeit und Erbrechen. Manchmal treten Sehstörungen und Taubheitsgefühle im Bereich der Gesichtsnerven auf, die über Stunden anhalten können.

HÄUFIGSTE SYMPTOME

- **Schwere Kopfschmerzattacken, meist einseitig**
- **Übelkeit**
- **Erbrechen**
- **Sehstörungen**
- **Taubheitsgefühl**

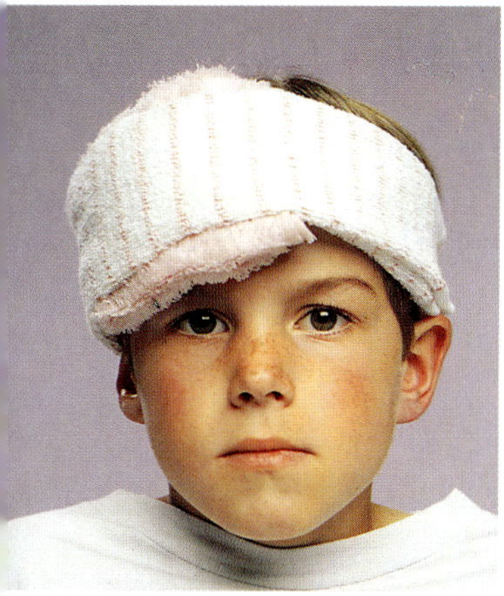

Eine kalte Kompresse auf die betroffene Kopfseite kann die Schmerzen lindern

Soll Ihr Kind zum Arzt?

Wenn die Kopfschmerzen länger als zwei bis drei Stunden anhalten und auf Selbsthilfemaßnahmen nicht ansprechen, sollten Sie sich mit dem Arzt in Verbindung setzen.

So hilft der Arzt

- Er wird Ihrem Kind Medikamente aus Mutterkornalkaloiden verschreiben, die eine Migräneattacke dämpfen können. Wenn Ihr Kind häufig unter Migräne leidet, kann eine medikamentöse Dauertherapie nötig werden.
- Bei Migräne hat die Akupunktur (Seite 211) gerade bei Kindern zum Teil verblüffende Erfolge gezeigt.

So helfen Sie Ihrem Kind

- Legen Sie Ihr Kind in ein abgedunkeltes, ruhiges Zimmer.
- Eine kalte Kompresse auf die betroffene Kopfseite lindert die Schmerzen.
- Homöopathisch gibt es eine ganze Reihe von Medikamenten bei Migräne. Gegen Schmerzen im Bereich des Auges gibt man Sanguinaria D4 oder Spigelia D4, 1 Tablette alle zwei Stunden bis zur Besserung. Bei Schmerzen am Hinterkopf gelten Gelsemium D4 oder Cimicifuga D4, 1 Tablette alle zwei Stunden, als lindernd. Lassen Sie sich am besten von einem homöopathisch ausgebildeten Kinderarzt beraten.

Stottern

Wenn ein Kind anfängt zu sprechen, ist es völlig normal, daß es sich ab und zu »verstolpert« – es denkt vermutlich schneller, als es seine Gedanken in Worte fassen kann. Dieses sogenannte Holpern und Stolpern der Sprache ist eine normale Durchgangsphase in der kindlichen Sprachentwicklung, die etwa im dritten Lebensjahr auftritt und rund sechs Monate dauert. Eltern sollten das Stolpern gar nicht beachten – ständige Ermahnungen, »richtig« zu sprechen, können dazu führen, daß das Kind eine psychische Sprechangst entwickeln und noch mehr holpert und stolpert.

Wenn ein Kind ab dem vierten Lebensjahr wirklich stottert – den gleichen Buchstaben oder das gleiche Wort ständig krampfartig wiederholt –, liegt eine Funktionsstörung der Impulse im Gehirn vor. Diese Störung ist entweder vererbt oder kann durch psychische Konfliktsituationen entstehen. Wird das Kind darauf angesprochen beziehungsweise ständig ermahnt, verstärkt sich das Stottern noch.

Soll Ihr Kind zum Arzt?

Zur Abklärung körperlicher oder seelischer Grundstörungen sollten Sie Ihr Kind dem Arzt vorstellen. Vor jeder logopädischen Behandlung muß ein Hörtest gemacht werden, um die Hörfähigkeit zu überprüfen. Schlechtes Hören kann die Sprachentwicklung hemmen.

So hilft der Arzt

• Der Arzt wird bei echtem Stottern eine logopädische Behandlung verordnen.
• Verhaltenstraining und Psychotherapie werden ebenfalls eingesetzt, um Sprechangst abzubauen. Allerdings ist es sehr schwierig und langwierig, das echte Stottern zu heilen.

So helfen Sie Ihrem Kind

• Am besten beachten Sie nicht, daß Ihr Kind beim Sprechen stolpert – unterhalten Sie sich mit ihm, als würde es normal sprechen.
• Befolgen Sie die Ratschläge der Logopädin, falls eine Sprachtherapie verordnet wurde.
• Haben Sie Geduld und zeigen Sie Ihrem Kind, daß Sie es trotz seines »Sprachfehlers« voll akzeptieren.

Teilleistungsstörungen

Unter Teilleistungsstörungen versteht man eine in Teilbereichen gestörte Entwicklung zum Beispiel des Gehirns, der Fein- und Grobmotorik, der Sprache und/oder der Intelligenz. Diese Störungen sind entweder vererbt oder Folge von Defekten im Gehirngewebe, die durch Verletzungen, Blutungen oder Tumoren während der Entwicklung des kindlichen Gehirns hervorgerufen wurden. Aber auch wenn ein Kind keine eigenen Erfahrungen machen kann oder ungenügende Lernanreize erhält, um seine Hirnfunktionen altersentsprechend zu üben, bleibt es in Teilen seiner Entwicklung zurück. An Teilleistungsstörungen leiden etwa zehn Prozent der Kinder, Jungen sind rund viermal häufiger betroffen als Mädchen. Die Probleme werden meist erst im Schulalter festgestellt, wenn die Kinder hinter dem Klassenziel zurückbleiben.

Minimale cerebrale Dysfunktionen

Alle Teilleistungsstörungen werden im weitesten Sinne zu den minimalen cerebralen Dysfunktionen (MCD) gezählt. Die häufigsten Teilleistungsstörungen betreffen die Bereiche Wahrnehmung, Sprache und Merkfähigkeit:

- Leseschwäche: Das gesehene Wort kann nicht in das gesprochene umgesetzt werden.
- Rechtschreibschwäche: Das gehörte Wort kann nicht in Schriftform umgesetzt werden.
- Rechenschwäche: Zahlen und Zahlengruppen können nicht geordnet, addiert, subtrahiert, dividiert werden.
- Visomotorische Störung: Vorgezeichnete Figuren, Buchstaben, Ziffern können nicht in selbstständig gezeichnete umgesetzt werden.
- Mangelhafte Merkfähigkeit: Erzählungen oder Zahlen können nicht in der richtigen Reihenfolge wiedergegeben werden.
- Stammelfehler: Bestimmte Einzellaute beziehungsweise Lautverbindungen können nicht gebildet werden.
- Dysgrammatismus: Worte können nicht so verknüpft werden, daß ein normaler Satzbau entsteht.

Teilleistungsschwache Kinder sind durchschnittlich bis überdurchschnittlich intelligent. Die Störungen lassen sich mit gezielten und konsequenten schulpädagogischen Übungsprogrammen ausgleichen, wenn sie frühzeitig begonnen werden und das Kind nicht schon durch sein »Schwierigsein« deutliche psychische Blessuren davongetragen hat.

»Fehlverhalten« wie Daumenlutschen, Onanieren und Ticks wie Grimassenschneiden und Zuckungen zählen nicht zu den Teilleistungsstörungen – heutzutage werden sie nicht mehr behandelt.

Sprachstörungen

Stammelfehler treten bei sieben Prozent der Jungen im Vorschulalter auf, an Dysgrammatismus leiden noch drei Prozent der Jungen im ersten Schuljahr. Mädchen sind nur halb so oft betroffen.

Bei Sprachstörungen hilft – nachdem Hörstörungen (Seite 83) und Intelligenzstörungen durch entsprechende Untersuchungen ausgeschlossen wurden – eine logopädische Therapie.

Von Sprachstörungen zu unterscheiden sind Sprechstörungen wie Stottern (Seite 142), die schwerer zu behandeln sind als Stammelfehler oder Dysgrammatismus.

Allergische Erkrankungen

Das Atopiesyndrom
Unter Atopie versteht man eine erbliche Überempfindlichkeit gegenüber einzelnen Stoffen aus Nahrung und Umwelt. Die Betroffenen haben ein geerbtes größeres Risiko, allergisch zu reagieren. Bei Kontakt mit einer allergieauslösenden Substanz können sie erkranken. Nach dem ersten Kontakt genügt beim zweiten Mal schon eine geringe Menge dieser Substanz, um Überempfindlichkeitsreaktionen (Allergien) hervorzurufen. Die bekanntesten zum Atopiesyndrom gehörenden Erkrankungen sind Neurodermitis, Rhinitis allergica (allergischer Schnupfen), Pollinose (Heuschnupfen) und Asthma bronchiale.
Schätzungsweise erkranken bis zu 15 Prozent der Kinder am Atopiesyndrom. Bei 60 Prozent der Betroffenen bricht die Erkrankung vor ihrem sechsten Lebensjahr aus. Sind beide Eltern Atopiker, erkrankt ihr Kind mit hoher Wahrscheinlichkeit (50 bis 75 Prozent) ebenfalls an Atopie.

Jede fremde Substanz, die dem Körper nahekommt, wird vom körpereigenen Abwehrsystem überprüft und – wenn nötig – mit Hilfe spezieller Antikörper bekämpft. Ist der »Feind« erfolgreich abgewehrt, wird diese Information gespeichert. Bei erneutem Kontakt mit der schädlichen Substanz reagiert das Abwehrsystem unverzüglich: Immunzellen werden mobilisiert, um den Angreifer zu vernichten. Der Körper ist immun.

Dieses perfekte Abwehrsystem ist bei allergischen Erkrankungen gestört: Auf wiederholten Kontakt mit einem bestimmten – allergenen – Stoff reagiert der Körper übersteigert mit Krankheitssymptomen.

Betroffen: Die Kontaktflächen zur Außenwelt

Dabei sind am häufigsten die Kontaktflächen zur Außenwelt – Haut, Atemwege und Magen-Darm-Bereich – betroffen. Sogenannte inhalative Allergene wie Blütenpollen oder Hausstaub gelangen durch Einatmen in den Körper. Daher zeigen sich die häufigsten allergischen Reaktionen im Bereich von Hals, Nase und Augen. Kontaktallergene wie Metall oder Kosmetika bewirken allergische Hautkrankheiten. Allergene in Nahrungsmitteln oder Insektengift dringen über die Blutbahn oder den Magen-Darm-Trakt in den Körper ein. Magen-Darm-Probleme können die Folge sein, es kann aber auch der gesamte Körper in Mitleidenschaft gezogen werden.

Man unterscheidet drei verschiedene Reaktionstypen, die unabhängig vom Allergen sind:

- Bei der Sofortreaktion treten unmittelbar nach Kontakt mit der allergieauslösenden Substanz Symptome auf.
- Bei der Typ-II-Reaktion kommt es mit einer Verzögerung von vier bis acht Stunden zu Beschwerden, die länger anhalten.
- Bei Spätreaktionen kann es 48 bis 72 Stunden dauern, bis der Körper reagiert – was die Suche nach dem Allergen ausgesprochen erschwert.

Oberster Grundsatz der Allergiebehandlung ist, die allergieauslösenden Substanzen zu meiden – so gut es geht. Ist dies nicht möglich, kann der Arzt eine Desensibilisierung vorschlagen. Bei dieser Behandlung, die nicht immer zum gewünschten Erfolg führt, wird versucht, durch Medikamente die Toleranz des Körpers gegenüber den allergenen Substanzen zu erhöhen.

Keine Heilung, aber Linderung von Symptomen erzielen Medikamente wie Cromoglicinsäure oder Antihistaminika bei Pollenallergie, die die Reaktion des Körpers auf Allergene abschwächen, oder Kortison bei schweren Hautproblemen und Ödemen.

Die wichtigsten, Atopie-Erkrankungen auslösenden Stoffe (Allergene) sind:
- **Ausscheidungen der Hausstaubmilbe**
- **Blütenpollen**
- **Nahrungsmittel**
- **Schimmelpilzsporen**
- **Hautschuppen, Federn und Haare von Tieren**
- **Inhalationsallergene wie Tabakrauch, Abgase**
- **Chemische Stoffe**

Nahrungsmittelallergien

Prinzipiell kann jedes Nahrungsmittel Allergien auslösen. Einige wirken allergener als andere, dazu gehören Milchprodukte, Nüsse, Fisch und Krebse, Pilze, Schokolade, bestimmte Obst- und Gemüsesorten, Konservierungsstoffe und Nahrungsmittelfarbstoffe.

Nahrungsmittelallergien verursachen nicht nur Reaktionen an der Haut, sondern auch die Schleimhäute von Atem- und Verdauungswegen können betroffen sein (allergischer Schnupfen oder Husten, Schwellungen der Lippen und der Mundschleimhaut). Allergene können auch Bauchschmerzen, Blähungen, Koliken und Durchfälle hervorrufen. Manchmal treten auch die unterschiedlichsten Symptome zusammen auf. Die allergischen Reaktionen machen sich zum Teil erst nach Stunden oder sogar Tagen bemerkbar, und da die Nahrung eine Mischung der unterschiedlichsten potentiellen Allergene ist, kann es sehr schwierig werden, den Allergieauslöser zu finden. Der beste Schutz vor Allergien im ersten Lebensjahr ist Stillen. Bei allergiegefährdeten Säuglingen, die nicht gestillt werden können, benutzen Sie hypoallergene Säuglingsnahrung.

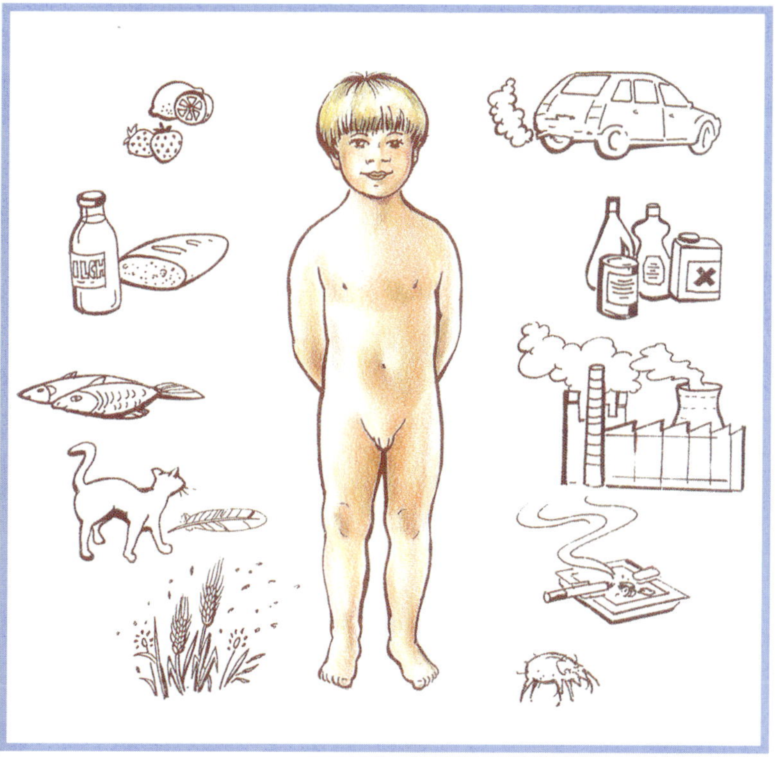

Bei allergiegefährdeten Kindern sollten Sie den Speiseplan besonders sorgfältig zusammenstellen: Immer wenn Sie ein bisher unbekanntes Nahrungsmittel probieren, warten Sie drei Tage, bevor Sie ein anderes neues Nahrungsmittel füttern. Allerdings kann Ihr Kind auch plötzlich auf Lebensmittel allergisch reagieren, die es bisher gut vertragen hat. Daher sollten Sie immer wissen, was Ihr Kind in den letzten drei Tagen gegessen hat. Achten Sie bei nachgewiesener Milcheiweißallergie auch darauf, daß in vielen Wurstsorten sowie Teigwaren Milch mitverarbeitet wird. Eine Kuhmilchallergie verschwindet fast vollständig, wenn Ihr Kind für 6 bis 18 Monate eine milchfreie Diät einhält.

Allergische Erkrankungen

Allergischer Schnupfen, Heuschnupfen

Der allergische Schnupfen (Rhinitis allergica) ist ein wäßriger Schnupfen mit Juckreiz, Brennen, Nießattacken, der den Betroffenen das ganze Jahr über plagt. Häufig kommt eine wäßrige Bindehautentzündung (allergische Konjunktivitis) hinzu. Mit der Zeit schädigt der Dauerschnupfen die Schleimhaut der Nase, die Nasenmuscheln verdicken und die Nasenatmung wird behindert. Auslöser des allergischen Schnupfens sind Inhalationsallergene: Hausstaub, Hausstaubmilben, Tabakrauch, Hautschuppen oder Haare von Tieren oder Schimmelpilzsporen in der Wohnung. Kinder und Erwachsene jeder Altersstufe können an allergischem Schnupfen erkranken.

Tritt der allergische Schnupfen zu bestimmten Jahreszeiten auf, spricht man vom Heuschnupfen (Pollinose). Er wird durch Blütenpollen ausgelöst. Auch beim Heuschnupfen sind Augen, Nase und Rachenraum mitbetroffen. Der Heuschnupfen beginnt meist erst im Kindergartenalter oder später und wandert häufig im Lauf der Jahre »nach unten«, in die Bronchien: Es entwickelt sich dann ein allergisches Asthma bronchiale (Seite 149).

Pollen, die häufig Heuschnupfen auslösen

Februar:	Erle
März:	Haselnuß
April:	Birke
Mai bis Juli:	Gräserpollen
August:	Wegerich und Beifuß

HÄUFIGSTE SYMPTOME

- **Wäßriger Schnupfen**
- **Niesen**
- **Jucken und Brennen in Nase und Rachenraum**
- **Tränende Augen**

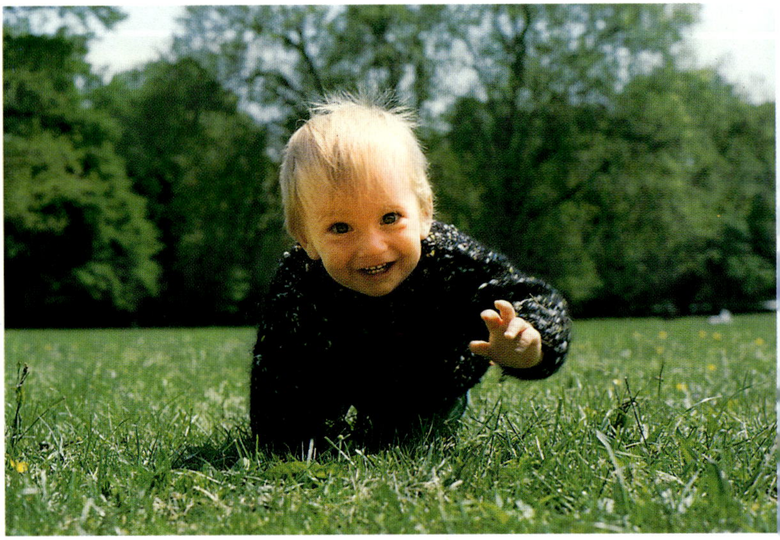

Bei Pollenallergie das Kind möglichst nur auf kurzgeschnittenen Rasenflächen spielen lassen – nicht auf blühenden Wiesen

Allergischer Schnupfen, Heuschnupfen

Soll Ihr Kind zum Arzt?

Fragen Sie den Arzt um Rat, wenn Ihr Kind länger als drei Wochen ohne Besserungstendenz verschnupft ist oder jeden Frühling oder Sommer an Schnupfen leidet, ohne daß Sie andere Erkältungszeichen feststellen.

So hilft der Arzt

• Der Arzt wird Medikamente zum Inhalieren verordnen: Antihistaminika, die die Bereitschaft des Körpers zu allergischen Reaktionen drosseln, oder Cromoglicinsäure, die die Schleimhaut vor der Überempfindlichkeitsreaktion schützt.

• Ihrem Heuschnupfen-kranken Kind wird er während der gesamten Pollenflugsaison Cromoglicinsäure verordnen.

• Durch Hauttests oder Blutuntersuchungen wird der Arzt versuchen, der allergieauslösenden Substanz auf die Spur zu kommen.

• Wenn Ihr Kind nachgewiesenermaßen auf die getesteten Substanzen allergisch reagiert, kann der Arzt die Desensibilisierung empfehlen, die jedoch nicht immer zum Erfolg führt. Bei Pollenallergie kann sie nur im Herbst und Winter durchgeführt werden. Bei der Desensibilisierung wird durch Injektionen winziger Mengen des Allergens versucht, den Körper gegenüber dieser Substanz unempfindlich zu machen.

So helfen Sie Ihrem Kind

• Wenn Sie wissen, auf was Ihr Kind allergisch reagiert, versuchen Sie, diese Allergene zu meiden.

• Bei Pollenallergie: Halten Sie Ihr Kind von blühenden Wiesen und besonders von frischgemähtem Gras fern. Wenn Sie einen Spielgarten haben, mähen Sie einmal wöchentlich den Rasen, damit die Gräser nicht aufblühen.

• Da Pollen vorzugsweise nachts fliegen, können Sie versuchen, Ihr Kind mit feuchten Tüchern als Vorhang vor dem Fenster zu schützen.

• Wenn Ihr Kind noch nicht in die Schule geht, fahren Sie außerhalb der Pollenflugzeit in Urlaub. Es empfiehlt sich, pollenarme Urlaubsziele wie Seeinseln, Nordseeküste und Hochgebirge über 1500 Meter zu wählen.

Arzneimittelallergie

HÄUFIGSTE SYMPTOME

- **Hautausschlag**
- **Durchfall**
- **Erbrechen**
- **Schwellung der Schleimhäute von Mund, Rachen und Augen**
- **Fieber**

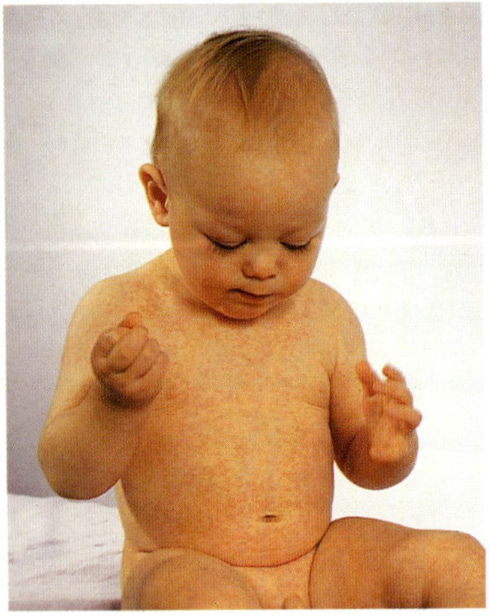

Arzneimittelexanthem: durch Arzneimittelallergie hervorgerufener Hautausschlag

Der Mensch kann auf praktisch jedes Arzneimittel allergisch reagieren: Der Betroffene bekommt entweder einen Hautausschlag, Fieber oder Durchfall oder auch alles zusammen. Das allergen wirkende Arzneimittel muß schleunigst abgesetzt werden, dann bessert sich der Zustand.

Am häufigsten tritt bei Arzneimittelunverträglichkeit ein roter Hautausschlag (Arzneimittelexanthem) auf, der feinfleckig wie bei Röteln oder zusammenfließend wie bei Masern sein kann. Manchmal bilden sich auch weiße Pustelchen mit einem roten Hof.

Arzneimittel, die häufig allergische Reaktionen auslösen, sind: Schmerzmittel, Antibiotika (Penicilline, Sulfonamide), Schilddrüsenhormone und sehr selten Immunglobuline.

Soll Ihr Kind zum Arzt?
Bei jedem Verdacht auf eine Arzneimittelallergie müssen Sie zum Arzt.

So helfen Sie Ihrem Kind
- Notieren Sie sich den Namen des Medikamentes. Ihr Kind darf dieses Medikament nie mehr bekommen – bei einem zweiten Mal würde die allergische Reaktion noch wesentlich heftiger ausfallen.
- Wenn der Ausschlag juckt, helfen kühle Umschläge und juckreizstillende Salben zum Auftragen oder Tropfen zum Einnehmen aus der Apotheke.

So hilft der Arzt
- Er wird das allergieauslösende Medikament sofort absetzen und, wenn es die Grunderkrankung erfordert, durch ein anderes ersetzen.
- Wenn nötig, verordnet er Medikamente, um die allergische Reaktion schneller zu beenden.

Asthma bronchiale

Asthma ist die häufigste chronische Erkrankung im Kindesalter. Es tritt immer anfallsartig auf. Bei einigen Kindern lösen ausschließlich allergische Reaktionen den Asthmaanfall aus, bei den meisten kommen andere Ursachen wie Tabakrauch, Staub, Infekte oder auch seelische Belastungen hinzu. Oft treten asthmatische Beschwerden nur nach oder während körperlicher Anstrengung auf.

Die Bronchialschleimhaut von asthmakranken Kindern reagiert auf die auslösenden Reize überempfindlich (»hyperreagibel«), sie schwillt an und produziert vermehrt Schleim. Gleichzeitig verkrampft sich die Muskulatur der Bronchien. Dadurch verengen sich die Atemwege, die Luft gelangt zwar in die Lunge, kann aber nur erschwert ausgeatmet werden. Beim Ausatmen ist dadurch ein deutliches Pfeifen zu hören. Das Kind sitzt aufrecht, um sich das Atmen zu erleichtern, ringt um Luft und läuft blau an. Das Gefühl zu ersticken verursacht Panik, was die Atemnot noch verschlimmert. Daher ist es wichtig, diesen Teufelskreis zu durchbrechen, das heißt, mit Medikamenten den Muskelkrampf schnell zu lösen und die Schleimhaut abschwellen zu lassen. Sonst kommt es durch die Atemnot zu Sauerstoffmangel im Gehirn.

HÄUFIGSTE SYMPTOME

- **Anfallsweise akute Atemnot mit Blauverfärbung durch Sauerstoffmangel**
- **Erstickungsgefühl**
- **Angestrengte, keuchende Ausatmung**

Soll Ihr Kind zum Arzt?

Wenn Ihr Kind zum ersten Mal einen Asthmaanfall hat, verständigen Sie sofort den Arzt oder Notarzt.

So hilft der Arzt

- Der Arzt wird den akuten Asthmaanfall mit einem Bronchospasmolytikum behandeln.
- Danach wird er versuchen, durch Allergietests das auslösende Allergen zu bestimmen.
- Zur langfristigen Behandlung bekommt Ihr Kind Medikamente wie Cromoglicinsäure, um weitere Asthmaanfälle zu vermeiden.
- Für den Notfall wird er Ihnen Medikamente mitgeben, die Sie Ihrem Kind bei einem beginnenden Asthmaanfall geben (Betamimetika und Kortisonpräparate zum Inhalieren).
- Mit einem sogenannten Peak-flow-Meter kann die maximal mögliche Strömung der Atemluft während des Ausatmens gemessen werden. Anhand der ermittelten Werte läßt sich bestimmen, wann und wieviel Medikamente gegeben werden müssen. Der Arzt setzt die Grenzwerte fest. Wenn Ihr Kind älter als fünf Jahre ist, kann es mit dem Peak-flow-Meter selbst prüfen, wann es seine Medikamente nehmen muß, um den nächsten Asthmaanfall möglichst zu verhindern.

Asthma bronchiale

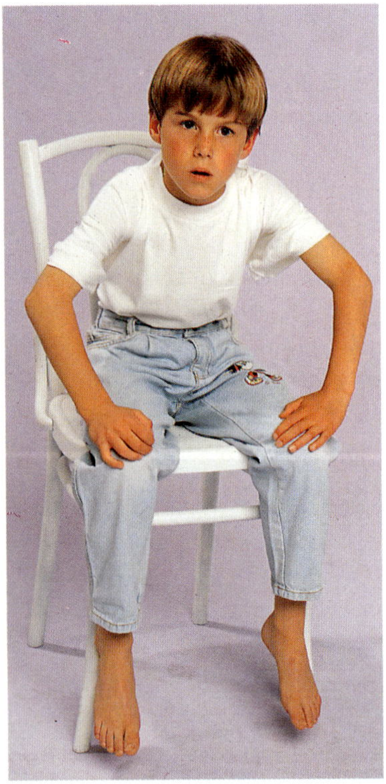

Diese Haltung erleichtert Ihrem Kind bei einem Asthmaanfall das Atmen

So helfen Sie Ihrem Kind

• Ganz wichtig bei einem Asthmaanfall: Bleiben Sie ruhig und versuchen Sie, Ihr Kind zu beruhigen – je ängstlicher Ihr Kind wird, um so größer wird die Atemnot.

• Geben Sie Ihrem Kind die vom Arzt verordneten Medikamente. Bessert sich der Anfall trotzdem nicht, müssen Sie sich mit dem Arzt in Verbindung setzen beziehungsweise den Notarzt rufen. Eventuell wird ein Krankenhausaufenthalt erforderlich.

• Öffnen Sie bei einem akuten Anfall das Fenster, um frische Luft hereinzulassen – allerdings nicht im Frühsommer, wenn Ihr Kind allergisch auf Pollen reagiert!

• Durch die verstärkte Ausatmung verliert Ihr Kind vermehrt Flüssigkeit. Geben Sie ihm daher viel zu trinken, am besten Lauwarmes in kleinen und häufigen Schlucken. Brühen Sie keinen speziellen Tee auf – nutzen Sie lieber Ihre Gegenwart als Beruhigungsfaktor für Ihr Kind.

• Sorgen Sie für ein allergenarmes Umfeld: Halten Sie Tabakqualm, Haustiere, allergieauslösende Pflanzen oder Nahrungsmittel von Ihrem Kind fern.

• Neueste Untersuchungen haben ergeben, daß durch einminütiges kaltes Duschen oder Baden pro Tag Frequenz und Schwere der Asthmaanfälle verringert werden können.

• Asthmakranken Kindern tut ein Kuraufenthalt gut: Sie lernen, mit ihrer Erkrankung besser umzugehen. Sie bekommen Atemübungen beigebracht, die das Ausatmen erleichtern. Der Kontakt mit den anderen asthmakranken Kindern und therapeutische Beratung helfen gegen die Ängste. Ältere Kinder ab etwa zehn Jahren können Entspannungsmethoden wie Autogenes Training erlernen.

Die Kurkosten übernehmen die Krankenkassen, wenn am Wohnort diese Therapien nicht angeboten werden oder nicht zum gewünschten Erfolg führen.

• Bitte behandeln Sie Ihr Kind außerhalb eines Anfalls wie ein gesundes Kind: Erlauben Sie ihm – nach ärztlicher Rücksprache – Aktivitäten wie Sport, Schwimmen, Diskothekenbesuche, Parties, Zeltlager.

• Grundsätzlich gilt für asthmakranke Kinder: Allergene meiden. Auch Urlaubsplanung und Berufswahl müssen sich nach der Erkrankung richten. Für Asthmatiker sind Berufe mit hohem Allergierisiko (wie Bäcker) tabu.

Nesselsucht

Nesselsucht (Urtikaria) ist ein allergischer roter juckender Hautauschlag, der ähnlich wie der Masernausschlag aussehen kann. Runde oder landkartenartig begrenzte, kleine bis handtellergroße Herde und Quaddeln überziehen den Körper, die zum Teil nur wenige Minuten sichtbar sind, aber auch in wechselnder Stärke tagelang bestehen bleiben können. Zusätzlich können Fieber (Nesselfieber), Kopfschmerzen, Übelkeit auftreten.

Beim sogenannten Quincke-Ödem (Angioneurotisches Ödem) greift der Nesselausschlag auf das Unterhautgewebe über, vor allem an Augen und Lippen, die stark anschwellen. Das Gesicht wirkt entstellt. Wenn die Schleimhäute im Zungen- und Atemwegsbereich zuschwellen, kann es zu Atemnot kommen (Lebensgefahr!).

Auslöser der Nesselsucht sind meist Nahrungsmittel, Insektenstiche oder Medikamente – auch wenn sie vorher jahrelang gut vertragen wurden. Bei Kindern kann auch Wurmbefall Urtikaria auslösen.

HÄUFIGSTE SYMPTOME

- **Juckender roter Ausschlag**
- **Kleine bis handtellerflächengroße Quaddeln und Flecken**
- **Ausschlag verschwindet nach Minuten oder hält bis zu mehreren Tagen an**

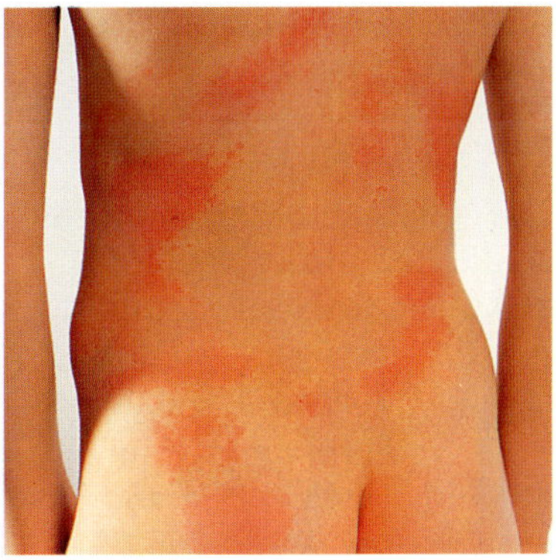

Großflächiger landkartenartig begrenzter Ausschlag bei Nesselsucht

Soll Ihr Kind zum Arzt?

Suchen Sie den Arzt auf, um die Diagnose zu bestätigen.
Bei Schwellungen in den Atemwegen: Sofort zum Arzt oder den Notarzt rufen!

So hilft der Arzt

• Um den Juckreiz zu lindern, kann der Arzt ein Antihistaminikum verschreiben.
• Bei Atemwegsschwellung und Atemnot können kortisonhaltige Medikamente nötig sein.

So helfen Sie Ihrem Kind

• Versuchen Sie, die allergenen Substanzen aufzuspüren, die als Auslöser in Frage kommen. Wie bei allen Allergien gilt es, die Auslöser möglichst zu meiden.
• Gegen Juckreiz helfen kühlende Umschläge mit Essig- oder Zitronenwasser.
• Zur Fiebersenkung genügen meist die kühlen Umschläge oder Wadenwickel. Steigt das Fieber über 39,5 °C an, können Sie ein Fieberzäpfchen geben.
• Homöopathische Mittel gegen den Juckreiz: Magnesium carbonicum D6 und Arsenicum album D6, jeweils 1 Tablette alle zwei Stunden.
• Örtliche Urtikaria-Reaktionen können durch Pflanzen (Brennesseln) oder Tiere (Quallen, Raupen, Insekten) entstehen. In der Regel helfen kühle Umschläge und kühlende Salben (Insekten-Gel). Wenn Ihr Kind außergewöhnlich stark reagiert – mit Fieber und extremen Schwellungen –, müssen Sie zum Arzt.

Neurodermitis

Die häufigsten Allergieauslöser bei der Neurodermitis sind Hausstaub (Ausscheidungen der Hausstaubmilbe), Tierhaare und deren Hautschuppen, Blütenpollen und Nahrungsmittel. Hinzu kommen für jedes Kind individuelle Faktoren – psychische Probleme, Streßsituationen, Umwelteinflüsse, Tabakrauch, Abgase –, die den Krankheitsverlauf mitbestimmen

HÄUFIGSTE SYMPTOME

- **Milchschorf beim Säugling: nässender, juckender Ausschlag, besonders an den Wangen, hinter den Ohren und an den Augenbrauen**
- **Beim älteren Kind: trockener schuppiger, juckender Ausschlag, besonders in den Beugen der großen Gelenke**

Die Neurodermitis wird auch endogenes oder atopisches Ekzem oder atopische Dermatitis genannt, bei Säuglingen endogenes Säuglingsekzem oder Milchschorf. Die Haut reagiert – erblich bedingt – überempfindlich auf bestimmte Allergene.

Beim Säugling beginnt die Neurodermitis typischerweise zwischen dem dritten und sechsten Lebensmonat. Der hochrote, nässende, verkrustende Ausschlag (Ekzem), der sich vor allem auf den Wangen, der Stirn, hinter den Ohren und am Hals zeigt, juckt stark. Durch Kratzen gelangt Schmutz in die Ekzemherde, die sich dann entzünden und vereitern können.

Beim älteren Kind verlagern sich die Hautveränderungen besonders auf den Bereich der großen Gelenke: Ellenbeugen, Kniebeugen, Hand- und Fußgelenke. Oft ist auch der Halsbereich betroffen. Der Hautausschlag ist jetzt trocken und schuppig und häufig mit Kratzspuren durchzogen. Während der kalten Jahreszeit verschlechtert sich die Neurodermitis. Der quälende Juckreiz verstärkt sich, wenn die Kleidung – vor allem aus Wolle oder Synthetik – an der Haut scheuert.

Während der gesamten Jugendzeit kann immer wieder in Schüben die ganze Haut betroffen sein. In Zeiten mit wenig Ekzem fällt auf, daß die Haut des Neurodermitikers auffallend blaß und trocken ist. Mit zunehmendem Alter verlaufen die Ekzemschübe milder, und im dritten Lebensjahrzehnt verschwindet die Neurodermitis nicht selten ganz.

Die Neurodermitis ist eine vererbte, nicht heilbare Krankheit, deren Ursachen noch nicht bekannt sind. Viele Faktoren verursachen einen Ekzemschub, der sich oft gut behandeln läßt, aber immer wiederkehrt. Daher eine Warnung vor allen Wundermitteln, die Heilung versprechen, aber letztendlich nur viel Geld kosten.

Soll Ihr Kind zum Arzt?

Gehen Sie bei Verdacht auf Neurodermitis zum Arzt. Behandeln Sie Ihr neurodermitiskrankes Kind nicht ohne Betreuung durch Kinder- oder Hausarzt.

So hilft der Arzt

• Für die Neurodermitis läßt sich kein allgemein gültiger Behandlungsplan aufstellen. In Zusammenarbeit mit dem Arzt müssen Sie die individuelle Therapie für Ihr Kind finden, die häufig im Lauf der Jahre verändert werden muß.

• Der Arzt wird Ihnen Ratschläge für ein allergenarmes Umfeld und die Hautpflege Ihres Kindes geben (Seite 154).

• Bei einem akuten Ekzemschub kann es nötig werden, daß der Arzt kortisonhaltige Cremes

oder Salben verschreiben muß, die Sie dann nur auf die befallenen Hautstellen auftragen dürfen.
• Eine homöopathische Regulationstherapie, die vom Fachmann ganz individuell auf Ihr Kind abgestimmt wird, kann helfen.
• Klimakuren an der See oder im Hochgebirge und Krankenhausbehandlungen können im Ekzemschub erfolgreich sein. Ihr Arzt wird Sie über solche Kuren, die von den Krankenkassen erstattet werden, informieren.

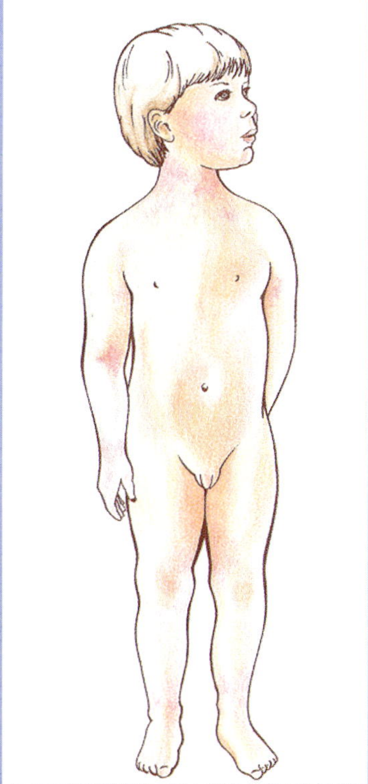

Rot eingezeichnet: Die Hautstellen, die bei neurodermitiskranken Kindern besonders betroffen sind

So helfen Sie Ihrem Kind
• Oberster Grundsatz bei der Neurodermitis-Behandlung: Allergene vermeiden!
• Sorgen Sie für ein möglichst allergenarmes Umfeld: Verzichten Sie Ihrem Kind zuliebe auf Haustiere, blühende Pflanzen, Rauchen oder Aromalampen in der Wohnung. Geben Sie ihm nur waschbare Plüschtiere aus Synthetik zum Spielen, die Sie alle vier Wochen in der Waschmaschine waschen. Die Plüschtiere dürfen nicht mit ins Bett.
• Keine Matratzen aus Roßhaar benutzen, sondern aus Synthetikmaterial und in einen festen Matratzendrell eingenäht. Keine Federbetten; Wolldecken immer mit Bettwäsche beziehen.
• Staubfänger wie offene Regale, Übergardinen, Plüschmöbel, Teppiche und Teppichboden vermeiden. Statt dessen geschlossene Schränke, glatte Vorhänge (alle vier Wochen waschen) und glatte Böden, die mindestens dreimal wöchentlich feucht gewischt werden sollten.
• Kaufen Sie einen Staubsauger mit Milbenfilter.
• Vermeiden Sie jeden direkten Kontakt mit Tierhaaren, Vogelfedern (Bettfedern!) und Produkten aus Tierhaar wie Schafwolle, Kamelhaar, Roßhaar.
• Ziehen Sie Ihrem Kind keine Kleidungsstücke aus Wolle oder Synthetik direkt auf die Haut an. Wählen Sie Unterwäsche am besten aus ungefärbter Baumwolle und lieber ein oder zwei Konfektionsgrößen zu groß. Überhaupt sollten Sie Ihr Kind luftig und nicht zu warm anziehen. Auf Weichspüler beim Waschen verzichten.
• Grundsatz der Neurodermitis-Behandlung: Möglichst kein Kortison, es sollte nur beim akuten Schub und nach ärztlichem Rat eingesetzt werden.
• Bei feuchtem Ausschlag kann ein Weizenkleiebad (Seite 197) helfen. Danach cremen Sie die betroffenen Hautstellen dünn

Neurodermitis

Hauttestungen auf Neurodermitis-auslösende Substanzen, zum Beispiel in der Nahrung, haben sich als nicht sicher erwiesen. Sie können nur die Nahrungsmittel vermeiden, bei denen Sie feststellen, daß sich die Haut Ihres Kindes verschlechtert. Eine spezielle Neurodermitis-Diät gibt es nicht. Folgende Nahrungsmittel sollten Sie vermeiden, da sie bekannterweise Neurodermitis-Schübe auslösen können: Milch, Ei, Zitrusfrüchte und -säfte, Schokolade, Weizenmehl. Generell gilt: Je länger gekocht oder gebacken, desto geringer die allergene Wirkung. Also statt Brötchen Vollkornbackwaren und Mischbrot geben, auf Rohkost verzichten.

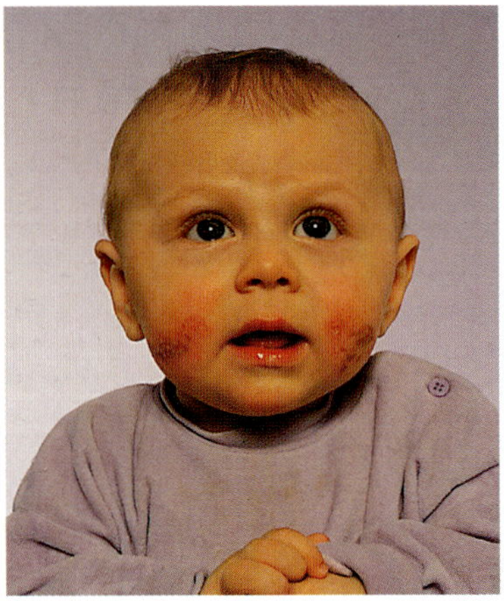

Bei Kleinkindern sitzen die Ekzemherde meist im Gesicht

mit teerhaltigen Salben aus Apotheke oder Reformhaus ein. Verwenden Sie keine abdichtenden Fettsalben, sie können den Ausschlag verschlimmern.

• Bei trockenem Ekzem: Duschen ist für die Haut Ihres Kindes besser als Baden – lassen Sie Ihr Kind höchstens einmal wöchentlich kurz baden (Wassertemperatur 35 °C). Geben Sie einen rückfettenden Zusatz ins Badewasser: ein Ölbad aus der Apotheke oder einen Schuß Olivenöl. Zum Waschen benutzen Sie alkalifreie Syndetseifen. Nach dem Baden oder Duschen kurz kalt abbrausen.

• Bei stark juckendem Ausschlag machen Sie zweimal wöchentlich ein Ölbad mit 37 °C warmem Wasser. Lassen Sie Ihr Kind mit Schlafanzug hineinsteigen und 5 Minuten baden. Danach wickeln Sie es mit dem nassen Schlafanzug in Frottierhandtücher und legen es für 20 Minuten ins Bett. Die Haut wird dadurch weich und saugfähig. Jetzt cremen Sie Ihr Kind mit einer vom Apotheker gemischten Fettsalbe ein. Das Rezept: 5 Prozent Bufexamac, Fettsalbe ad 100,0 Gramm. Bei extremem Juckreiz bitten Sie den Apotheker, noch 2 bis 3 Prozent Harnstoff hinzuzufügen.

• Versuchen Sie, ob kühle, feuchte Wasserumschläge den Juckreiz Ihres Kindes lindern.

• Halten Sie die Fingernägel Ihres Kindes kurz und sauber, damit beim Kratzen nicht Schmutz und Bakterien in die Haut gelangen.

• Bei beiden Neurodermitis-Formen lohnt sich ein Versuch mit Prager Wundersalbe aus der Apotheke, die Sie dünn auftragen.

• Bei manchen Kindern hilft Nachtkerzenöl, das einmal täglich als Kapsel geschluckt wird.

• Um den akuten Entzündungsschub möglichst lange hinauszuzögern, sollten Sie die Haut Ihres Kindes mit unparfümierten sogenannten Basiscremes oder Basisfettsalben aus der Apotheke vor dem Austrocknen schützen.

• Versuchen Sie, alles zu vermeiden, was Ihr Kind nervös machen könnte, da die Neurodermitis in Steßsituationen leichter aufflackert: Anstrengende Wochenendtrips, zuviel Radio, Fernsehen, Walkman oder Gameboy können Ihr Kind stressen. Auch Konflikt- und Trennungssituationen (Scheidung der Eltern) können einen Neurodermitis-Schub auslösen.

Rheumatisches Fieber

Das rheumatische Fieber ist eine sehr selten gewordene Folgeerkrankung nach einer Streptokokkeninfektion, die vor allem Kinder im Schulalter befällt. Dabei bildet das Immunsystem gegen die Streptokokken-Bakterien Antikörper, die Entzündungen im Bindegewebe der Gelenke, dem Herzmuskel und Gehirn hervorrufen. Das rheumatische Fieber wird als allergieähnliche entzündliche Antigen-Antikörper-Reaktion angesehen.

Zwei bis drei Wochen nach der Streptokokkeninfektion, die sogar unbemerkt verlaufen kann, bekommt das Kind plötzlich hohes Fieber, Kopf- und Bauchschmerzen und fühlt sich abgeschlagen. Die großen Gelenke an Armen und Beinen sind geschwollen, heiß und gerötet und schmerzen. Bei manchen Kindern bildet sich für kurze Zeit ein girlandenförmiger, blaßroter Hautausschlag. Bei mehr als drei Viertel der erkrankten Kindern ist der Herzmuskel in Mitleidenschaft gezogen, es besteht die Gefahr des Herzversagens.

HÄUFIGSTE SYMPTOME

- **Hohes Fieber**
- **Kopfschmerzen**
- **Bauchschmerzen**
- **Abgeschlagenheit**
- **Geschwollene, gerötete und schmerzende Gelenke**

So helfen Sie Ihrem Kind

- Sorgen Sie dafür, daß Ihr Kind die verordnete Bettruhe einhält und die verordneten Medikamente regelmäßig einnimmt.
- Leider können Sie nicht mehr tun, als Ihrem Kind mit Liebe und Zuneigung über seine schwere Erkrankung hinwegzuhelfen.
- Lassen Sie jede Streptokokkeninfektion bei Ihrem Kind mit Antibiotika behandeln!

Komplikationen

In seltenen Fällen greift die Entzündung auf das Gehirn über. Symptome sind unwillkürliche Zuckungen (Chorea minor) der Muskeln. Die Kinder können nicht mehr schreiben oder beim Essen Besteck benutzen.

Soll Ihr Kind zum Arzt?

Beim geringsten Verdacht auf rheumatisches Fieber muß Ihr Kind sofort zum Arzt! Je früher das Kind behandelt wird, um so wahrscheinlicher kann es geheilt werden.

So hilft der Arzt

- Der Arzt wird Penicillin in hoher Dosierung verschreiben, das über 6 bis 8 Wochen genommen werden muß. Bei Penicillinallergie wählt er ein anderes Antibiotikum aus.
- Ist das Herz mitbetroffen, verordnet der Arzt Kortison für 4 bis 6 Wochen, um die Entzündung zu hemmen.
- Er wird strenge Bettruhe für 6 bis 8 Wochen verordnen, die am besten im Krankenhaus eingehalten werden kann.
- Um ein Wiederaufflackern des rheumatischen Fiebers zu verhindern, muß Ihr Kind noch 5 Jahre lang einmal im Monat mit Depotpenicillin behandelt werden – bei Herzerkrankung bis zu seinem 20. Lebensjahr. Sonst drohen Herzschwäche und Herzklappenfehler, die zum Tod führen können.

Typische Kinderkrankheiten und andere Infektionskrankheiten

Masern und Mumps, Windpocken und Scharlach gehören zu den »klassischen« Kinderkrankheiten. Sie ziehen den gesamten Körper in Mitleidenschaft, die Ärzte sprechen von systemischen Erkrankungen. Einige dieser Infektionen, die von Viren oder Bakterien verursacht werden, treten regelrecht in Wellen auf, denn sie sind so ansteckend, daß fast alle nicht-geimpften Kinder und auch Erwachsene, die als Kinder verschont blieben, daran erkranken. Durch den Kontakt mit den Krankheitserregern bilden sich während der Erkrankung Antikörper, die das Kind entweder für immer oder zumindest eine Zeitlang vor einer erneuten Infektion schützen.

Bevor es Impfungen und Antibiotika gab, starben viele Kinder an diesen Krankheiten oder trugen bleibende Schäden davon. Wird zum Beispiel Scharlach nicht behandelt, kann es zu Herzmuskelentzündungen und chronischen Nierenentzündungen kommen, hoher Blutdruck und ein schwaches Herz sind die Folgen. Kinderlähmung hinterläßt bleibende Lähmungen.

Trotzdem greift die ablehnende Haltung gegenüber Impfungen immer mehr um sich. Eltern vertrauen den Abwehrkräften ihrer

So lange kann ein krankes Kind andere anstecken

Krankheit	Inkubationszeit	Ansteckungsgefahr: von wann bis wann?	Immunität
Diphtherie	2–6 Tage	von Ausbruch der Erkrankung; solange Erreger nachweisbar sind	nur kurze Zeit
Dreitagefieber	7–17 Tage	3 Tage vor dem Fieber bis Ausschlagbeginn	lebenslang
Keuchhusten	7–21 Tage	vom ersten Husten bis etwa 5 Wochen danach; 14 Tage ab Beginn der Antibiotikabehandlung	10–20 Jahre
Kinderlähmung	7–28 Tage	bei Ausbruch und solange Viren in den Ausscheidungen nachweisbar sind	lebenslang
Masern	9–12 Tage	3 Tage vor Beginn des Ausschlags bis zu seinem Verschwinden	lebenslang
Mumps	14–24 Tage	6 Tage vor bis 14 Tage nach Beginn der Drüsenschwellung	lebenslang
Ringelröteln	7–18 Tage	vermutlich 1 Tag vor Beginn des Ausschlags bis 1 Tag nach Abklingen	lebenslang
Röteln	14–21 Tage	7 Tage vor Beginn des Ausschlags bis 10 Tage danach	lebenslang
Scharlach	2–4 Tage	bei den ersten Krankheitszeichen bis 48 Stunden nach Beginn der zehntägigen Penicillinbehandlung	nicht geklärt
Windpocken	14–21 Tage	2 Tage bevor die ersten Bläschen auftreten bis 7 Tage danach, wenn die Bläschen eingetrocknet sind	nicht geklärt, vermutlich jahrzehntelang

Typische Kinderkrankheiten und andere Infektionskrankheiten

Kinder, und Anthroposophen glauben zu beobachten, daß die Kinderkrankheiten den seelischen Reifungsprozeß fördern. Diese Meinung teile ich nicht und rate Ihnen davon ab, auf Impfungen und Antibiotika-Therapien zu verzichten, da Sie sonst Ihrem Kind schaden können.

Viele Kinderkrankheiten beginnen mit den untypischen Symptomen einer banalen Erkältung. Bereits in diesem Stadium oder sogar noch bevor das Kind die ersten Symptome zeigt, kann es andere anstecken.

Einige der typischen Kinderkrankheiten haben eins gemeinsam: Die Haut reagiert mit einem Ausschlag. Es ist nicht immer leicht, zu unterscheiden, ob sich ein Kind Röteln oder Masern eingefangen hat – lassen Sie daher immer den Arzt die Diagnose stellen. Bei Virusinfektionen ist auch die moderne Medizin machtlos – vor einigen Erkrankungen können Sie Ihr Kind durch eine Impfung (Seite 220) schützen. Bei bakteriellen Kinderkrankheiten helfen Antibiotika, die die Erreger abtöten. Sie müssen unbedingt über den verordneten Zeitraum eingenommen werden, denn häufig verschwinden die Krankheitssymptome, lange bevor die Erkrankung ausgeheilt ist.

Auf den folgenden Seiten finden Sie die typischen Kinderkrankheiten in alphabetischer Reihenfolge. Weitere Infektionskrankheiten durch Viren und Bakterien, an denen Kinder, aber meist auch Erwachsene, erkranken können, sind ab Seite 172 beschrieben.

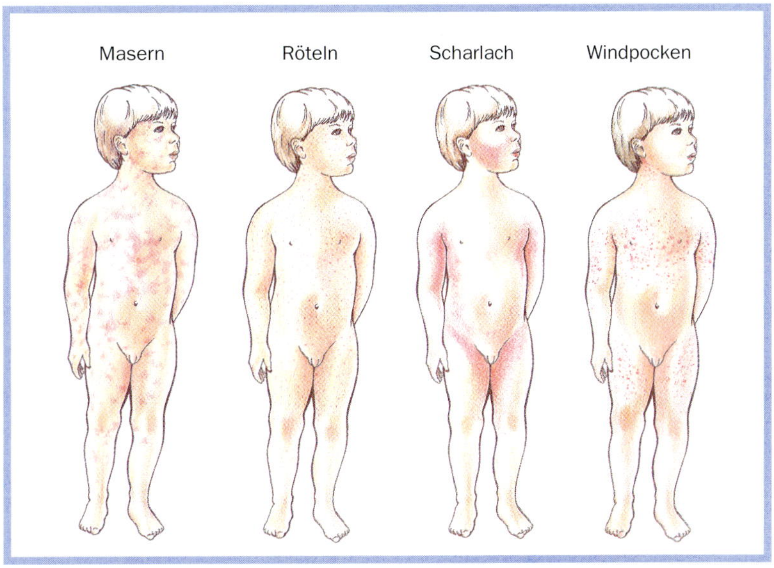

Der typische Hautausschlag bei Masern (rot bis dunkelrot, zum Teil zusammenfließend), Röteln (rot, einzeln stehend), Scharlach (rot, feinfleckig) und Windpocken (gleichzeitig rote Flecken, Bläschen und Krusten)

Diphtherie

Diphtherie ist eine hochansteckende bakterielle Infektionskrankheit, die durch Tröpfcheninfektion übertragen wird. Aufgrund der Impfmüdigkeit der letzten Jahre erkranken immer wieder Kinder an Diphtherie – meist mehrere in der Nachbarschaft.

Nach einer Inkubationszeit von zwei bis sechs Tagen bilden sich auf den Mandeln und im Kehlkopfbereich dicke, graue, eitrige Beläge, die fauligen Mundgeruch und Schluckbeschwerden verursachen. Das Kind hat leicht erhöhte Temperatur. Durch die Verengung der Atemwege bekommt das Kind Atemnot und »echte« Kruppanfälle mit bellendem Husten (im Gegensatz dazu: Pseudokrupp bei Virusentzündungen oder mechanischen Störungen im Kehlkopfbereich, Seite 68). Die durchgemachte Krankheit hinterläßt nur eine kurzzeitige Immunität, das heißt, sie schützt nicht vor Wiederansteckung.

HÄUFIGSTE SYMPTOME

- Leichtes Fieber
- Fauliger Mundgeruch
- Graue eitrige Beläge auf den Mandeln und im Kehlkopfbereich
- Schluckbeschwerden
- Husten
- Atemnot

Komplikationen

Diphtheriebakterien bilden zusätzlich Toxine, die eine Herzmuskelentzündung oder Hirnnervenlähmungen hervorrufen können.

Soll Ihr Kind zum Arzt?

Suchen Sie beim geringsten Verdacht auf Diphtherie den Arzt auf. Um sicherzugehen, sollten Sie jede eitrige Halsentzündung vom Arzt untersuchen lassen.

So helfen Sie Ihrem Kind

- Der einzige sichere Schutz vor Diphtherie ist die Impfung, die alle zehn Jahre aufgefrischt werden muß. Sie wird üblicherweise mit der Tetanus-Impfung kombiniert.

So hilft der Arzt

Der Arzt stellt durch einen Rachenabstrich die Diagnose und wird das diphtheriekranke Kind ins Krankenhaus überweisen – Diphtherie führt immer noch in bis zu 20 Prozent der Fälle zum Tod. Therapiert wird mit Immunglobulin und Antibiotika.

Dreitagefieber

HÄUFIGSTE SYMPTOME

- **Plötzlich einsetzendes hohes Fieber bei kaum gestörtem Allgemeinbefinden**
- **Nach etwa drei Tagen Abklingen des Fiebers**
- **Kleinfleckiger roter Hautausschlag**

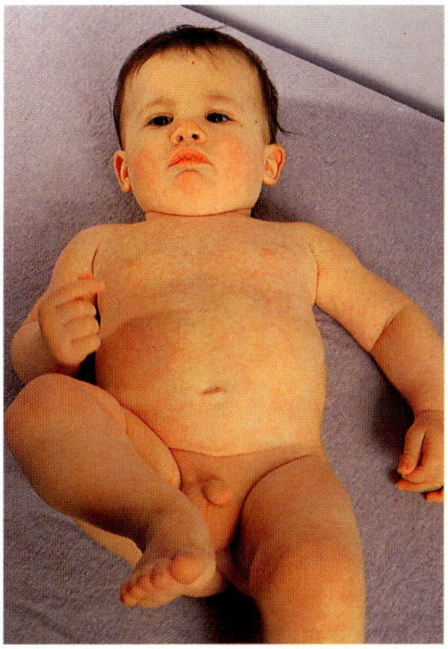

Nachdem das Fieber abgeklungen ist, erscheint dieser typische Ausschlag

Das Dreitagefieber (Exanthema subitum) ist eine sehr häufige, hochansteckende, aber harmlose Virusinfektion, die meist schon in der zweiten Häfte des ersten Lebensjahres oder im Kleinkindesalter auftritt (6 bis 36 Monate). Der Erreger stammt aus der Familie der Herpesviren. Nach Kontakt mit dem Virus dauert es etwa 7 bis 17 Tage, bis die ersten Krankheitszeichen auftreten.

Das Dreitagefieber beginnt mit plötzlich einsetzendem hohem Fieber von 39 bis 40 °C, dabei ist das Allgemeinbefinden des Kindes nur wenig beeinträchtigt. Nach drei bis vier Tagen verschwindet das Fieber innerhalb von Stunden. Zur gleichen Zeit erscheint ein fleckiger, roter, Masern- oder Röteln-ähnlicher Ausschlag, der den ganzen Körper überzieht und nach etwa zwei Tagen wieder verschwindet. Tritt der Ausschlag auf, ist die Ansteckungsgefahr vorüber.

Wenn Ihr Kind das Dreitagefieber durchgemacht hat, ist es sein Leben lang vor einer Wiederansteckung geschützt.

Komplikationen

Als seltene Komplikation kann es zu Fieberkrämpfen kommen.

Soll Ihr Kind zum Arzt?

Das Dreitagefieber ist zwar harmlos, kann aber leicht mit Scharlach und Masern verwechselt werden. Daher sollte der Arzt die Erkrankung diagnostizieren.

So hilft der Arzt

Wenn der Arzt Ihr hochfiebriges Kind untersucht und Masern und Scharlach ausgeschlossen hat, wird er Ihnen sagen, wie Sie die Symptome bekämpfen können – bei dieser Viruserkrankung gibt es keine spezielle Therapie.

So helfen Sie Ihrem Kind

- Ihr hoch fieberndes Kind sollte die ersten Tage im Haus bleiben, bis der typische Ausschlag auftritt, an dem die Krankheit eindeutig erkannt werden kann.
- Da sich Ihr Kind nicht krank fühlt, braucht es nicht das Bett zu hüten.
- Versuchen Sie, das Fieber mit Wadenwickeln (Seite 201) zu senken. Fieberzäpfchen sind selten notwendig, außer bei bekannter Neigung zu Fieberkrämpfen.
- Geben Sie Ihrem Kind reichlich zu trinken, denn durch das Fieber verliert es vermehrt Flüssigkeit über die Haut und dabei auch Salze.

Keuchhusten

Der Keuchhusten (Pertussis) ist eine langwierige, von einem Bakterium hervorgerufene Kinderkrankheit, die für Neugeborene und Säuglinge lebensgefährlich sein kann. Keuchhusten wird durch Tröpfcheninfektion übertragen, tritt meist in kleinen Epidemien und vor allem im Kindergartenalter auf, kann aber auch Erwachsene treffen.

Ein bis drei Wochen nach der Ansteckung entwickelt das Kind eine banale Erkältung mit Schnupfen und Husten, die etwa zwei Wochen anhält. Dieses Stadium ist das ansteckendste. Dann beginnen die typischen, abgehackten Hustenanfälle (Stakkatohusten), die verstärkt nachts auftreten. Am Ende eines Hustenanfalls zieht das Kind die Luft hörbar ein, so daß es wie ein Juchzen klingt. Manchmal läuft das Gesicht blau an, und das Kind erbricht zähen Schleim. Die Augen tränen und sind stark gerötet. Zwischen den Hustenattacken fühlen sich die Kinder relativ wohl. Säuglinge ziehen die Luft nicht keuchend ein – bei ihnen kann die Atmung aussetzen (Apnoe). Daher müssen Säuglinge mit Keuchhusten im Krankenhaus behandelt werden.

Die Hustenattacken plagen das Kind für zwei bis sechs Wochen und nehmen dann langsam ab, ebenso wie die Ansteckungsgefahr. Nach weiteren zwei Wochen ist der Keuchhusten überwunden. Allerdings können die Hustenanfälle noch monatelang wiederkehren, besonders wenn das Kind erkältet ist oder bei körperlicher Belastung. Hat Ihr Kind den Keuchhusten überstanden, ist es bis zu 20 Jahren vor einer erneuten Ansteckung geschützt.

Babys haben keinen angeborenen mütterlichen Antikörperschutz gegen Keuchhusten. Sie können ab dem dritten Monat gegen Keuchhusten geimpft werden. Viele Eltern nützen diese Möglichkeit aus Angst vor Nebenwirkungen nicht. Daher wurde ein neuer, besser verträglicher Impfstoff entwickelt (Seite 221).

HÄUFIGSTE SYMPTOME

- **Zuerst ein Vorstadium von etwa zwei Wochen mit banalen Erkältungssymptomen**
- **Starke Hustenanfälle mit hörbarem Einziehen der Luft, meist zwei bis drei Wochen nach Hustenbeginn**
- **Hustenanfälle nachts schlimmer als am Tag**
- **Erbrechen beim Hustenanfall**

Komplikationen

In seltenen Fällen kommt es zur Lungenentzündung.

Beim Säugling unter sechs Monaten besteht die Gefahr einer Hirnschädigung durch Sauerstoffmangel.

Soll Ihr Kind zum Arzt?

Keuchhusten ist während der Anfangsphase schwierig zu diagnostizieren. Bei Verdacht auf Keuchhusten, oder wenn Ihr Kind länger als eine Woche ohne Besserungstendenz hustet, sollten Sie umgehend den Arzt aufsuchen.

Keuchhusten

So hilft der Arzt

- Im frühen Krankheitsstadium kann der Arzt die Diagnose durch einen Nasen-Rachen-Abstrich sichern.
- Antibiotika (Erythromycin) müssen frühzeitig genommen werden – nur im Anfangsstadium können sie die Bakterien abtöten und somit die Krankheitsdauer verkürzen und die Ansteckungsgefahr verringern.
- Sind die Hustenattacken bereits ausgebrochen, helfen Antibiotika nicht mehr, da sie nur die Bakterien bekämpfen. Der Husten wird aber von den Stoffwechselprodukten der Bakterien verursacht – dagegen gibt es noch keine Medikamente.
- Der Arzt wird hustendämpfende Maßnahmen wie unten beschrieben empfehlen. Medikamentöse Hustenblocker wirken kaum.
- Säuglingen, die Kontakt mit Keuchhustenkranken hatten, wird der Arzt zur Vorbeugung sofort Antibiotika verordnen.

So helfen Sie Ihrem Kind

- Setzen Sie Ihr Kind bei einem Hustenanfall aufrecht hin, den Kopf leicht nach vorne gebeugt.
- Stellen Sie eine Schüssel bereit, falls Ihr Kind brechen muß.
- Sorgen Sie dafür, daß Ihr Kind viel trinkt. Nach einer Hustenattacke folgt eine anfallsfreie Phase – nutzen Sie diese Zeit, um Ihrem Kind Essen zu geben beziehungsweise Ihren Säugling zu füttern.
- Ob ein Klimawechsel Ihrem Kind gut tut, sollten Sie ausprobieren. In etwa der Hälfte der Fälle lindert ein Tag im Hochgebirge die Brech-Hustenanfälle. Wohnen Sie weit vom Hochgebirge entfernt, versuchen Sie es mit einem Besuch im Gärkeller einer Brauerei.
- Homöopathisch kann Cuprum metallicum D6, dreimal täglich 5 Globuli, helfen.
- Werden Kinder mit Keuchhusten nicht mit Antibiotika behandelt, sollten sie während der vier- bis sechswöchigen Hustenphase von ungeschützten Kindern und Erwachsenen ferngehalten werden.
- Halten Sie Ihr Kind solange von Kindergarten oder Schule fern, bis der Arzt den Besuch wieder erlaubt.

Kinderlähmung

Die Kinderlähmung (Poliomyelitis) ist eine Virusinfektion des Zentralnervensystems, die seit Einführung der dreifachen Schluckimpfung im Jahr 1960 nur noch sehr selten auftritt. Allerdings droht durch die heutige Impfmüdigkeit eine Wiederkehr dieser Erkrankung, die nicht nur Kinder, sondern auch Jugendliche und Erwachsene befallen kann, wenn sie keine Auffrischimpfungen vornehmen lassen.

Der Erreger wird über den Darm ausgeschieden. Anstecken kann man sich durch die Aufnahme von Wasser oder Nahrungsmitteln, die mit dem Stuhl infizierter Personen Kontakt hatten. Besonders gefährlich kann das Baden im Sommer in stehenden, warmen Gewässern sein. Nach einer bis höchstens vier Wochen nach der Ansteckung vermehrt sich das Virus im Magen-Darm-Bereich, gelangt in die Blutbahn, setzt sich im Rückenmark und im Hirnstamm fest und zerstört dort die Nervenzellen. Es kommt zu Lähmungen der Muskulatur.

In 90 Prozent der Fälle verläuft die Kinderlähmung so leicht und folgenlos, daß sie vom Betroffenen selbst nicht bemerkt wird, der dann aber lebenslang vor einer Wiederansteckung geschützt ist.

Etwa zehn von hundert angesteckten Personen erkranken schwerer. Das Anfangsstadium ähnelt dann einem grippalen Infekt mit leichtem Fieber, Husten, Schnupfen und Gliederschmerzen über zwei bis drei Tage. Nach einem beschwerde- und fieberfreien Stadium von ein bis drei Tagen steigt das Fieber wieder an, starke Kopfschmerzen und Berührungsempfindlichkeit setzen ein. Nach etwa zwei Tagen treten plötzlich Lähmungen einzelner Muskeln oder Muskelgruppen auf, die gelähmt bleiben und verkümmern.

HÄUFIGSTE SYMPTOME

Typischer Krankheitsverlauf in vier Stadien:

- **Grippeähnliche Symptome**
- **Fieberfreie Pause**
- **Erneutes Fieber, Kopfschmerzen, Berührungsempfindlichkeit**
- **Plötzliche Muskellähmungen**

So helfen Sie Ihrem Kind

- Der einzige Schutz vor Kinderlähmung ist die Schluckimpfung, die lebenslang alle zehn Jahre aufgefrischt werden muß.
- Bei allen Reisen in Länder mit mangelhaften hygienischen Bedingungen sollten Kinder wie Erwachsene durch die Schutzimpfung vorbeugen.

Soll Ihr Kind zum Arzt?

Gehen Sie mit Ihrem Kind sofort zum Arzt, wenn bei Fieber nicht nur die Glieder schmerzen, sondern Ihr Kind einzelne Glieder nicht mehr bewegen kann.

So hilft der Arzt

- Bei Verdacht auf Kinderlähmung muß der Arzt das Kind wegen der Ansteckungsgefahr ins Krankenhaus einweisen.
- Eine gezielte Therapie bei Kinderlähmung gibt es bis heute nicht. Ihr Kind wird im Krankenhaus überwacht und bei Lähmung der Atemmuskulatur künstlich beatmet werden müssen – unter Umständen für den Rest seines Lebens.

Masern

Die Masern (Morbilli) sind eine weltweit verbreitete, hochansteckende und keineswegs harmlose Erkrankung, die vom Masernvirus hervorgerufen wird. Über 90 Prozent der ungeimpften Kinder erkranken im Kindesalter an Masern, die übrigen kann es im Erwachsenenalter treffen.

Masern werden durch Kontakt mit infizierten Personen übertragen; bis die Krankheit ausbricht, dauert es 10 bis 12 Tage.

Hohes Fieber (39 °C), Husten, Schnupfen, Bindehautentzündung (das Kind ist lichtscheu) und eine heisere Stimme täuschen zwei bis drei Tage lang eine Erkältung vor. Dann sinkt das Fieber leicht, und auf der Wangenschleimhaut im Mund treten weißliche kleine Flecken auf (Koplick'sche Flecken). Am dritten bis vierten Tag steigt das Fieber wieder hoch an, und der typische – zunächst hellrote – Ausschlag (Achtung: anfangs ähnlich dem Dreitagefieber, Seite 159) erblüht hinter den Ohren und im Gesicht, verbreitet sich über den ganzen Körper, verfärbt sich rötlich-lila und fließt zu größeren Flächen zusammen. Nach drei bis vier Tagen verschwinden Ausschlag und Fieber, die Ansteckungsgefahr, die bereits während der vermeintlichen Erkältung besteht, ist vorüber.

Masern hinterlassen einen lebenslangen Schutz vor Wiedererkrankung.

HÄUFIGSTE SYMPTOME

- **Fieber**
- **Schnupfen, Husten, Halsschmerzen**
- **Gerötete, lichtempfindliche Augen**
- **Kleine weiße Flecken auf der Mundschleimhaut**
- **Hautausschlag, zuerst im Kopfbereich, dann am ganzen Körper**

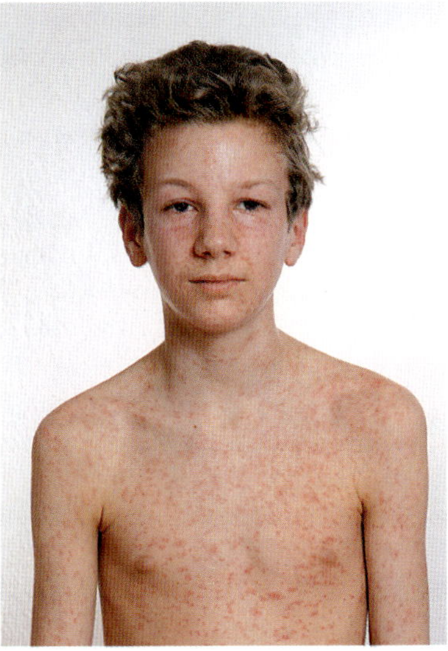

Der typische rote Masernausschlag. Die Augen sind durch die Bindehautentzündung leicht verschwollen

Komplikationen

Bei etwa der Hälfte der Masern-Patienten lassen sich während des hohen Fiebers Veränderungen im Elektroenzephalogramm (EEG) feststellen, die in vier bis sechs Prozent nach der Erkrankung bestehen bleiben. Ursache ist eine durch die Masern hervorgerufene Gehirnentzündung, die unter Umständen Lern- und Konzentrationsstörungen zur Folge haben kann.

In seltenen Fällen kommt es zu Komplikationen wie Lungenentzündung oder Mittelohrentzündung.

Masern

Soll Ihr Kind zum Arzt?

• Wegen der möglichen Komplikationen müssen Sie bei Masern immer den Arzt konsultieren.

• Suchen Sie den Arzt sofort auf, wenn Ihr Kind Ohrenschmerzen bekommt oder Anzeichen einer Lungenentzündung (trockener Husten, Kurzatmigkeit) oder Gehirnentzündung (Kopfschmerzen, Nackensteifigkeit, Benommenheit) zeigt.

So hilft der Arzt

• Wenn der Arzt feststellt, daß die Masern nicht komplikationslos verlaufen, wird er wahrscheinlich ein Antibiotikum verordnen.

• Der Arzt wird Bettruhe und Fernsehverbot verordnen.

• Leidet Ihr Kind stark unter Husten, kann der Arzt ein hustendämpfendes pflanzliches, homöopathisches oder chemisches Medikament verordnen.

So helfen Sie Ihrem Kind

• Da die Augen Ihres Kindes gerötet und lichtempfindlich sind, dunkeln Sie das Zimmer leicht ab.

• Versuchen Sie, hohes Fieber mit Wadenwickeln (Seite 201) zu senken.

• Ihrem von Schnupfen und Husten geplagten Kind tut es wohl, wenn Sie sein Zimmer kühl halten und die Luft regelmäßig befeuchten (Seite 19). Gegen den Hustenreiz können Sie Ihrem Kind Hustentee zu trinken geben (Seite 204).

• Die ersten Tage sollte Ihr Kind im Bett bleiben. Achten Sie darauf, daß es nur von Freunden besucht wird, die bereits die Masern hatten oder einen ausreichenden Impfschutz haben (kann der Arzt durch eine Blutuntersuchung feststellen).

• Geben Sie Ihrem Kind reichlich zu trinken. Fehlt der Appetit, können Sie mit in Tee aufgelöstem Traubenzucker für Kalorien sorgen.

• Der beste Schutz vor Masern ist die Impfung. Lassen Sie Ihr Kind nach dem 15. Lebensmonat gegen Masern impfen und denken Sie an die Auffrischung im 6. bis 7. Lebensjahr.

• Wenn Ihr nicht-geimpftes Kind mit Masernkranken Kontakt hatte, können Sie es schützen, indem Sie es in den darauffolgenden zwei Tagen gegen Masern impfen lassen.

Mumps

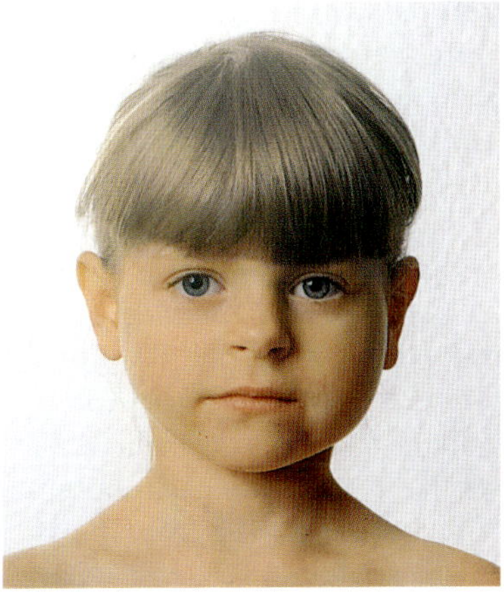

»Dicke Backe« bei Mumps

HÄUFIGSTE SYMPTOME

- **Schmerzhafte Schwellung der Speicheldrüsen**
- **Schmerzen beim Kauen und Kopfbewegen**
- **Fieber**
- **Bauchschmerzen**
- **Bei Jungen Schmerzen in den Hoden, bei Mädchen im Unterleib**

Mumps (Parotitis epidemica), im Volksmund auch Ziegenpeter oder Wochendippel genannt, ist eine akute hochansteckende Viruserkrankung, die durch Tröpfcheninfektion von Mensch zu Mensch übertragen wird und nach 14 bis 24 Tagen die ersten Symptome hervorruft. Ansteckungsgefahr besteht allerdings schon eine Woche, bevor die Krankheit ausbricht, bis 14 Tage nach Beginn. Meist erkranken Kinder nach dem zweiten Lebensjahr.

Mumps beginnt mit einer einseitigen, sehr schmerzhaften Schwellung der Speicheldrüsen im Kieferwinkel. Das Kind bekommt eine »dicke Backe«, Kauen, Schlucken und Kopfbewegen tun weh. Nach ein paar Tagen schwillt die Speicheldrüse auf der anderen Seite an. Leichtes bis hohes Fieber kann auftreten.

Bei etwa 20 Prozent der Kinder sind auch andere Drüsen befallen – vor allem die Bauchspeicheldrüse, was heftige Bauchschmerzen verursachen kann. Zusätzlich können Hoden und Hirnhäute bei der Erkrankung mitbetroffen sein. Der einzig sichere Schutz vor Mumps ist die Impfung. Nach Mumps besteht lebenslange Immunität.

Komplikationen

Etwa zehn Prozent der Mumps-Patienten bekommen eine Hirnhautreizung, die sich durch Kopfschmerzen und Nackensteifigkeit bemerkbar macht. Bei älteren Kindern zwischen 6 und 15 Jahren können die Keimdrüsen in Mitleidenschaft gezogen werden: Ab der Pubertät entzünden sich bei Jungen die Hoden, was sehr schmerzhaft ist und zur Unfruchtbarkeit führen kann. Bei Mädchen kann sich eine Eierstockentzündung entwickeln. In seltenen Fällen kommt es zu Schwerhörigkeit.

Soll Ihr Kind zum Arzt?

Konsultieren Sie den Arzt, damit er feststellt, ob es sich um Mumps oder eine andere Speicheldrüsenentzündung handelt.

So hilft der Arzt

- Es gibt keine spezielle Therapie bei Mumps, aber die Beschwerden können gelindert werden. Gegen Schmerzen kann der Arzt Zäpfchen verschreiben.
- Wegen der möglichen Folgen für Gehirn und Keimdrüsen verordnet der Arzt Bettruhe.

So helfen Sie Ihrem Kind

- Legen Sie Umschläge auf die betroffene Gesichtshälfte: Probieren Sie, ob Ihr Kind warme Umschläge oder kühle mit essigsaurer Tonerde als lindernd empfindet. Auch eine in ein Handtuch gewickelte Wärmflasche kann helfen.
- Geben Sie Ihrem Kind flüssige oder breiige Nahrung, eventuell mit einem Strohhalm.
- Bieten Sie nur Leichtes und Fettarmes – zum Beispiel Tee mit wenig Zucker, fettfreie Fleischbrühe und Obstsäfte – an, um die Bauchspeicheldrüse zu schonen.
- Senken Sie Fieber mit Wadenwickeln (Seite 201) oder Fieberzäpfchen.

Ringelröteln

Die Ringelröteln (Erythema infectiosum) sind eine ansteckende Erkrankung, die vor allem im Schulalter auftritt und von einem Parvovirus verursacht wird. Nach der Ansteckung vergehen 7 bis 18 Tage, bis die Krankheit ausbricht. Ansteckend sind Ringelröteln wahrscheinlich einige Tage vor Beginn des Ausschlags bis nach dem Abklingen.

Über den Wangen und dem Nasenrücken blüht plötzlich ein rötlicher, schmetterlingsförmiger, häufig juckender Ausschlag auf. Innerhalb von vier bis sechs Tagen breitet er sich auf den Rumpf und die Streckseiten der Arme und Beine aus. Zur gleichen Zeit verformt sich der Ausschlag zu Rundungen und Girlanden. Typisch ist, daß dieser Ausschlag periodisch verblaßt und wieder neu entsteht. Die meisten Kinder haben kein Fieber. Innerhalb von 10 bis 12 Tagen sind die Ringelröteln überstanden und hinterlassen eine lebenslange Immunität.

So helfen Sie Ihrem Kind

- Lindern Sie den Juckreiz, indem Sie Lotio alba oder Salben gegen Insektenstiche und Sonnenbrand auftragen.
- Bis der Ausschlag abgeklungen ist, sollten Sie Ihr Kind von anderen fernhalten, um schwangere Frauen nicht zu gefährden.

HÄUFIGSTE SYMPTOME

- **Rötlicher, schmetterlingsförmiger Ausschlag auf Nase und Wangen, der sich ausbreitet und häufig juckt**
- **Der Ausschlag verformt sich girlandenartig und breitet sich auf die Streckseiten der Gliedmaßen aus**
- **Die Hautveränderungen verblassen und bilden sich wieder neu**

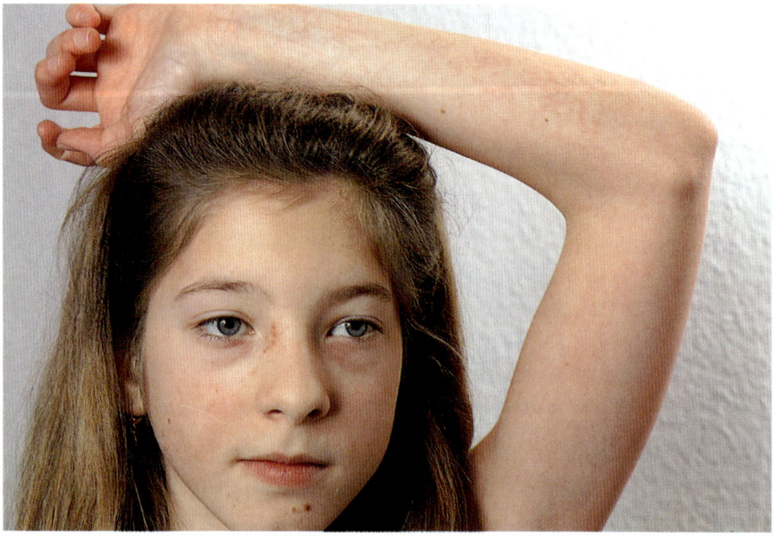

Der Ausschlag ist im Gesicht und vor allem am Arm deutlich zu erkennen

Soll Ihr Kind zum Arzt?
Da Ringelröteln bei schwangeren Frauen zu einer schweren Blutarmut des ungeborenen Kindes führen können, sollten Sie die Diagnose vom Arzt absichern lassen.

So hilft der Arzt
Der Arzt stellt fest, ob tatsächlich Ringelröteln vorliegen. Eine weitere Behandlung ist nicht nötig. Bisher gibt es noch keine Impfung.

Röteln

Die Röteln (Rubeola) sind eine für Kinder harmlose Erkrankung, die durch das Röteln-Virus verursacht wird und durch Tröpfcheninfektion übertragen wird. Nach 14 bis 21 Tagen bricht die Krankheit aus, auf andere übertragen werden kann sie aber bereits ab dem siebten Tag nach erfolgter Ansteckung.

Nach flüchtigen Erkältungserscheinungen (Gliederschmerzen, Unwohlsein) tritt ein hellroter, feinfleckiger, nicht zusammenfließender Ausschlag auf, der hinter den Ohren beginnt und sich über Gesicht, Hals, Rumpf, Arme und Beine ausbreitet. In der gleichen Reihenfolge verschwinden die Flecken nach etwa zehn Tagen wieder. Manche Kinder haben leichtes Fieber. Typisch für die Röteln ist eine schmerzhafte Schwellung der Lymphknoten beidseitig im Nacken – sie lassen sich wie eine Perlenschnur tasten. Die Ansteckungsgefahr ist erst zehn Tage nach Beginn des Ausschlags vorüber.

Sehr gefährlich sind die Röteln für schwangere Frauen: Das Virus kann zu schweren Mißbildungen des ungeborenen Kindes führen.

HÄUFIGSTE SYMPTOME

- **Erkältungsähnliches Vorstadium**
- **Rotfleckiger Hautausschlag, der hinter den Ohren beginnt und schließlich den ganzen Körper überzieht**
- **Geschwollene und druckempfindliche Lymphknoten im Nacken**
- **Eventuell leichtes Fieber**

Soll Ihr Kind zum Arzt?

Konsultieren Sie den Arzt, um die Diagnose zu bestätigen.

So hilft der Arzt

Eine spezielle Therapie gibt es nicht. Der Arzt wird Ihnen raten, Ihr krankes Kindes von werdenden Müttern fernzuhalten.

So helfen Sie Ihrem Kind

- Ihr Kind muß nicht das Haus hüten, aber Sie sollten vermeiden, daß es in die Nähe von fremden weiblichen Personen kommt. Daher bitte auch nicht zum Einkaufen mitnehmen!
- Freunde, die bereits die Röteln hinter sich haben, dürfen zum Spielen kommen.
- Der sicherste Schutz vor einer Röteln-Erkrankung ist die Impfung ab dem Alter von 15 Monaten. Sie sollte im 10. bis 12. Lebensjahr aufgefrischt werden.

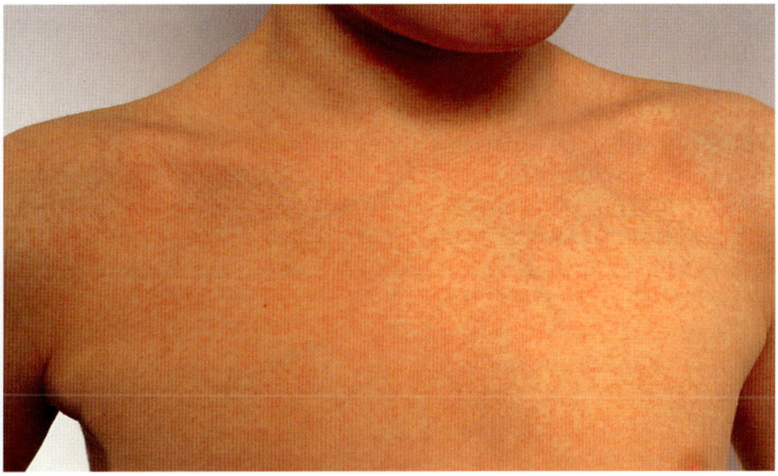

Typischer feinfleckiger Röteln-Ausschlag

Scharlach

Scharlach (Scarlatina) ist eine der häufigsten ansteckenden Kinderkrankheiten und wird durch die gleichen Streptokokkenbakterien hervorgerufen, die eitrige Halsentzündungen verursachen. Auch Erwachsene können erkranken. Übertragen wird Scharlach durch Tröpfcheninfektion und über infizierte Gegenstände. Auch Gesunde können den Erreger weitergeben.

Nach einer Inkubationszeit von zwei bis rund vier Tagen bekommt das Kind plötzlich Fieber (etwa 38,5 bis 39 °C) und starke Halsschmerzen. Zäpfchen und hinterer Gaumen sind knallrot verfärbt, die Zunge ist weißlich belegt. Nach zwei bis vier Tagen verschwindet der Zungenbelag, und die Zunge verfärbt sich himbeerrot. Am zweiten oder dritten Tag nach Fieberbeginn blüht der typische feinflächige rote Scharlachausschlag auf, der an Samt erinnert. Von der Leistengegend und den Achseln aus kann er den gesamten Körper überziehen, nur der Bereich um den Mund bleibt ausgespart (»Milchbart«). Manchmal juckt der Ausschlag, er kann aber auch ganz fehlen. Ein bis drei Wochen nach Krankheitsbeginn schält sich häufig die Haut an den Handflächen und Fußsohlen in großen Fetzen ab.

Ein Kind kann mehrere Male an Scharlach erkranken, wenn es mit Penicillin behandelt wird, da sich bis zum Beginn der Antibiotikatherapie keine oder zu wenig Antikörper gebildet haben, die vor einer Wiederansteckung schützen.

HÄUFIGSTE SYMPTOME

- **Fieber um etwa 39 °C**
- **Halsschmerzen, Entzündung im Rachen**
- **Erst weiß belegte, dann himbeerrote Zunge**
- **Samtartiger Ausschlag, der von Leiste und Achsel aus den gesamten Körper außer dem Mundbereich überzieht**

Komplikationen

Bei nicht oder nicht ausreichend mit Antibiotika behandelten Kindern kann es drei bis vier Wochen nach dem Scharlach zu einer Reihe von Komplikationen mit unter Umständen lebenslangen Folgeschäden kommen: Zur Herzmuskelentzündung (Seite 100), die Herzmuskelschwäche und Kreislaufversagen nach sich ziehen kann, zur Nierenentzündung (Seite 106) mit der Gefahr einer Schrumpfniere, oder zu rheumatischen Gelenkbeschwerden (Seite 155), die Schmerzen und Versteifungen verursachen können.

Soll Ihr Kind zum Arzt?

Suchen Sie bei Verdacht auf Scharlach immer den Arzt auf.

So hilft der Arzt

- Der Arzt wird hochdosiertes Penicillin über zehn Tage verordnen. Verträgt Ihr Kind kein Penicillin, wird er auf ein anderes Antibiotikum ausweichen.
- Zusätzlich kann der Arzt ein fiebersenkendes Medikament verschreiben.

Scharlach

So helfen Sie Ihrem Kind

• Sorgen Sie dafür, daß Ihr Kind das Antibiotikum genau nach der Verordnung des Arztes nimmt – auch wenn es bereits wieder gesund erscheint.

• Ein bis zwei Tage nach Beginn der Penicillineinnahme ist Ihr Kind schon nicht mehr ansteckend, aber noch nicht gesund. Lassen Sie bitte Ihr Kind mindestens eine Woche zu Hause. Bettruhe ist nicht notwendig.

• Versuchen Sie, das Fieber mit Wadenwickeln (Seite 201) zu senken, oder geben Sie Ihrem Kind vom Arzt verordnete Fiebermittel.

• Leidet Ihr Kind an Schluckbeschwerden, sollten Sie während der ersten schmerzhaften Tage auf feste Nahrung verzichten. Geben Sie Ihrem Kind kühle oder warme, leicht gesüßte Getränke oder Fleischbrühe, wenn es mag.

• Erkrankt Ihr Kind nach kurzer Zeit erneut an Scharlach, denken Sie bitte daran, daß auch Gesunde den Erreger übertragen können. Bei allen Personen, mit denen Ihr Kind Kontakt hatte, sollte der Arzt dann einen Rachenabstrich nehmen, um eine mögliche Ansteckungsquelle aufzuspüren. Findet er Streptokokken im Rachenabstrich, wird er den Betroffenen für fünf Tage Penicillin verordnen.

Scharlachausschlag: Die Mundpartie bleibt ausgespart, am Körper sind der Bereich um die Achseln und die Leistengegend besonders betroffen

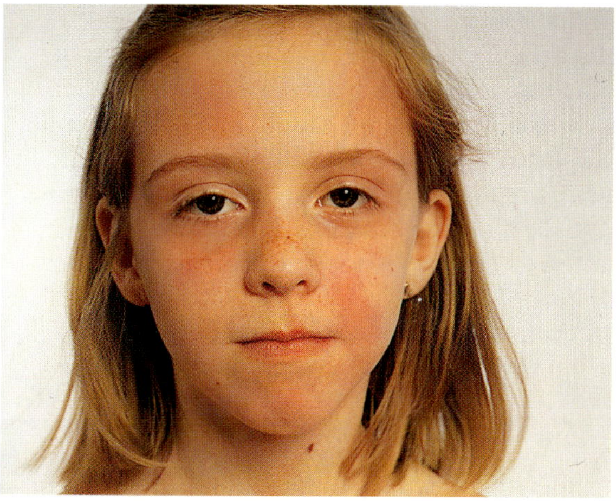

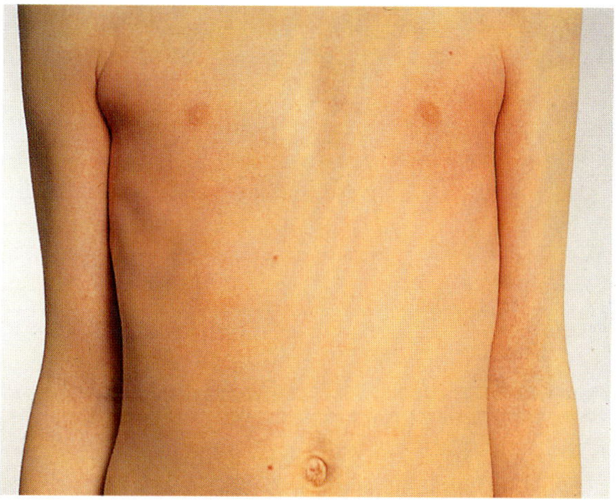

Windpocken

Die Windpocken (Varicellen) sind eine weltweit verbreitete, hoch ansteckende Viruserkrankung, die Kinder und Erwachsene befällt. Das Virus wird durch Tröpfcheninfektion, aber auch durch die Luft beziehungsweise »mit dem Wind« übertragen. Ansteckungsgefahr besteht bereits zwei Tage, bevor die ersten Krankheitssymptome auftreten, bis sieben Tage nach Beginn des typischen Ausschlags. Die Inkubationszeit dauert 12 bis 21 Tage.

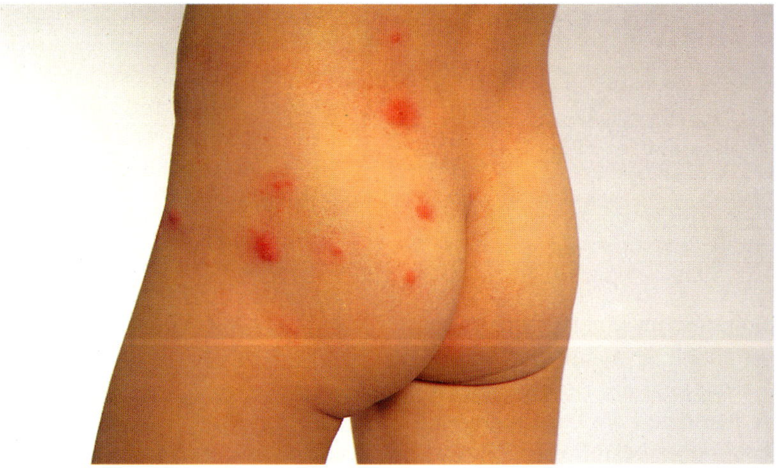

Windpocken im Anfangsstadium. Zu sehen sind Flecken und aufgeplatzte Pusteln, aber noch keine Krusten

Der typische Windpockenausschlag beginnt zunächst mit etwa linsengroßen rötlichen Flecken, die sich rasch in wasserhaltige Bläschen umbilden. Der Ausschlag juckt sehr. Die gesamte Haut und Schleimhaut ist betroffen – auch im Mund, in der Vagina und auf der behaarten Kopfhaut. Die nässenden Bläschen platzen und verkrusten, in Schüben kommen ein bis zwei Wochen lang neue Windpocken nach, so daß alle drei Stadien – Flecken, Bläschen, Krusten – nebeneinander auftreten. Manche Kinder fiebern bis zu 40 °C, andere gar nicht.

Werden die Windpocken aufgekratzt, bleiben Narben zurück. Außerdem können sich die Bläschen durch Schmutz an den Fingern entzünden und eitern.

Die Erkrankung hinterläßt eine jahrelange Immunität. Läßt dieser Schutz nach, kann es zu einer Zweitinfektion kommen, zur Gürtelrose (Seite 175), wobei nur einzelne Hautnervensegmente befallen werden.

Windpocken

HÄUFIGSTE SYMPTOME

- **Rote wasserhaltige Bläschen, die an allen Körperteilen auftreten können und schließlich verkrusten**
- **Der Hautausschlag kommt in Schüben**
- **Starker Juckreiz**

Komplikationen

Windpocken sind für sonst gesunde Kinder harmlos. Gefährlich werden sie, wenn eine Schwangere so kurz vor der Geburt angesteckt wurde, daß ihr Kind mit Windpocken zur Welt kommt.

Bei Kindern, deren Abwehrkräfte vermindert sind – durch Leukämie, angeborene Immunschwäche oder durch Medikamente, die die körpereigene Abwehrreaktion unterdrücken –, verlaufen die Windpocken schwer. Diesen »Sorgenkindern« kann der Arzt Immunglobuline spritzen, die den Ausbruch der Krankheit verhüten oder den Verlauf abmildern. Für besonders schwere Fälle gibt es auch eine aktive Impfung.

Soll Ihr Kind zum Arzt?

Lassen Sie vom Arzt die Diagnose absichern. Konsultieren Sie den Arzt, wenn sich die Bläschen entzünden und eitern.

So hilft der Arzt

- Quält der Juckreiz Ihr Kind sehr, kann der Arzt ein Antihistaminikum verordnen.
- Wenn sich die Bläschen infiziert haben, verschreibt der Arzt ein Antibiotikum.

So helfen Sie Ihrem Kind

- Gegen den Juckreiz hilft das Betupfen der Bläschen mit Flüssigkeiten wie Lotio alba. Auch juckreizstillende Puder (aus der Apotheke) wirken lindernd.
- Waschen Sie Ihr Kind kühl ab, aber verzichten Sie auf warme Bäder, sie verstärken den Juckreiz.
- Senken Sie bei Windpocken das Fieber lieber mit Zäpfchen als mit Wadenwickeln, da die feuchte Wärme unter dem Wickel die Pocken geradezu hervorlockt.
- Wickeln Sie Ihr krankes Baby häufiger – es sollte nicht lange in einer nassen Windel liegen.
- Schneiden Sie Ihrem Kind die Fingernägel ganz kurz, halten Sie es vom Kratzen ab. Ziehen Sie Ihrem Säugling zum Beispiel Socken über die Hand; appellieren Sie bei älteren Kindern an die Vernunft.
- Bei Mädchen können die Bläschen in der Scheide durch den Urin eher brennen als jucken. Hier helfen Sitzbäder mit Kamillenzusatz (Seite 196).

Borreliose

Die Erreger der Borreliose (Lyme-Krankheit) sind Bakterien (Borrelien), die durch Zecken übertragen werden. In Nordamerika und Europa ist dies die häufigste durch Zecken übertragene Krankheit. Borrelien leben im Blut von Waldtieren, besonders Mäusen. Durch Zeckenbiß gelangen die Erreger in die Zecke. Beißt die befallene Zecke einen Menschen, gelangen die Borrelien über den Zeckenspeichel ins menschliche Blut. Die Zecke muß sich dazu sehr lange am Menschen festbeißen: bis zu 48 Stunden.
Die Borreliose verläuft in drei Phasen:
1. Innerhalb von sieben Tagen bis sechs Wochen nach Zeckenbiß entsteht eine ringförmige, größerwerdende Hautrötung (Erythema migrans) an der Bißstelle, die innen wieder abblaßt. Die betroffene Haut ist wärmer als die Umgebung. Häufig bestehen grippeähnliche Beschwerden (Fieber, Gelenkschmerzen). Unbehandelt verschwinden Hautrötung und Beschwerden nach zwei bis drei Wochen. Bis zu drei Monate später beginnt die zweite Krankheitsphase, die erste Phase kann sich aber auch monatelang hinziehen.
2. 10 bis 20 Prozent der in der ersten Phase nicht Behandelten bekommen Konzentrations- und Gedächtnisschwäche, Stimmungsschwankungen, Gesichtsnervenlähmungen und eine Hirnhautentzündung. Zehn Prozent der Betroffenen haben drei bis sechs Wochen nach dem Zeckenbiß Herzrhythmusstörungen, die von Gelenkschmerzen begleitet werden.
3. Unbehandelt bekommt die Hälfte der an Phase zwei Erkrankten Monate bis Jahre nach dem Biß rheumatische Beschwerden einzelner großer Gelenke. Die Nervenstörungen verstärken sich. Es kommt zu chronischen Entzündungen der Zehen- und Fingerspitzen.

HÄUFIGSTE SYMPTOME

- **Ringförmige Hautrötung um die Bißstelle**
- **Grippeähnliche Symptome**
- **Gelenkschmerzen**
- **Psychische Veränderungen**
- **Herzrhythmusstörungen**

So helfen Sie Ihrem Kind

• Der beste Schutz ist die Vorbeugung gegen Zeckenbisse (Seite 124). Finden Sie trotzdem eine festsitzende Zecke, muß sie innerhalb von 24 Stunden nach dem Biß entfernt werden.

Soll Ihr Kind zum Arzt?

Die Borreliose gehört immer in ärztliche Behandlung. Es gibt viele ähnliche rheumatische Beschwerden und Teilleistungsstörungen des Gehirns, die eine andere Ursache haben. Eine Abklärung ist wichtig.

So hilft der Arzt

Er wird durch Blutuntersuchungen versuchen, Borrelien-Antikörper nachzuweisen. Ist Ihr Kind erkrankt, sind Antibiotika Mittel der Wahl: Bei Klein- und Schulkindern Penicillin oder Ampicillin, falls noch Krankheitssymptome nachweisbar sind (was bis zu zehn Jahre lang sein kann). Bei größeren Kindern können auch Tetracycline gegeben werden.

Die Behandlungsergebnisse sind bei Kindern unter acht Jahren ausgezeichnet. Besonders die Nervenstörungen verlaufen bei Kindern harmloser als bei Erwachsenen.

Sonstige Infektionskrankheiten

Frühsommer-Meningoenzephalitis (FSME)

Die Frühsommer-Meningoenzephalitis wird durch FSME-Viren verursacht und durch Zeckenbisse übertragen. Die Viren leben in vielen Säugetieren und Vögeln, die aber selbst nicht erkranken.

Anders als Borrelien werden die FSME-Viren bereits nach kurzem Saugen der Zecke auf den Menschen übertragen. Gefährdet ist man nur in FSME-verseuchten Gebieten (Endemie-Gebieten). Sie liegen unterhalb von 1000 Meter über dem Meeresspiegel. Man rechnet in diesen Gebieten mit nur etwa einem Prozent virusverseuchter Zecken, das heißt, auf 1000 bis 10 000 Zeckenbisse kommt eine Erkrankung.

Die FSME tritt nur im Frühjahr und Sommer auf. Lediglich Bayern hat einen zweiten Erkrankungsgipfel im Oktober. Die Erkrankung verläuft in zwei Phasen: Ein bis zwei Wochen nach häufig unbemerktem Zeckenbiß kommt es zu grippeähnlichen Symptomen: Abgeschlagenheit, Fieber, Glieder- und Kopfschmerzen, Appetitlosigkeit, Bauchweh. Eventuell besteht außerdem Husten und Schnupfen. Die Symptome halten bis zu einer Woche an.

Nach einer symptomfreien Zeit von bis zu drei Wochen beginnt bei etwa 5 bis 20 Prozent der Erkrankten die zweite Phase. Bei den übrigen verläuft die FSME ohne weitere Krankheitszeichen. In der zweiten Phase kommt es zu einer Hirnhautentzündung mit Kopfschmerzen, Nackensteifigkeit, Fieber über 40 °C, Erbrechen, Lichtempfindlichkeit und Lähmungen im Arm-, Bein- und Schulterbereich.

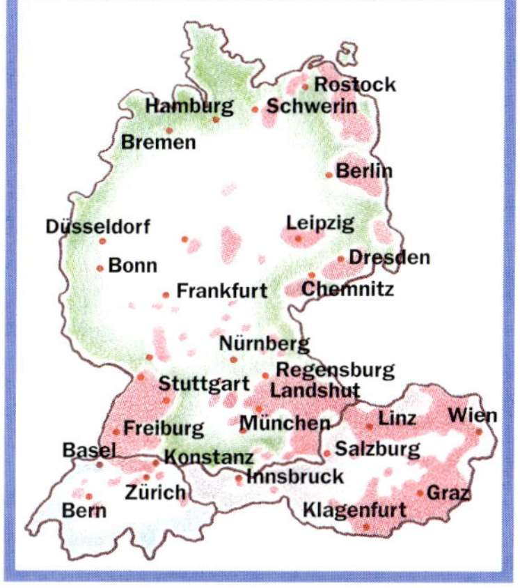

In den rot markierten Gebieten ist mit Zecken zu rechnen, die FSME übertragen können

HÄUFIGSTE SYMPTOME

- **Grippeähnliche Symptome**
- **Kopfschmerzen**
- **Nackensteifigkeit**
- **Lähmungserscheinungen**

Soll ihr Kind zum Arzt?

Suchen Sie bei Verdacht auf FSME den Arzt auf.

So hilft der Arzt

• FSME-Viren können durch Untersuchungen im Blutserum nachgewiesen werden.

• Eine gezielte Therapie gibt es nicht. Strenge Bettruhe (mindestens zehn Tage) und Krankengymnastik bei Lähmungserscheinungen bessern die Heilungsaussichten.

So helfen Sie Ihrem Kind

• Der Schutz vor Zeckenbissen (Seite 124) ist der beste Schutz vor der Erkrankung.

• Wer längere Zeit in gefährdeten Gebieten bleibt, sollte gegen FSME geimpft sein (Seite 224).

Hand-Mund-Fuß-Krankheit

Die Hand-Mund-Fuß-Krankheit ist eine ansteckende Virusinfektion, die 1966 zum ersten Mal bei Kindern diagnostiziert worden ist. Im Sommer bis Frühherbst tritt sie fast epidemieartig auf, vorwiegend erkranken Kinder unter zehn Jahren. Die Viren werden durch Schmierinfektion übertragen, die Inkubationszeit beträgt vier bis acht Tage.

Im Mund- und Lippenbereich, an den Handinnenflächen und Fußsohlen bilden sich bis fünf Millimeter große, scharf begrenzte gelbweiße Bläschen mit rotem Hof, die nicht jucken. Wenn der Mund stark befallen ist, hat das Kind Schwierigkeiten beim Schlucken. Es besteht geringes Fieber. Nach 8 bis 16 Tagen verschwinden die Bläschen, und die Krankheit ist überstanden. Über die Immunitätsdauer ist noch nichts bekannt.

HÄUFIGSTE SYMPTOME

- **Gelbweiße Bläschen im Mund, an den Lippen, Handinnenflächen und Fußsohlen**

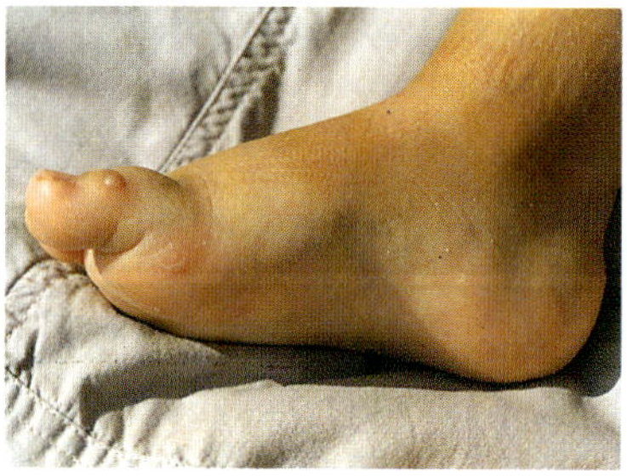

Hand-Mund-Fuß-Krankheit. Die Bläschen können sich bis auf den Zehenbereich ausdehnen

Soll Ihr Kind zum Arzt?

Suchen Sie den Arzt auf, damit er die Diagnose bestätigt und Windpocken oder Mundfäule ausschließt.

So hilft der Arzt

• Wie bei den meisten viralen Erkrankungen gibt es keine gezielte Therapie.
• Wenn Ihr Kind wegen der Schluckbeschwerden keine Flüssigkeit mehr zu sich nehmen kann, muß der Arzt eventuell durch eine Infusion verhindern, daß Ihr Kind austrocknet.
• Der Arzt wird Ihr Schulkind krankschreiben, um zu verhindern, daß es andere ansteckt. Auch ein Kindergartenkind soll zu Hause bleiben.

So helfen Sie Ihrem Kind

• Geben Sie Ihrem Kind löffelweise warmen Tee zu trinken.
• Lassen Sie es den Mund mit verdünntem Kamillen- oder Salbeitee spülen.
• Rosenöl-haltiges Mundgel aus der Apotheke, mehrmals täglich aufgetragen, kann helfen.
• Vermeiden Sie stark gewürzte oder säurehaltige Speisen.

Sonstige Infektionskrankheiten
Hepatitis

Die ansteckende Hepatitis ist eine Virusinfektion der Leber, die bei Kindern am häufigsten durch das Hepatitis-A-Virus hervorgerufen wird. Das Virus wird über den Stuhl von Erkrankten ausgeschieden und durch verunreinigte und ungenügend gekochte Speisen und Getränke – auch Trinkwasser – verbreitet. Vor allem droht Gefahr bei Reisen in südliche und Entwicklungsländer mit mangelhaften hygienischen Bedingungen.

Die vom Hepatitis-B-Virus hervorgerufene Erkrankung tritt bei Kindern selten auf. Sie wird nur über direkten Kontakt mit Körperflüssigkeiten und infiziertem Blut – zum Beispiel bei Geschlechtsverkehr – übertragen oder wenn die Mutter während der Schwangerschaft an Hepatitis B erkrankt war. Zum Schutz vor dieser Hepatitis sollten Gesunde geimpft werden, wenn sie in einem Haushalt mit Erkrankten zusammenleben.

Kinder mit Hepatitis haben grippeähnliche Symptome. Sie sind schlapp und müde und können Fieber haben. In über 80 Prozent kann der Arzt eine vergrößerte Leber tasten. Haut und Augäpfel verfärben sich nur bei etwa der Hälfte der kranken Kinder gelb.

HÄUFIGSTE SYMPTOME

- **Grippeähnliche Symptome**
- **Fieber**
- **Abgeschlagenheit, Müdigkeit**
- **Bauchschmerzen**
- **Gelbfärbung von Haut und Augäpfeln**

So helfen Sie Ihrem Kind

Wenn Sie Ihr Kind zu Hause pflegen, legen Sie ihm nach jeder Mahlzeit feuchtwarme Wickel auf den Bauch (Seite 200).

• Halten Sie die vom Arzt verordnete Diät ein.

• Geben Sie Ihrem Kind reichlich Kamillentee zum Trinken.

• Achten Sie auf äußerste Hygiene, solange Ihr Kind krank ist: Toilette nach Benutzung desinfizieren, das Geschirr separat spülen, eigenes Handtuch und Waschlappen nur für das kranke Kind.

• Nach jedem Kontakt mit dem Erkrankten sollten Sie Ihre Hände desinfizieren.

• Homöopathisch helfen unterstützend Carduus marianus D4, dreimal täglich 5 Globuli, und Phosphorus D12, zweimal täglich 1 Tablette über zwei Wochen.

• Vorbeugung: Auf Reisen in Länder mit unhygienischen Lebensbedingungen sollte man folgende Regeln einhalten: Nur Gekochtes, Gebratenes, Geschältes oder Gedünstetes essen und trinken. Wenn dies nicht sichergestellt ist, kann man sich seit neuestem mit einer Impfung vor Hepatitis A schützen oder – bei kurzfristigem Reisebeginn – mit einer Gammaglobulin-Injektion.

• Vor Hepatitis A oder B schützen Impfung (Seite 223).

Komplikationen

In seltenen Fällen werden die entzündlichen Veränderungen chronisch, wodurch eine Leberzirrhose verursacht werden kann.

Soll Ihr Kind zum Arzt?

Suchen Sie sofort den Arzt auf, wenn Sie bei Ihrem Kind eine Hepatitis vermuten.

So hilft der Arzt

• Eine gezielte Behandlung gibt es weder für Hepatitis A noch für Hepatitis B. Der Arzt wird Bettruhe verordnen – am besten im Krankenhaus – und eine spezielle Diät empfehlen.

• Er wird Ihnen sagen, welche Hygienemaßnahmen während der Erkrankung einzuhalten sind.

Kawasaki-Syndrom

Das Kawasaki-Syndrom ist eine seltene, akute und hochfieberhafte Kinderkrankheit, die 1970 zum ersten Mal von dem japanischen Arzt Kawasaki beschrieben wurde. Seit kurzem ist geklärt, daß ein Virus die Krankheit hervorruft. Vorwiegend erkranken Kinder im Kleinkind- und Vorschulalter.

Typische Symptome sind hohes Fieber, das über eine Woche anhält, ein wechselnder roter Hautausschlag besonders an Hals, Hand- und Fußflächen, hochrote Lippen und Zunge und entzündete Bindehäute. Häufig sind die Halslymphknoten geschwollen. Das Fieber spricht auf keine Behandlung – auch nicht auf Antibiotika – an.

Die Kawasaki-Krankheit kann das Herz des Kindes in Mitleidenschaft ziehen.

HÄUFIGSTE SYMPTOME

- **Hohes, therapieresistentes Fieber über eine Woche**
- **Roter Hautausschlag an Hals, Handflächen und Fußsohlen**
- **Hochrote Lippen und Zunge**
- **Bindehautentzündung**

Soll Ihr Kind zum Arzt?

Immer wenn Ihr Kind länger als drei Tage trotz Behandlung hoch fiebert, fragen Sie den Arzt um Rat.

So hilft der Arzt

Der Arzt wird ein Kind mit Kawasaki-Syndrom ins Krankenhaus einweisen, da ein Herzschaden drohen kann. Die Behandlung erfolgt mit hohen Dosen Immunglobulinen und Acetylsalicylsäure.

So helfen Sie Ihrem Kind

- Sorgen Sie dafür, daß das Herz Ihres Kindes nach der Entlassung aus dem Krankenhaus noch jahrelang regelmäßig vom Arzt untersucht wird.
- Ist das Herz angegriffen, darf Ihr Kind nur nach ärztlicher Anordnung Sport treiben.

Pfeiffersches Drüsenfieber

Das Pfeiffersche Drüsenfieber, im Volksmund Kußkrankheit und in der ärztlichen Fachsprache infektiöse Mononukleose genannt, ist eine Viruserkrankung, die durch Tröpfcheninfektion – vor allem von Mund zu Mund – übertragen wird. Betroffen sind vor allem Kinder im Kindergarten- und frühen Schulalter, aber auch Erwachsene können erkranken.

Das Pfeiffersche Drüsenfieber beginnt uncharakteristisch mit Müdigkeit, Unwohlsein und vielleicht Fieber. Dieser Zustand kann wochenlang andauern. Schließlich schwellen alle Lymphknoten an, und die Milz vergrößert sich. Die Lymphknoten im Kieferwinkel können die Größe eines Hühnereies erreichen und schmerzen bei vorsichtigem Druck. Zwei Drittel der Kranken entwickeln dicke gelbe Beläge auf den Gaumenmandeln. Das Krankheitsbild ähnelt dann einer eitrigen Halsentzündung, Scharlach oder Mumps. Nach Abklingen dieser Symptome kann es Wochen bis Monate dauern, bis sich Ihr Kind wieder völlig wohl fühlt.

Eine Impfung gegen die infektiöse Mononukleose gibt es nicht. Die Krankheit hinterläßt eine lebenslange Immunität.

HÄUFIGSTE SYMPTOME

- **Unwohlsein und Müdigkeit, manchmal über Wochen**
- **Geschwollene Drüsen, vor allem am Hals**
- **Tastbar vergrößerte Milz**
- **Gelbe Beläge auf den Mandeln**
- **Eventuell Fieber**

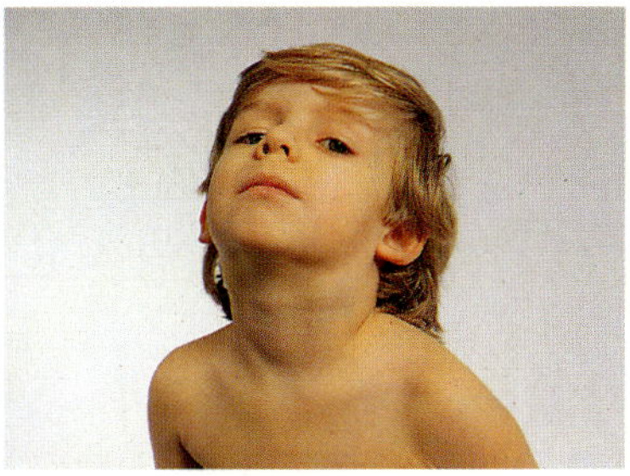

Die vergrößerten Lymphknoten am Hals sind gut sichtbar

Soll Ihr Kind zum Arzt?

Suchen Sie den Arzt auf, wenn Ihr Kind geschwollene Drüsen am Hals hat. Die Diagnose läßt sich nur sicher stellen, wenn das Virus im Blut nachgewiesen wird.

So hilft der Arzt

- Der Arzt wird durch eine Blutprobe die Diagnose sichern.
- Eine spezielle Therapie gibt es nicht. Sind Bakterien im Spiel, wird der Arzt Antibiotika verschreiben – allerdings kein Ampicillin, da Ihr Kind durch die Krankheit allergisch reagiert.
- Da die Mononukleose ganz unterschiedlich lange dauern kann, sollten Sie den Arzt fragen, wann Ihr Kind wieder in den Kindergarten oder die Schule gehen darf.

Komplikationen

In seltenen Fällen kommt es zu einer Zweitinfektion mit Bakterien wie Streptokokken, die eine Herzmuskelentzündung hervorrufen können.

So helfen Sie Ihrem Kind

- Lassen Sie Ihr Kind im Bett, wenn es das möchte.
- Senken Sie das Fieber mit Wadenwickeln (Seite 201) oder Fieberzäpfchen.
- Halten Sie den Hals Ihres Kindes mit einem Schal warm.
- Geben Sie ihm leicht verdauliche Kost und reichlich zu trinken.

Seelische Störungen

> **Schreikinder**
> Manche Babys brüllen abends oder in der Nacht wie am Spieß (Dreimonatskolik, Seite 43) – und ihre Eltern sollen trotzdem ruhig und verständnisvoll bleiben. Daß dies manchmal schwerfällt, vor allem wenn das Babygeschrei die Eltern so pünktlich wie ein Wecker aus dem Schlaf reißt, ist verständlich. Doch Eltern sollten sich immer vor Augen halten, daß Schreien für Babys die einzige Möglichkeit ist, ihre Probleme zu artikulieren.

Genauso wie ein Kind schubweise in die Länge und Breite wächst, läuft auch seine psychische Entwicklung in Phasen ab. Jeder Entwicklungsschub wühlt die kindliche Seele auf, und ein Kind braucht gerade in diesen Zeiten besonders viel Einfühlungsvermögen und Verständnis, Wärme und Geborgenheit von seinen Eltern, um sich in der neuen Lebenssituation zurechtzufinden.

Mit seelischen Störungen antwortet ein Kind auf Überforderung und Konfliktsituationen, die die kindliche Psyche zu sehr belasten und nicht mehr anders bewältigt werden können. In der Regel erkrankt nicht die »ganze Seele«, sondern einzelne Bereiche des Verhaltens entsprechen nicht der gesellschaftlich akzeptierten Norm. Wenn die Verhaltensauffälligkeit nicht durch ein bekanntes einschneidendes Erlebnis ausgelöst wurde, können die Ursachen für den »Hilfeschrei der Seele« nur mit psychotherapeutischer Hilfe aufgespürt werden.

Manche Kinder reagieren auf seelische Konflikte durch Familie, Kindergarten oder Schule mit organischen Beschwerden (sogenannte psychosomatische Erkrankungen). Am häufigsten kommt es zu Bauch- und Kopfschmerzen, die die Kinder oft schon beim Aufstehen plagen. Die Schmerzen können so stark sein, daß besorgte Eltern ihre Kinder zum Arzt bringen. Wenn der Arzt keine körperlichen Ursachen findet, wird er versuchen, mögliche Konflikte aufzuspüren und gemeinsam mit den Eltern zu lösen. In schweren Fällen wird der Arzt das Kind zum Psychologen überweisen.

Aggressionen

In der zweiten Hälte des zweiten Lebensjahres beginnt die »Nein-Phase«. Das Kind erkennt zum ersten Mal, daß es sich abgrenzen und anderen gegenüber durchsetzen kann. Diese Fähigkeiten braucht das Kind, um sich als individuelle Persönlichkeit in der Gesellschaft behaupten zu können. Aber Kinder brauchen Regeln, die sie befolgen und nach denen sie ihren Tagesablauf ordnen können. Wenn Eltern selbst keinen Regeln folgen und damit ihren Kindern das richtige Verhalten nicht vorleben, ist es kein Wunder, wenn die Kinder sie nachahmen. Kinder müssen lernen, ihre Wünsche auch zurückzustellen und Kompromisse zu finden.

Wenn Eltern ihren Kindern keine Regeln vorgeben, sind Kinder unsicher und reagieren oft mit Aggressionen, weil sie nicht bekommen, was sie wollen. Aggressives Verhalten beginnt schon beim Kleinkind, wenn das Essen zum täglichen Kampf wird. Später schubsen oder schlagen aggressive Kinder ihre Spielkameraden, und in Kindergarten oder Schule kann die Gewalt dann eskalieren. Fernsehen – ohne elterliche Kontrolle – fördert aggressives Verhalten, die oft gezeigte Kriminalität und Aggression im Fernsehen werden nicht verstanden und dadurch als normales alltägliches Verhalten angesehen und nachgeahmt.

Ihren aggressiven Kindern können nur die Eltern liebevoll helfen, die ihren Kindern feste Regeln aufstellen, die beide Seiten befolgen können und müssen.

Bettnässen

Von Bettnässen (Enuresis) spricht man dann, wenn Kinder über das vierte Lebensjahr hinaus regelmäßig mehr als zweimal wöchentlich die Hose oder das Bett naßmachen. War das Kind bereits mindestens zwölf Monate lang trocken, liegen die Ursachen für das Bettnässen vermutlich in psychischen Konflikten, zum Beispiel, wenn ein Geschwisterchen geboren wird oder die Eltern sich scheiden lassen. Dieses sogenannte sekundäre Einnässen kann schnell vorübergehen, sich aber auch festsetzen und zu erheblichen weiteren psychischen Problemen führen. In den meisten Fällen hört das Bettnässen aber in der Pubertät auf.

War das Kind noch nie trocken, kann die Ursache eine organische Fehlbildung sein, oder die Nerven, die die Blasenentleerung steuern, sind noch nicht ganz ausgereift oder der Blasenschließmuskel ist zu schwach. Bei Harnwegsinfekt (Seite 103), Diabetes mellitus (Seite 126) oder einer geistigen Entwicklungsstörung tritt häufig Bettnässen auf.

Wenn Ihr Kind nach seinem vierten Geburtstag regelmäßig in die Hose oder ins Bett macht, sollten Sie den Arzt aufsuchen. Er wird organische Ursachen ausschließen und die Eltern beraten. Eventuell überweist er Ihr Kind an eine psychotherapeutisch ausgebildete Fachkraft. Blasentrainingsprogramme sind erst nach dem fünften Lebensjahr sinnvoll und sollten erst nach einer psychologischen Diagnosestellung eingesetzt werden.

Einkoten

Wenn ein Kind regelmäßig unwillkürlich Stuhl absetzt, obwohl es normalerweise schon auf die Toilette geht, spricht man von Einkoten (Enkopresis). Noch etwa zwei Prozent der achtjährigen Kinder leiden daran, wobei Jungen besonders betroffen sind. Wenn nicht eine chronische Verstopfung (Seite 96), bei der dünner Stuhl an einem harten Kotballen im Darm vorbeifließt, als Ursache in Frage kommt, ist das Einkoten in der Regel eine Reaktion auf seelische Konfliktsituationen in der Familie, Kindergarten oder Schule.

Macht ein etwa vierjähriges Kind, das sonst schon sauber ist, trotzdem lieber in die Windel, sollten Sie diesem Wunsch nachkommen, um Stuhlverhaltungen vorzubeugen.

Suchen Sie den Arzt auf, wenn Ihr Kind in die Hose macht, obwohl es schon die Toilette regelmäßig benutzt. Er wird eine chronische Verstopfung ausschließen, versuchen, möglichen psychischen Ursachen auf die Spur zu kommen und Ihr Kind im Zweifelsfall zum Psychotherapeuten überweisen.

Eßstörungen

Unter Eßstörungen versteht man ein gestörtes Verhältnis zur Nahrungsaufnahme, das durch psychische Konfliktsituationen verursacht wird. Eßstörungen treten typischerweise in der Pubertät auf, Mädchen sind zehnmal häufiger betroffen als Jungen. Die Ursache liegt bei Mädchen meist in einer Verweigerung des Erwachsenwerdens und der damit verbundenen Rolle als Frau. Auffallend ist, daß oft Kinder aus sehr leistungsorientierten Familien an Eßstörungen leiden.

Bei der Pubertätsmagersucht (Anorexia nervosa) verweigern die Betroffenen suchtartig das Essen und verlieren immer mehr an Gewicht. Charakteristisch ist, daß sie der Nahrung größte Aufmerksamkeit schenken: Sie berechnen exakt Kalorien und Fettgehalt, brauchen einen ganzen Tag, um einen Apfel oder einen Keks zu essen. Oft betreiben sie zusätzlich exzessiv Sport. Magersüchtige erkennen nicht, daß sie krank sind – ihre Eigenwahrnehmung ist gestört. Im schlimmsten Fall hungern sie sich zu Tode.

Eß-Brechsüchtige schlingen anfallsartig riesige Nahrungsmengen in sich hinein, um sie anschließend künstlich wieder zu erbrechen. Oft schlucken sie Unmengen an Abführmitteln, nur um nicht zuzunehmen. Ihre ganzen Gedanken kreisen um das Essen – wie bei der Magersucht. Da sie meist ihr Gewicht behalten, fallen sie äußerlich nicht als krank auf. Jedoch erkennen sie ihre Krankheit und leiden an starken Schamgefühlen, die sie mit einer erneuten Freßattacke zu betäuben versuchen.

Eß-Brechsucht (Bulimie) muß wie die Magersucht verhaltens- und psychotherapeutisch behandelt werden, wobei die ganze Familie eingeschlossen wird. Bei Magersüchtigen ist häufig ein längerer Klinikaufenthalt nötig, manchmal müssen die Mädchen künstlich ernährt werden. Nur bei einem geringen Teil der Magersüchtigen ist eine dauerhafte Heilung möglich.

Seelische Störungen

Hyperaktivitätssyndrom

Vom Hyperaktivitätssyndrom (Aufmerksamkeits-Defizit-Syndrom, ADS) spricht man, wenn bei Kindern eine ganze Reihe von charakteristischen Symptomen zusammentreffen: sie sind unaufmerksam, lassen sich leicht ablenken, reden pausenlos, können nicht stillsitzen und gelten als »Zappelphilippe«. In einer Gruppe gleichaltriger Kinder spielen sie oft den »Klassenclown« oder fallen durch aggressives Verhalten auf. Hyperaktive Kinder sind nicht fähig, dauerhafte Bindungen einzugehen und werden von ihrer Umwelt wegen ihres Verhaltens oft abgelehnt, was sie noch weiter in eine Außenseiterposition drängt. Sie leben ständig in Grenzsituationen, brauchen extreme Reize, um sich zu stimulieren, und können so sich selbst und andere in gefährliche Situationen bringen.

Die Ursache für diese bisher noch nicht genau erforschte Verhaltensstörung, an der Jungen häufiger als Mädchen leiden, liegt vermutlich in einer minimalen Hirnfunktionsstörung (minimale cerebrale Dysfunktion, Teilleistungsstörungen, Seite 143). Diskutiert werden aber auch zahlreiche andere Ursachen – von Nahrungsmittelallergie bis Reizüberflutung.

Wenn Sie befürchten, Ihr Kind könnte am Hyperaktivitätssyndrom leiden, lassen Sie es von einem erfahrenen Arzt oder in einer dafür spezialisierten Kinderklinik untersuchen. Nur der Fachmann kann eine sichere Diagnose stellen. Familien mit einem hyperaktiven Kind brauchen jahrelange psychotherapeutische Hilfe und Beratung. Werden Kind und Eltern konsequent heilpädagogisch und psychotherapeutisch betreut, kann sich ein Therapieerfolg einstellen, da manche Kinder spontan »nachreifen«.

Medikamentöse Therapien bringen die Verhaltensstörung nicht zum Verschwinden, sie werden nur zusätzlich zu den psychotherapeutischen Hilfen eingesetzt.

Schlafstörungen

Kinder leiden normalerweise nicht an Schlafstörungen. Häufig haben die Eltern falsche Vorstellungen darüber, wieviel Schlaf ein Kind braucht.

- Ein Baby kann im ersten Halbjahr nicht mehr als vier bis sechs Stunden am Stück schlafen. Ab dem zweiten Halbjahr schläft es tagsüber zwei bis drei Stunden und nachts normalerweise nicht länger als acht Stunden.
- Kleinkinder unter vier Jahren schlafen nachts meist nicht durch und wecken im Durchschnitt zweimal pro Nacht ihre Eltern. Sie halten häufig tagsüber »Siesta«, ohne dabei zu schlafen.

• Ab dem sechsten bis siebten Lebensjahr schlafen Kinder in der Regel durch. Sie brauchen oft mehr Schlaf als Kleinkinder.

Wie lange ein Kind schläft, hängt von seinem individuellen Schlafbedürfnis ab und kann von 8 bis 14 Stunden reichen.

Wenn Kinder nachts wachliegen, spielen organische Ursachen meist keine Rolle. Zu aufregende Gute-Nacht-Geschichten, zu viele oder nicht verarbeitete Erlebnisse des Tages oder auch zu warmes Bettzeug oder Zimmer können den Schlaf vertreiben.

Bei Säuglingen sind Schlafstörungen fast immer »hausgemacht«. Ein Baby braucht im ersten Jahr einen ruhigen Tagesablauf. Auf zuviel Trubel reagiert es mit Unruhe, Schreien und Schlafstörungen. Überfordern können Babys schon längere Autofahrten, Familienfeste, Urlaubsreisen und Krabbelstuben. Kinderkrippen, die regelmäßig besucht werden, stören nicht.

Wenn ein Kind zu krabbeln anfängt und seine Umwelt erkundet, erlebt es tagsüber so viel Neues, Unbekanntes und Aufregendes, daß es diese Eindrücke im Traum verarbeitet und daher nachts öfters aufschrecken kann.

Wenn ein Kind nicht schlafen will, fühlt es sich vielleicht verlassen. Feste Rituale wie ein besonders intensives Schmuseviertelstündchen können helfen

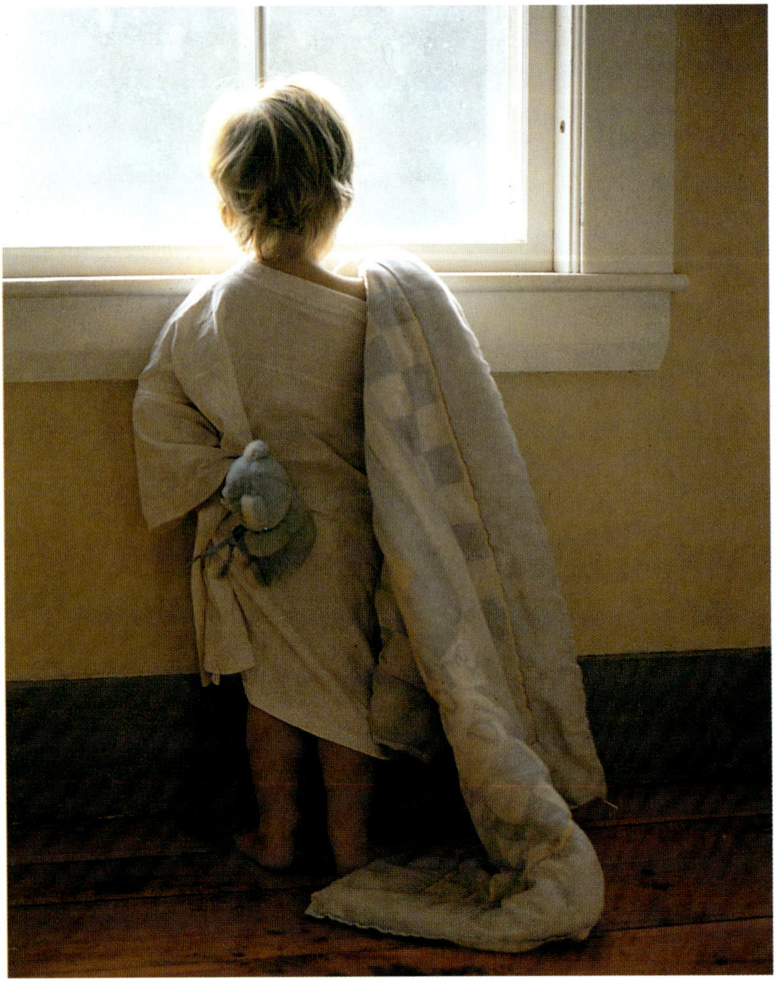

Für einen gesunden Schlaf

• Das Schlafzimmer sollte gut gelüftet und nicht zu warm sein (14 bis 15 °C). Lassen Sie das Fenster am besten offenstehen. Verzichten Sie auf Wärmeflasche, Federbetten, Schaffell und zuviel Kleidung. Wenn es Ihrem Baby zu warm ist, schwitzt es, bekommt Durst, wacht davon auf und schreit.

• Lassen Sie Ihren Säugling tagsüber so oft wie möglich im Freien schlafen, dann schläft er auch nachts besser.

• Bei älteren Kindern mit Schlafproblemen reicht es fast immer aus, wenn sie tagsüber viel an der frischen Luft herumtoben können – besonders auch im Winter.
• Keine aufregenden Spiele, Fernsehsendungen oder Geschichten kurz vor dem Schlafengehen.
• Verzichten Sie abends auf schwere Mahlzeiten, die die Verdauungsorgane belasten.
• Wenn Ihr Kind an Einschlaf- oder Durchschlafstörungen leidet, können Sie ihm vor dem Schlafengehen einen »Schlaftee« (Seite 205) geben.

Suchtprobleme

Sucht ist die körperliche (physische) oder seelische (psychische) Abhängigkeit von Halluzinogenen (Haschisch, Heroin, Kokain), Medikamenten, Schnüffelstoffen, aber auch von gesellschaftlich akzeptierten Drogen wie Alkohol und Zigaretten. Süchtige brauchen die Droge immer öfter in immer größeren Mengen, und wenn der Nachschub fehlt, treten Entzugserscheinungen auf.

In den letzten 30 Jahren ist der Mißbrauch »harter« Drogen ein immer größeres gesellschaftliches und individuelles Problem geworden. Vom Drogenkonsum über die Abhängigkeit gelangen die Betroffenen in einen Strudel, aus dem sie alleine meist nicht mehr herauskommen. Die Altersgrenze der ersten Drogenerfahrung liegt heute bei durchschnittlich 12 Jahren. Nach Schätzungen haben 20 Prozent der Jugendlichen Erfahrungen mit Drogen, und jedes Jahr wird die Drogenszene durch mehr als 12 000 jugendliche Neueinsteiger vergrößert.

Wenn sich Ihr Kind psychisch verändert, seine Schulleistungen absinken, sein Freundeskreis ständig wechselt, könnte dies einen Hinweis auf eine mögliche Gefährdung geben.

Alarmsignale für eine Drogensucht sind Angst- und Dämmerzustände und Verwirrtheit, unabhängig vom Lichteinfall enge Pupillen, plötzliche Krampfanfälle, ohne daß das Kind bisher ein Anfallsleiden hatte.

Eine Drogensucht muß immer ärztlich behandelt werden, mit einem in der Klinik stationär durchgeführten Entzug und intensiver fachmännischer psychischer und sozialer Betreuung.

Sorgenkinder

Manche Kinder leiden an so schweren angeborenen oder erworbenen Krankheiten, daß sich ihr Leben – und damit auch das ihrer Familie – durch diesen Schicksalsschlag grundlegend verändert. Oft sind langdauernde, schmerzhafte und belastende Behandlungen der Preis für ein einigermaßen erträgliches Leben – und manchmal zerrinnen alle Hoffnungen, das Kind am Leben zu erhalten.

Neben Mitgefühl und Liebe brauchen Sorgenkinder von ihren Eltern auch ein großes Maß an Zeit und Kraft. Das Wissen, daß ihr Kind dauerhaft erkrankt oder behindert ist, teilt das Leben in »vorher und nachher« und stürzt die meisten Eltern in tiefe seelische Krisen. Ist der erste Schock der Diagnose bewältigt, brauchen Eltern sachliche Aufklärung: Welche Behandlungsmöglichkeiten gibt es? Was für Zukunftschancen hat das Kind? Wie läßt sich das Alltagsleben meistern?

Die häufigsten dieser langwierigen Leiden sind im folgenden kurz erläutert, mit den heute zur Verfügung stehenden Therapiemöglichkeiten und Adressen, die weiterhelfen.

RAT UND HILFE
Deutsche AIDS-Hilfe e.V.
Dieffenbachstraße 33
10967 Berlin

AIDS

AIDS (Acquired immune deficiency syndrome) ist eine erworbene Immunschwäche, die durch Infektion mit dem HI-Virus (Humanes Immunschwäche-Virus) verursacht wird. Die Viren befallen die Zellen im Blut, die für die Infektabwehr zuständig sind – der körpereigene Abwehrschutz gegen alle Krankheitserreger wird immer schwächer.

Das Virus wird hauptsächlich durch ungeschützten Geschlechtsverkehr oder durch infiziertes Blut übertragen. Seit 1985 sollte per Gesetzgebung die Übertragung durch Bluttransfusionen ausgeschlossen sein. HIV-positive Kinder haben das Virus fast immer in der Schwangerschaft von ihrer infizierten Mutter bekommen.

Durch einen Bluttest können zwar nicht die Viren, aber die vom Körper gegen die Viren gebildeten Antikörper nachgewiesen werden – allerdings erst ab sechs Wochen bis sechs Monate nach der Ansteckung. Die Krankheitssymptome treten oft erst nach einer jahrelangen Latenzzeit auf: massive Durchfälle, Fieber, Lymphknotenschwellungen, Pilzinfektionen. Kinder leiden besonders häufig an Infektionen der oberen Luftwege und der Ohren.

AIDS ist eine tödliche Krankheit, es gibt nach wie vor keine gezielte Behandlung und keine Impfung. Die Ärzte setzen bei Kindern vor allem Immunglobuline ein, mit denen sich das Fortschreiten der Krankheit verlangsamen läßt, und bei Infekten Medikamente gegen die jeweiligen Krankheitserreger.

RAT UND HILFE
Bundesverband »Hilfe für das autistische Kind« e.V.
Bebelallee 141
22297 Hamburg

Autismus

Mit dem Begriff Autismus bezeichnet man eine tiefgreifende Persönlichkeitsstörung, bei der das Kind aus noch ungeklärter Ursache unfähig ist, soziale Kontake aufzunehmen, und sich völlig in sich selbst zurückzieht. Bereits beim Baby fallen die Beziehungsprobleme auf: es wehrt sich gegen körperlichen Kontakt, will nicht auf den Arm genommen werden und lächelt selten. Ältere autistische Kinder sprechen nicht, scheinen nicht zu hören und leiden an extremer Angst vor einer veränderten Umgebung. Sie entwickeln zwanghafte Verhaltensrituale, verweigern den Kontakt mit Menschen, klammern sich aber an Gegenstände und agieren oft ausgesprochen aggressiv.

Therapeutisch wird versucht, autistischen Kindern Sprechen und Kommunizieren in kleinen Schritten nahezubringen. Diese heilpädagogischen Bemühungen zeigen bei etwa der Hälfte der betroffenen Kinder keinen Erfolg – sie brauchen auch als Erwachsene ständige psychologische Betreuung und sind unfähig, alleine zu leben.

RAT UND HILFE
Deutsche Gesellschaft zur Bekämpfung der Mukoviszidose
Adenauerallee 11
53111 Bonn

Cystische Fibrose

Die Cystische Fibrose (Mukoviszidose) ist eine Erbkrankheit, bei der die schleimproduzierenden Drüsen – Bauchspeicheldrüse, Schleimhautdrüsen der Luftröhre und Bronchien – fehlerhaft arbeiten: Sie scheiden zähen klebrigen Schleim statt dünnem ab, der die Ausführungsgänge der Drüsen verstopft.

Die Erkrankung wird meist im frühen Säuglingsalter entdeckt, wenn von der Muttermilch auf Flaschenmilch umgestellt wird. Die Bauchspeicheldrüse stellt bestimmte Enzyme, die zur Verdauung der Nahrung nötig sind, nicht her, es kommt zu großen Mengen übelriechender, breiiger Stühle, da die Nahrung schlecht – oder unverdaut – ausgeschieden wird. Das Kind wächst und gedeiht nicht richtig. Der zähe Bronchialschleim ruft Hustenanfälle hervor und ist ein guter Nährboden für Bakterien: Die Kinder leiden häufiger an Bronchitis oder Lungenentzündung als gesunde. Nachgewiesen wird die Cystische Fibrose durch den Schweißtest – die Erkrankten haben einen höheren Salzgehalt im Schweiß.

Die Cystische Fibrose kann nicht geheilt werden. Durch konsequente lebenslange Behandlung der Krankheitssymptome mit Atemgymnastik und medikamentösen Schleimlösern, Bauchspeicheldrüsenenzymen sowie Antibiotika bei Infektionen läßt sich die Lebensqualität der Erkrankten verbessern. Vorteilhaft ist, wenn die kranken Kinder ambulant durch spezielle Behandlungszentren für Cystische Fibrose mitbetreut werden.

RAT UND HILFE
Deutsche Leukämie-Forschungshilfe
Aktion für krebskranke Kinder e.V.
Loachimstraße 20
53113 Bonn

Leukämie

Leukämie ist bei Kindern die häufigste Krebserkrankung des Blutes. Sie leiden immer an der akuten Form, bei der sich aus bisher ungeklärten Gründen primitive Vorstufen weißer Blutkörperchen im Knochenmark unkontrolliert vermehren, nach und nach das gesamte Knochenmark verdrängen und so die Bildung der normalen Blutzellen stören. Die Kinder sind blaß, müde und appetitlos, haben häufig Bauchweh und Gliederschmerzen, unerklärliche blaue Flecken auf der Haut und häufig Nasenbluten.

Die Diagnose stellt der Arzt durch eine Knochenmarkspunktion. In den letzten Jahren haben sich die Behandlungsmöglichkeiten so verbessert, daß die Prognose für Kinder mit Leukämie relativ gut ist: In 70 Prozent ist diese Krebserkrankung heilbar. Die Kinder müssen in Kinderkliniken von Kinderärzten mit speziellen Kenntnissen über Krebserkrankungen behandelt werden. Kinder und Eltern erwartet ein langer Krankheitsverlauf. Das Ziel der Behandlung – die Vernichtung der Leukämiezellen – versuchen die Ärzte durch Chemotherapie, Knochenmarkstransplantation, Kortisongaben und Bestrahlungen zu erreichen. Ist die Leukämie besiegt, sind regelmäßige Kontrolluntersuchungen des Blutbildes nötig, um ein erneutes Auftreten von Krebszellen frühstmöglich zu erkennen.

RAT UND HILFE
Bundesweiter Arbeitskreis Down Syndrom e.V.
Hegelstraße 19
33649 Bielefeld

Mongolismus

Der Mongolismus (Morbus Down, Trisomie 21) ist die häufigste angeborene Chromosomenanomalie. Statt der normalen 46 Chromosomen hat das mongoloide Kind 47 Chromosomen in den Zellkernen seiner Körperzellen. Zum 21. Chromosomenpaar ist ein drittes Chromosom 21 hinzugekommen, das die typischen Krankheitszeichen hervorruft.

Bereits beim Neugeborenen ist eine Morbus Down-Erkrankung zu erkennen: Der Schädel ist breit, die Augen stehen weit auseinander mit schräg gestellten Lidspalten, das Oberlid ist zur Nase hin eingezogen, wodurch Ähnlichkeit mit der mongolischen Rasse entsteht. Der Nasenrücken ist flach und breit, der Mund steht meist offen, so daß die große Zunge zu sehen ist. Die Kinder haben auffallende Hände mit kurzen Finger und breitem Handteller, über die gesamte Handinnenfläche verläuft eine durchgehende Furche. Die Muskulatur ist schlaff, und die Gelenke lassen sich leicht überdehnen. 50 Prozent der Kinder haben einen Herzfehler. Geistig und körperlich entwickeln sich mongoloide Kinder langsamer als gesunde, und ihre Infektanfälligkeit ist höher. Auch als Erwachsene bleiben sie minderwüchsig. Ihre Lebenserwartung ist verringert.

Eine medikamentöse Behandlung des Morbus Down gibt es nicht. Mongoloide Kinder sind ausgesprochen liebenswerte Behinderte und sehr anhänglich. Sie können durch geduldige Anleitung gefördert werden, brauchen aber speziell ausgebildete Lehrer und Erzieher. Am besten für die Kinder ist es, wenn sie in ihrer Familie aufwachsen – sie müssen nicht im Heim untergebracht werden. Voraussetzung: Gute Schulen oder Tagesstätten, in denen sie heilpädagogisch und durch Krankengymnastik sowie Ergotherapie individuell gefördert werden – und natürlich die Akzeptanz ihrer Mitmenschen. Welchen Entwicklungsstand mongoloide Kinder erreichen, ist unterschiedlich: Manche brauchen lebenslang Hilfe bei alltäglichen Verrichtungen wie Essen und Anziehen, andere lernen sogar, alleine öffentliche Verkehrsmittel zu benutzen und sich durch einfache Arbeiten Geld zu verdienen.

RAT UND HILFE
Deutsche Morbus Crohn/ Colitis ulcerosa Vereinigung – DCCV – e.V.
Paracelsusstraße 15
51375 Leverkusen

Morbus Crohn

Morbus Crohn-Patienten leiden an einer chronischen, in Schüben verlaufenden Entzündung der Darmschleimhaut, deren Ursache noch nicht sicher bekannt ist. Es dauert oft Monate bis Jahre, bis die Krankheit erkannt wird, da die Symptome so uncharakteristisch sind. Die Kinder sind appetitlos, wachsen nicht und nehmen kaum zu. Sie haben häufig wiederkehrende Bauchschmerzen und wäßrige Durchfälle, die auch schleimig-blutig sein können. Um die Diagnose sicherzustellen, muß der Arzt bei einer Darmspiegelung Gewebe für die mikroskopische Untersuchung entnehmen.

Kinder mit Morbus Crohn sollten von Ärzten behandelt werden, die sich auf die Behandlung dieser Patienten spezialisiert haben. Sie brauchen eine kontinuierliche medikamentöse Therapie, bis sie ausgewachsen sind.

RAT UND HILFE
Deutsche Leukämie-Forschungshilfe
Aktion für krebskranke Kinder e.V.
Loachimstraße 20
53113 Bonn

Morbus Hodgkin

Der Morbus Hodgkin (Lymphgranulomatose), eine Tumorerkrankung der Lymphknoten, wird bei Kindern selten beobachtet. Die Krebserkrankung beginnt schleichend: Die Lymphknoten in verschiedenen Körperregionen vergrößern sich. Meist wird die Lymphgranulomatose erst erkannt, wenn die Lymphknoten im Bereich der Schlüsselbeine größer und somit sichtbar werden. Die Kinder verlieren an Gewicht, schwitzen nachts stark und können unerklärliche Fieberschübe haben.

Beim geringsten Verdacht auf Lymphgranulomatose entfernt der Kinderchirurg einen Lymphknoten für eine mikroskopische Untersuchung, um die Diagnose zu sichern. Rechtzeitig erkannt können mit moderner Chemo- und Strahlentherapie bis zu 90 Prozent der kranken Kinder geheilt werden. Wie bei der Leukämie müssen die Kinder von speziell ausgebildeten Kinderärzten (Hämatologen) behandelt werden.

RAT UND HILFE
GEPS – Gesellschaft zur Erforschung des Plötzlichen Säuglingstods
Kleinbachstraße 18
76227 Karlsruhe

Plötzlicher Säuglingstod (SIDS)

In Deutschland sterben pro Jahr etwa 2000 Kinder in ihren ersten Lebensmonaten am plötzlichen Säuglingstod (Sudden infant death syndrome, SIDS): Ihre Eltern finden sie tot im Bettchen, obwohl sie kurz zuvor noch gesund und munter erschienen. Die Ursache ist noch unbekannt. Aufgrund der Erfahrungen der letzten Jahre hofft man, durch folgende Vorsorgemaßnahmen das Risiko zu verringern:

- Im ersten Lebensjahr stillen, so lange es geht.
- Niemanden in Gegenwart des Säuglings rauchen lassen.
- Das Baby nicht zu warm anziehen, es braucht weder Wärmflasche noch Schaffelle im Bett. Zum Schlafen werden nur ein Baumwollhemdchen und die Windel angezogen. Das Baby nicht neben der Heizung oder in der prallen Sonne liegen lassen.
- Ob die Schlafposition des Babys eine Rolle spielt, wurde in letzter Zeit viel diskutiert. Derzeit wird die seitliche Lage empfohlen, Bauchlage sollte vermieden werden. Wichtiger als die Schlafposition (wegen der Gefahr der Stauwärme): kein Kopfkissen, kein dickes Federbett, kein Schaffell, eine harte Matratze.
- Streß vermeiden. Dazu gehören längere Autofahrten, fremde oder laute Umgebung, Feiern – ein Baby reagiert darauf mit verstärkter Unruhe, die sich auch auf den Schlaf auswirkt.

Reye-Syndrom

Das Reye-Syndrom ist eine äußerst seltene, aber sehr ernste Erkrankung, die zum Tode führen kann, wenn sie nicht rechtzeitig erkannt wird. Meist tritt sie im Anschluß an eine fieberhafte Erkrankung – vor allem Windpocken oder Grippe – auf, bei der das Kind zur Fiebersenkung Acetylsalicylsäure-haltige Medikamente (Aspirin®) bekommen hat. Aus noch nicht bekanntem Grund werden Gewebszellen in Gehirn und Leber zerstört. Symptome: Nach einer überstandenen fieberhaften Erkrankung bekommt das Kind erneut Fieber und erbricht. Sein Bewußtsein ist durch ein Hirnödem – ähnlich wie bei einer Hirnhautentzündung – getrübt.

Bei Verdacht auf Reye-Syndrom muß sofort der Arzt oder Notarzt gerufen werden, der das Kind ins Krankenhaus einweist. Da seit einigen Jahren Paracetamol zur Fiebersenkung bei Kindern eingesetzt wird, tritt das Reye-Syndrom praktisch nicht mehr auf.

RAT UND HILFE
Deutsches Zentralkommitee zur Bekämpfung der Tuberkulose
III. Medizinische Universitätsklinik
– Schwerpunkt Pneumologie
Langenbeckstraße 1
55131 Mainz

Tuberkulose

Die Tuberkulose ist eine Infektionskrankheit, die lange Zeit in Deutschland kaum noch auftrat. Durch die zunehmende Reiselust in ferne Länder, in denen die Tuberkulose noch weit verbreitet ist, steigt die Zahl der Erkrankungen wieder deutlich an. Der Erreger ist das Tuberkelbakterium. Bei der Erstinfektion wird es durch Tröpfcheninfektion auf das Kind übertragen und befällt deshalb am häufigsten die Lunge. Das erkrankte Lungengewebe und die dazugehörenden erkrankten Lymphknoten werden Primärkomplex genannt. In der Mehrzahl der Fälle verkalkt der Primärkomplex, und die Krankheit kommt zum Stillstand. Diese Primärtuberkulose ist nicht ansteckend und verläuft häufig unbemerkt, oft ist später ein positiver Tuberkulosetest das einzige Anzeichen.

Daher sollte routinemäßig bei jeder Vorsorgeuntersuchung ab dem 10. bis 12. Lebensmonat (U6) ein Tuberkulosetest durchgeführt werden. Fällt er positiv aus, muß das Kind geröntgt und behandelt werden. Für drei bis vier Monate wird eine Chemotherapie verordnet, die zu Hause durchgeführt werden kann. Während dieser Zeit sind monatliche Kontrolluntersuchungen notwendig.

Bei Säuglingen und Kleinkindern sowie bei abwehrschwachen Kindern besteht die Gefahr, daß sich die Tuberkelbakterien über die Blutbahn ausbreiten und in anderen Organen ansiedeln (Miliartuberkulose). Diese schwere Erkrankung muß im Krankenhaus behandelt werden

Die offene, ansteckende Tuberkulose tritt erst dann auf, wenn es zu einer zweiten Ansteckung gekommen ist.

RAT UND HILFE
Deutsche Zöliakie-Gesellschaft e.V.
Filderhauptstraße 61
70599 Stuttgart

Zöliakie

Bei der Zöliakie besteht eine angeborene Unverträglichkeit von Gluten, einem Eiweißstoff in Gerste, Hafer, Roggen und Weizen. Durch diese Unverträglichkeit verkümmert die Dünndarmschleimhaut und kann die Nahrung nicht mehr verdauen. Mangelerscheinungen sind die Folge. Wenn der Säugling getreidehaltige Nahrung bekommt, treten die ersten Symptome auf: Das Kind ist auffallend reizbar und kontaktscheu, der Appetit fehlt. Es werden große Mengen an übelriechendem, fettglänzendem Stuhl produziert. Mit der Zeit verkümmern die Muskeln der Gliedmaßen, während der Bauch prall und aufgetrieben wird.

Die Diagnose wird durch eine Blutprobe und eine Dünndarmbiopsie gestellt. Zöliakiekranke Kinder dürfen ihr Leben lang nur glutenfreie Kost essen – dann entwickeln sie sich völlig normal. Auf jeden Diätfehler reagiert ihr Körper mit Durchfall.

Wadenwic
Kamillent

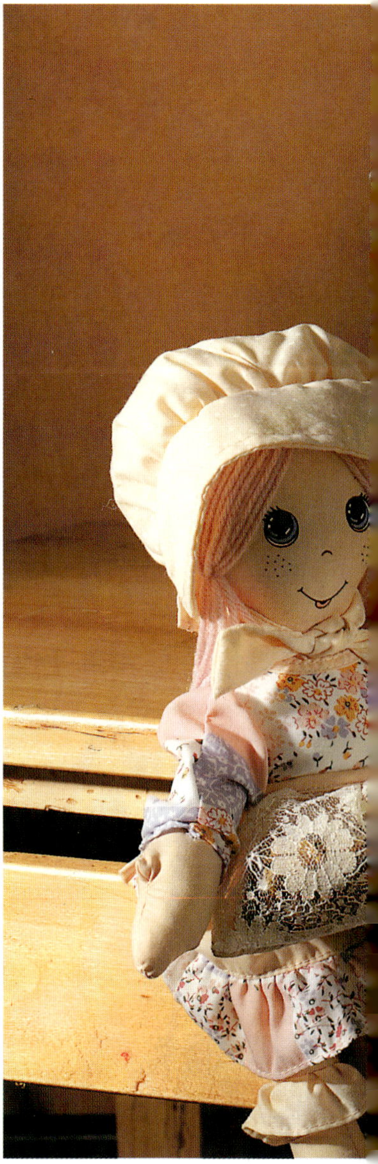

Vom Anistee bis zum Zwiebelwickel reicht die Palette der bewährten Hausmittel, die vor allem bei den kleinen unangenehmen und lästigen Alltagsleiden Linderung verschaffen. Hier finden Sie die Grundrezepte und die richtigen Handgriffe für alle Anwendungen, die nicht direkt im Krankheitenteil erklärt sind.

Was Sie sonst noch wissen sollten: Wie Ihr Kind bittere Medizin leichter schluckt, wie ein Verband fachmännisch angelegt wird und was Sie von den wichtigsten Methoden der natürlichen Medizin für Kinder erwarten können.

kel,
ee & Co...

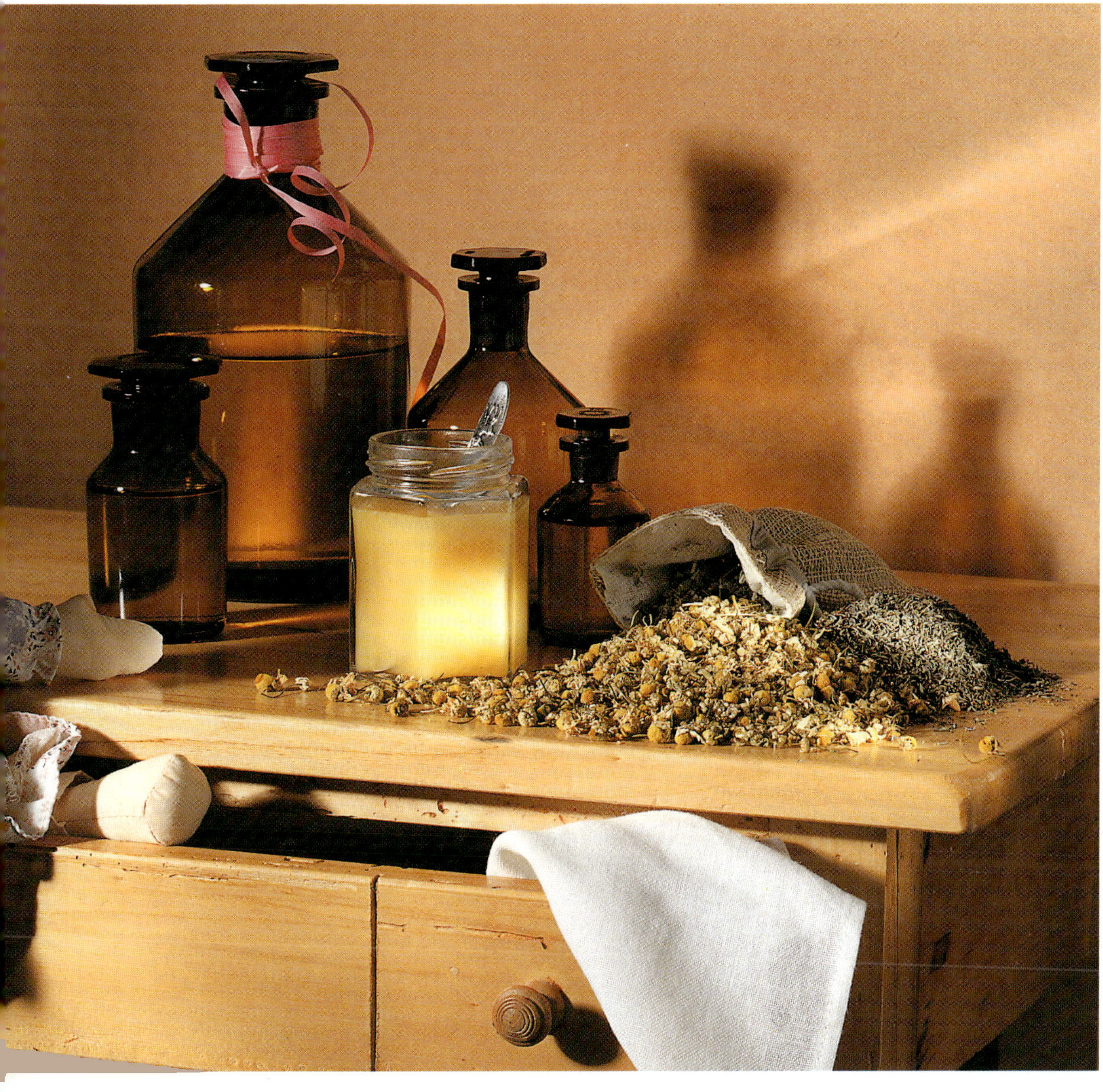

Kleines Selbsthilfe-Praktikum

Die Erfolge der modernen medizinischen Therapien sind unbestritten: Sie retten Leben, das noch vor wenigen Jahrzehnten dem sicheren Tod geweiht war, verhüten folgenschwere Komplikationen und lindern qualvolle Beschwerden.

Aber gerade bei den vielen nicht lebensbedrohlichen banalen Alltagskrankheiten, an denen Kinder immer wieder leiden, hilft die moderne Medizin nicht besser als alte Hausmittel. Daher verzichten auch immer mehr Ärzte auf »schwere Geschütze«. Vor allem bei den meisten typischen virusbedingten Krankheiten im Kindesalter wie Erkältungen: Die chemischen Schnupfen-, Halsweh- und Hustenmittel bekämpfen nicht die Erreger, sondern lindern nur die lästigen Symptome. Gegen Viruserkrankungen gibt es noch nicht viele wirksame Medikamente – Antibiotika helfen nur gegen Bakterien.

Wenn Eltern sich dafür entscheiden, es zunächst mit altbewährten Hausmitteln zu versuchen, müssen sie wissen, daß diese Methoden zeitaufwendiger sind als ein paar Tabletten oder Tropfen zu geben. Dafür sind unerwünschte oder sogar schädliche Nebenwirkungen seltener zu befürchten.

Aber Sie sollten immer aufmerksam bleiben und im Zweifelsfall lieber frühzeitig den Arzt zu Rate ziehen: Wenn Wadenwickel das Fieber nicht senken und Thymiansaft den Husten nicht lindert, müssen andere Maßnahmen ergriffen werden.

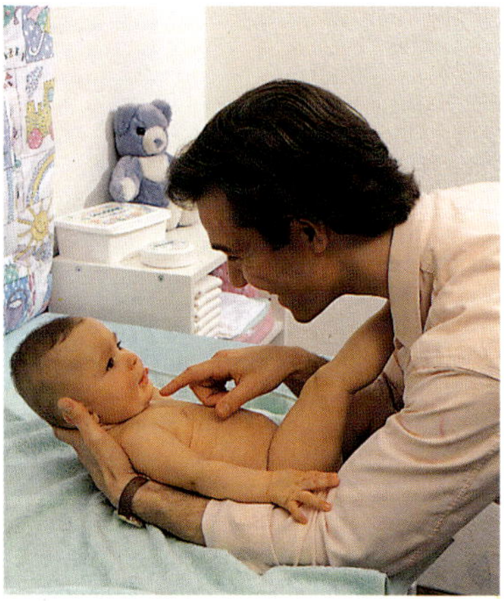

Kranken Kindern tut es gut, wenn sich Mutter oder Vater ausgiebig mit ihnen beschäftigen. Liebevolle Zuwendungen helfen beim Gesundwerden kräftig mit

Bitte beachten!

- Hausmittel ersetzen nicht eine notwendige ärztliche Behandlung – sie können sie nur unterstützen.
- Wenn sich die Beschwerden Ihres Kindes nicht wesentlich bessern, muß es zum Arzt – je jünger Ihr Kind ist, desto schneller.
- Achten Sie auf die angegebenen Dosierungen und Anwendungsvorschriften, auch Hausmittel können falsch dosiert Schäden anrichten.
- Leiden Sie oder Ihr Kind an Allergien, verwenden Sie Heilkräuter mit Vorsicht, denn so gut wie alle Pflanzen können Allergien auslösen. Lieber erst mit ganz kleinen Mengen testen, ob Ihr Kind die Substanz verträgt.
- Bei vielen Hausmittel gibt es mehrere zur Auswahl. Spricht Ihr Kind auf die Behandlung nicht an oder reagiert allergisch, können Sie auf ein anderes Mittel ausweichen. Denn Hausmittel wirken individuell und nicht bei allen Kindern gleich.
- Im Zweifelsfall fragen Sie immer Ihren Arzt um Rat.

Mit allen Wassern gewaschen

Rezepte für Augenspülungen

• Salzwasser: Lauwarmem, abgekochtem Wasser (100 Milliliter) einige Körner Salz (1 Gramm) zusetzen.

• Augentrost: 1 flacher Teelöffel getrockneten Augentrost mit 100 Milliliter kochendem Wasser aufbrühen, 2 Minuten ziehen lassen. Abseihen und auf Körpertemperatur abkühlen lassen.

• Kamille: 1 Teelöffel getrocknete Kamillenblüten mit 100 Milliliter kochendem Wasser aufbrühen, 1 Gramm Salz dazugeben, 1 Minute ziehen lassen. Abseihen und auf Körpertemperatur abkühlen lassen.

Kaltes und warmes Wasser – vom Tau auf der Wiese bis zum Dampfguß in der Sauna – hilft, das körpereigene Abwehrsystem zu stärken, die peripheren Blutgefäße zu trainieren und die Hautdurchblutung zu fördern. Vor allem kaltes Wasser härtet ab: Wenn Ihr Kind duscht oder badet, versuchen Sie es an eine kalte Brause oder einen kalten Guß aus dem Schlauch als Abschluß zu gewöhnen, in der Reihenfolge: Füße, Beine, Hüfte, Arme, Schultern, Bauch, Brustkorb und Rücken. Nach der kalten Dusche mit einem Frottiertuch kräftig abrubbeln.

Zur unterstützenden Behandlung von Krankheiten kommt Wasser in Form von diversen Bädern, Inhalationen, Umschlägen und Wickeln (Seite 198) zum Einsatz.

Augenspülung

Bei Säuglingen mit Schmierauge haben sich Waschungen mit Salzwasserlösung bewährt. Die angegebene Mischung (1%ige Lösung) entspricht der Zusammensetzung der Tränen und reizt das Auge nicht. Gegen entzündete Augen helfen Augentrost oder Kamille, die auch bei Lidrand-Entzündung oder Gerstenkorn verwendet werden können. Achtung: Bei Kamille Allergiegefahr!

• So wird's gemacht: Bei kleinen Kindern das Auge mit einem getränkten Leinen- oder Mulläppchen vorsichtig von außen nach innen auswaschen. Keine Wolle oder Wattebäusche verwenden, sie fusseln und reizen das Auge. Bei jedem Mal und für jedes Auge ein frisches Läppchen nehmen. Kinder ab sechs Jahren können eine Augenbadewanne aus der Apotheke benützen.

Die Rezepte können Sie auch für Kompressen verwenden. Eine Kompresse hält am besten mit einer Augenklappe, einem Stirnband oder einem zusammengelegten Taschentuch.

Beim Dampfbad Kopf und Schultern mit einem Tuch abdecken – so kann der Dampf nicht entweichen

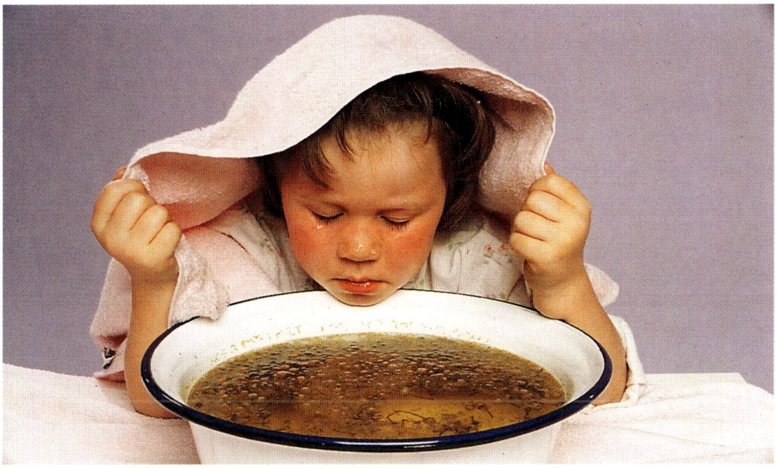

Dampfbad

Kopfdampfbäder verbessern durch die Wärme die Durchblutung der Schleimhäute und lösen Schleim. Auch bei Kleinkindern lassen sich mit Dämpfen Husten, Schnupfen und Nasennebenhöhlenentzündungen behandeln.

Mit allen Wassern gewaschen

• So wird's gemacht: In 2 Liter kochendem Wasser 1 gestrichenen Eßlöffel Salz auflösen. Das heiße Wasser in eine Schüssel schütten oder, besser noch, den Topf mit dem heißen Wasser ins Badezimmer-Waschbecken stellen, damit sich das Kind nicht verbrühen kann, wenn der Topf umfällt.

Setzen Sie das Kind so davor, daß es mühelos den Kopf darüberbeugen kann. Kopf und Schultern decken Sie mit einem großen Tuch ab, damit kein Dampf entweicht. Der Dampf wird so warm wie möglich bei geschlossenen Augen durch die Nase für etwa 10 Minuten eingeatmet. Achtung: Das Kind nicht allein lassen! Bei Kindern unter sieben Jahren setzt sich ein Erwachsener mit dem Kind auf dem Schoß unter das Tuch. Um den Schleim besser zu lösen, kann man dem Dampfbad noch Thymian (1 Eßlöffel auf 2 Liter) oder Kamille (2 Eßlöffel auf 2 Liter beziehungsweise 4 Teebeutel auf 2 Liter) zusetzen. Vorsicht: Allergiegefahr!

Fußbad

Bei beginnender Erkältung, kalten Füssen oder wenn Ihr Kind völlig durchnäßt nach Hause kommt, haben sich Fußbäder bewährt. Sie erwärmen den ganzen Körper, fördern die Durchblutung der Schleimhaut von Nase und Rachen und wehren dadurch Krankheitserreger ab.

• So wird's gemacht: Füllen Sie eine Wanne oder hochrandige Schüssel mit 35 °C warmem Wasser (Temperatur mit dem Badethermometer messen). Das Kind stellt seine Füße hinein. Vorsichtig heißes Wasser nachgießen, bis eine Temperatur von 39 °C erreicht ist. Nach 8 bis 12 Minuten werden die Füße für 3 Sekunden in ein zweites Gefäß mit kaltem (18 °C) Wasser gesteckt. Die Füße gut abtrocknen, warme Socken überziehen und für 20 Minuten ins Bett.

Ein Sitzbad hilft bei wundem Babypo. Wenn Sie Ihr Baby in eine Schüssel setzen, lassen Sie es auf keinen Fall alleine: Es könnte mitsamt der Schüssel umkippen

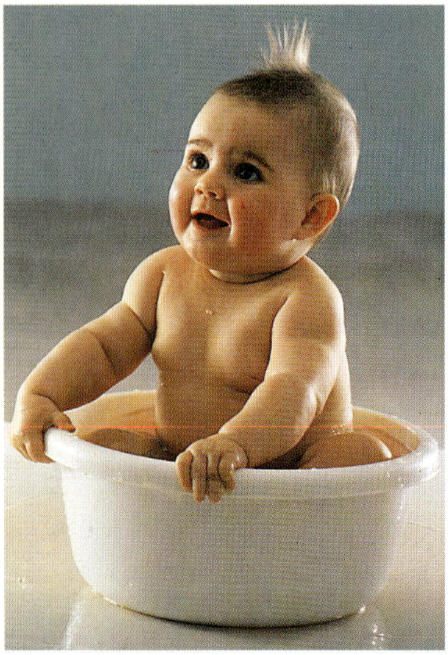

Sitzbad

Bei entzündlichen Hautveränderungen am Babypo, bei Vorhautentzündung und Harnwegsinfektionen haben sich Sitzbäder bewährt, die Sie dreimal täglich machen können.

• So wird's gemacht: Füllen Sie entweder eine Babywanne, eine große Schüssel oder die Badewanne mit soviel Wasser (37 °C), daß es bis zur Hüfte Ihres Kindes reicht. Setzen Sie Ihr Kind für etwa 10 Minuten in die Wanne – Babys bitte nicht alleine lassen! Warmes Wasser nachgießen, wenn das Wasser zu kalt wird. Sie können auch ein ansteigendes Sitzbad machen: Vorsichtig wärmeres Wasser hinzugeben, bis die Wassertemperatur 39 °C erreicht. Nach dem Sitzbad tupfen Sie Ihr Kind trocken. Für 30 Minuten ins Bett legen.

Mit allen Wassern gewaschen

Rezepte bei Hautproblemen

• Eichenrinde
Junge Eichenblätter und die grüne Rinde von frischen Trieben (etwa im Juni gepflückt) mischen. 100 Gramm davon oder 100 Gramm getrocknetes Blätter-Rindengemisch aus der Apotheke in 1 Liter Wasser 1/2 Stunde kochen lassen. Nach dem Abseihen kann der Sud im Schraubverschlußglas an einem dunklen Ort bis zu vier Wochen aufbewahrt werden. Vorsicht: Eichenrinde färbt Haut und Badewanne!

• Zaubernuß (Hamamelis)
Ein Gemisch aus 10 Gramm getrockneten Blättern und Rinde der Zaubernuß aus der Apotheke in 1 Liter Wasser 15 Minuten kochen lassen. Aufbewahrung wie oben.

• Weizenkleie
50 Gramm Weizenkleie in 1 Liter Wasser 10 Minuten kochen lassen. Nicht abseihen. Den Weizenkleie-Sud können Sie zwei bis drei Wochen dunkel und kühl aufbewahren.

Bei nässendem Ausschlag: Eichenrindensud (10 Milliliter auf 1 Liter) oder Kamille (10 Milliliter Kamillenblütenöl beziehungsweise 30 Gramm getrocknete Kamillenblüten auf 1 Liter Wasser). Kamille hilft besonders bei Vorhautentzündung und Harnwegsinfektionen.

Vollbad

Bei nässenden Ekzemen und Neurodermitis hilft, das Kind kurz – etwa 5 Minuten – mit einem der bei Hautproblemen angegebenen Zusätze baden zu lassen.

• So wird's gemacht: Füllen Sie die Badewanne mit 35 °C warmem Wasser. 10 Milliliter Sud pro 10 Liter Wasser hineingeben. Nach dem Bad wickeln Sie Ihr Kind in ein Handtuch, tupfen die Haut trocken und cremen sie mit einer Fettsalbe dünn ein. Die angegebenen Rezepte können auch für Kompressen verwendet werden.

Wassertreten

Durch das Wassertreten wird die Durchblutung der Füße auf Trab gebracht. Wenn Ihr Kind zu kalten Füßen neigt, sollten Sie generell darauf achten, daß es möglichst viel barfuß geht beziehungsweise in der Wohnung keine Schuhe, sondern nur Strümpfe anhat. Die Bewegung fördert die Durchblutung und wärmt die Füße auf. Mit warmen Füßen holt sich Ihr Kind weniger Erkältungen.

• So wird's gemacht: Füllen Sie die Badewanne mit kaltem (18 °C) Wasser, das bis zur Mitte der Waden Ihres Kindes reichen muß. Ein Frottierhandtuch oder eine Gummimatte in der Wanne verhindern, daß Ihr Kind ausrutscht. Das Kind stapft etwa 30 Sekunden im Wasser und hebt dabei jedesmal den ganzen Fuß aus dem Wasser heraus. Im Sommer hilft genausogut, morgens im taunassen Gras zu laufen.

Wechseldusche

Eine einfache und wirkungvolle Methode, um den Körper abzuhärten und den Blutkreislauf anzuregen – daher besonders für »Morgenmuffel« mit niedrigem Blutdruck zu empfehlen. Der schnelle Wechsel von warm zu kalt trainiert die Hautkapillaren, auf Temperaturschwankungen blitzschnell zu reagieren.

• So wird's gemacht: Das Kind duscht zuerst so heiß, wie es mag, und braust sich anschließend etwa 30 Sekunden lang von unten nach oben kalt ab. Wiederholen. Bei kleinen Kindern nehmen Sie dafür am besten nur einen Wasserschlauch (Duschschlauch ohne Brausekopf) und lassen das Wasser bei den Füßen beginnend ansteigend über den Körper laufen.

Richtig wickeln – von Kopf bis Fuß

Für Wickel brauchen Sie mindestens zwei Tücher – das Wickeltuch, ein Tuch aus Leinen oder Baumwolle und ein zweites Tuch oder einen Wollschal zum Abdecken.

Kalte Wickel wirken wärmeentziehend zum Beispiel bei Fieber und schmerzlindernd zum Beispiel bei Halsschmerzen oder Prellungen. Sie werden gewechselt, wenn sie körperwarm geworden sind – spätestens nach 20 Minuten. Warme Wickel fördern die Durchblutung und lindern somit Krämpfe und Schmerzen. Sie werden abgedeckt und bleiben normalerweise zwei bis drei Stunden liegen, wenn bei den einzelnen Rezepten nichts anderes angegeben ist.

Kompressen werden nicht rundum gewickelt, sondern nur auf die betreffende Körperstelle aufgelegt und mit einer Binde fixiert.

Rezepte für Ohrwickel

- Alkoholwickel: 70%igen Alkohol aus der Apotheke im Verhältnis 1:1 mit Wasser verdünnen und ein Leinenläppchen oder Taschentuch damit tränken. Das ausgedrückte Tuch auf das Ohr legen und wie beschrieben fortfahren.
- Zwiebelwickel: Eine mittelgroße Zwiebel in kleine Würfel oder Scheiben schneiden, in ein dünnes Tuch gewickelt auf das Ohr legen und wie beschrieben befestigen.

Ohrwickel

Bei akuten Ohrenschmerzen haben sich Ohrkompressen mit Alkohol oder Zwiebeln bestens bewährt. Die sich dabei entwickelnden alkoholischen beziehungsweise ätherischen Dämpfe lindern die Schmerzen und fördern die Durchblutung und dadurch den Abtransport der Krankheitserreger.

- So wird's gemacht: Ohrkompressen sollen die Ohrmuschel ganz bedecken. Darüber ein großes Stück Haushalts-Plastikfolie legen, die mit etwas Fettcreme rund um das Ohr »festgeklebt« wird und den Wickel somit luftdicht abschließt. Mit einer Mütze oder einem Stirnband wird der Ohrwickel fixiert. Er bleibt ein bis zwei Stunden liegen – wenn das Kind schläft, lassen Sie ihn drauf, bis es wach wird. Ohrwickel können Sie bis zu dreimal täglich wiederholen.

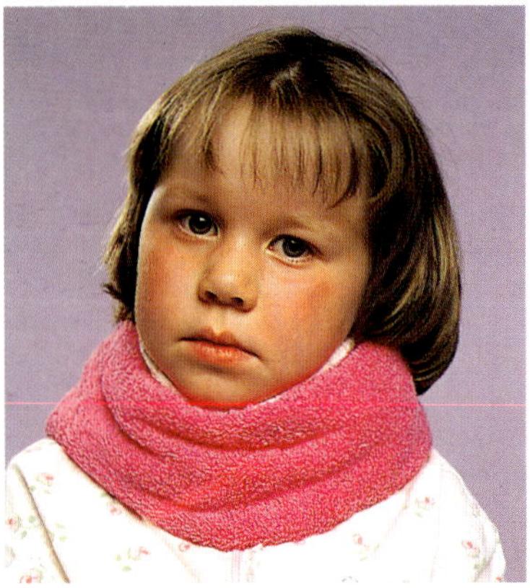

Eine Wohltat bei Halsweh!

Halswickel

Bei Entzündungen und verschleimten Atemwegen im Halsbereich, Mumps oder Lymphknotenschwellung am Hals helfen kühle oder warme Halswickel.

Kühle Halswickel wirken als Reiztherapie und beschleunigen die Heilung, dürfen aber nicht angewendet werden, wenn das Kind friert oder fiebert. Warme Halswickel – zum Beispiel mit Kartoffeln – fördern die Durchblutung und somit den Abtransport von Krankheitserregern. Mag Ihr Kind keinen Kartoffelwickel, reicht ein dicker Wollschal.

- So wird's gemacht: Für einen kühlen Halswickel ein Küchenhandtuch oder eine Stoffserviette unter dem fließenden kalten Wasser (18 °C) naß machen, auswringen, auf Handbreite falten und dicht um den Hals wickeln. Darüber kommt ein Wollschal oder ein Frottierhandtuch. Den Wickel für 15 bis 20 Minuten liegenlassen.

Richtig wickeln – von Kopf bis Fuß

• Quarkwickel
Ein Küchenhandtuch in der Mitte mit 250 Gramm zimmerwarmem Quark bestreichen, die Tuchseiten darüber falten und um den Hals legen. Den Wickel mit einem Wollschal abdecken. Er hält länger feucht als der Wasserwickel und bleibt für etwa zwei bis drei Stunden liegen.
• Kartoffelwickel
Gewaschene, gekochte, nicht geschälte heiße Pellkartoffeln in ein längsgefaltetes Küchenhandtuch geben und zerdrücken. Prüfen Sie mit der Hand, ob die Kartoffelmasse nicht zu heiß ist. So warm wie möglich um den Hals legen und mit einem Wollschal umwickeln. Kartoffelwickel bleiben zwei bis drei Stunden liegen.

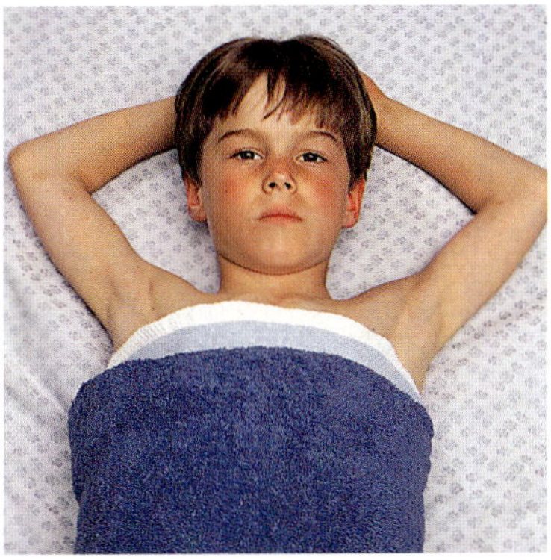

Warme Brustwickel helfen bei Erkältung, Husten und Bronchitis. Machen Sie Ihrem Kind den Wickel, den es bevorzugt. Am besten hilft der Schmalzwickel

Brustwickel

Bei Erkältung, Husten und Bronchitis sorgen warme Brustwickel für eine bessere Durchblutung im Brustraum. Verzichten Sie besser auf die beliebten Zusätze aus Pflanzen und Blüten sowie auf ätherische Öle: Zum einen können die Dauergerüche Ihr Kind belästigen und zum anderen wirken diese Substanzen allergisierend, vor allem auf den ohnehin durch die Erkältung gereizten Schleimhäuten.
• So wird's gemacht: Falten Sie ein Frottierhandtuch – bei größeren Kindern ein Badehandtuch – längs so zusammen, daß es so breit ist wie der Brustkorb Ihres Kindes lang ist. Plazieren Sie Ihr Kind mit erhobenen Armen rücklings auf die Mitte des Tuches. Auf den Brustkorb legen Sie eine der unten beschriebenen Kompressen. Über die Kompresse kommt ein weiteres Tuch. Das Frottierhandtuch über der Kompresse schließen und ein Hemdchen oder Jäckchen zum Festhalten darüberziehen.
• Trockene warme Brustwickel
Ein auf der Heizung oder im Backofen (bei 150 °C 10 Minuten) erwärmtes Tuch – notfalls einen Staublappen oder ein Moltontuch – auf den Brustkorb legen und den Wickel wie oben beschrieben schließen. Der Wickel kann über Nacht liegenbleiben.
• Feuchte warme Brustwickel
Das Tuch nicht erwärmen, sondern mit kochendem Wasser übergießen, in einem trockenen Handtuch gut auswringen und so warm wie möglich auf den Brustkorb legen. Um Verbrühungen zu vermeiden, prüfen Sie die Temperatur, indem Sie Ihre Hand auf den Brustkorb Ihres Kindes legen und das heiße Tuch zuerst auf Ihren Handrücken. Wenn Sie die Auflage als nicht zu heiß empfinden, ziehen Sie Ihre Hand langsam weg. Dann den Wickel wie oben schließen und für zwei bis drei Stunden liegenlassen.

• Schmalzwickel
Schweineschmalz in einer kleinen Pfanne erhitzen – eventuell eine Zwiebel mit anbraten – und das Fett so warm wie möglich mit Ihrer Hand im Brust- und Rückenbereich einreiben. Ein angewärmtes Gästehandtuch darüberlegen und den Brustwickel wie oben schließen. Den Schmalzwickel am besten über Nacht liegenlassen.
Tip: Wenn Sie die Pfanne auf das Gästehandtuch stellen, solange Sie Ihr Kind mit dem Fett einreiben, wird das Tuch problemlos warm.

Bitte beachten!
Bei Verdacht auf Blinddarmreizung nur kalte Wickel machen!

Bauchwickel

Bauchwickel helfen bei Darmkatarrh, Blähungen, Koliken, Erbrechen und Durchfall und können trocken oder feucht, warm oder kalt angelegt werden – je nachdem, wie es Ihr Kind als angenehm empfindet.
• So wird's gemacht: Packen Sie den Bauch Ihres Kindes nach dem gleichen System wie beim Brustwickel ein: Ihr Kind legt sich auf ein längsgefaltetes großes Frottierhandtuch. Auf den schmerzenden Bauch kommt entweder ein trocken erwärmtes, ein feuchtwarmes oder ein naßkaltes Tuch. Auch Leinsamen- oder Kartoffelwickel lindern das Bauchweh. Decken Sie die Kompresse mit einem weiteren Tuch ab und schließen Sie den Bauchwickel mit dem Frottierhandtuch. Wenn Sie Ihrem Kind eine weite Turnhose oder Vaters Boxershorts überziehen, halten die Wickel noch besser. Eine Wärmflasche verstärkt die Wirkung.

Trockene Bauchwickel können für Stunden liegenbleiben und feuchte für etwa ein bis zwei Stunden. Trockene Bauchwickel können mit einem elektrischen Heizkissen auf Stufe 1 länger warm gehalten werden.
• Leinsamenwickel
1 Tasse Leinsamen mit 1 1/2 Tassen Wasser aufkochen. Einen großen Topf nehmen, da der Leinsamen quillt. Die handwarme Breimasse in der Mitte eines Küchenhandtuchs auf Handflächengröße verteilen und die Ränder darüber einschlagen. Das Päckchen auf den Bauch legen und für zwei bis drei Stunden warm einwickeln.
• Kartoffelwickel
Gewaschene, gekochte, nicht geschälte heiße Pellkartoffeln in ein längsgefaltetes Küchenhandtuch geben und zerdrücken. Prüfen Sie mit der Hand, ob die Kartoffelmasse nicht zu heiß ist. Das Päckchen so warm wie möglich auf den Bauch legen und warm einwickeln. Kartoffelwickel bleiben zwei bis drei Stunden liegen.

Kleines Selbsthilfe-Praktikum

Richtig wickeln – von Kopf bis Fuß

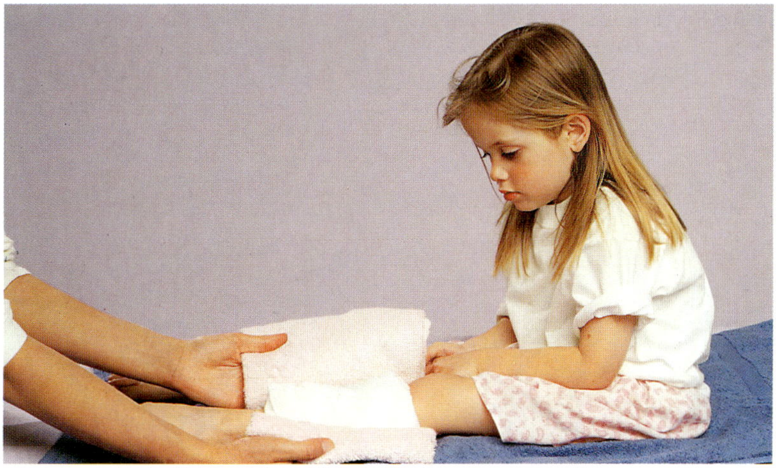

Auch wenn Ihr Kind keine Wadenwickel mag oder zu weinen beginnt, sollten Sie sich durchsetzen: Sie sind die beste Hilfe für Ihr fieberndes Kind. Selbst bei kleinen Babys können Wadenwickel gemacht werden. Sie halten am besten, wenn Sie Söckchen über die Wickel streifen

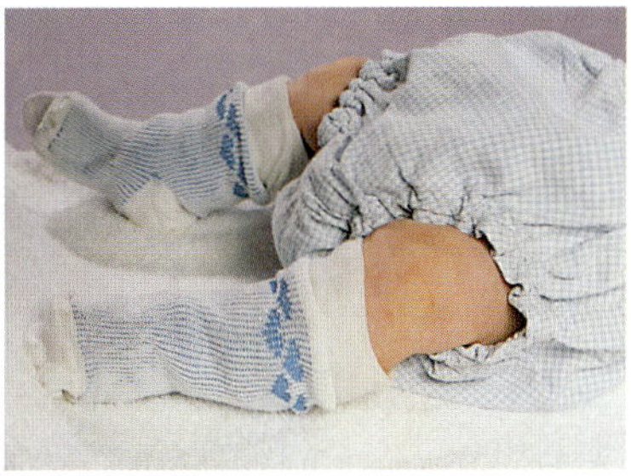

Wadenwickel

Wadenwickel senken Fieber, indem sie die Wärme aus dem Körper ableiten. Alle anderen fiebersenkenden Hausmittel – kalte Waschungen, Ganzkörperwickel oder gar Darmeinläufe – belasten Ihr Kind sicher mehr als Wadenwickel und sind nicht empfehlenswert.

• So wird's gemacht: Beide Waden immer getrennt einwickeln. Für jedes Bein ein Tuch (Säuglinge – Herrentaschentücher; Kleinkinder und Schulkinder – Küchenhandtücher) in eine Schüssel mit zimmerwarmem Wasser (18 °C) eintauchen, auswringen und um die Waden wickeln. Dann ein trockenes Frottierhandtuch darüberwickeln und warme Socken – eventuell von Mutter oder Vater – überstreifen. Solche Wickel erlauben dem Kind, noch im Zimmer zu krabbeln oder herumzulaufen. Wenn das Kind im Bett liegt, decken Sie es erst vom Knie aufwärts zu, damit die Wärme besser abgeleitet wird. Um die Matratze trockenzuhalten, schützen Sie den Fußbereich am besten mit einer Plastikfolie.

Zwei Stunden lang wechseln Sie die Wadenwickel alle 10 bis 15 Minuten. Wenn das Fieber nicht sinkt, können Sie nach zwei Stunden Pause erneut mit Wadenwickeln beginnen. Schläft Ihr Kind mit den Wadenwickeln ein, sollten Sie es nicht wegen neuen Wickeln wecken.

Bitte beachten!

Vor den ersten Wadenwickeln müssen die Beine fühlbar heiß sein und das Kind darf nicht frösteln. Sonst müssen Sie wegen der Gefahr eines Kreislaufkollapses Fieberzäpfchen geben und den Arzt um Rat fragen.

Kleines Selbsthilfe-Praktikum

Heilpflanzen gegen allerlei Wehwehchen

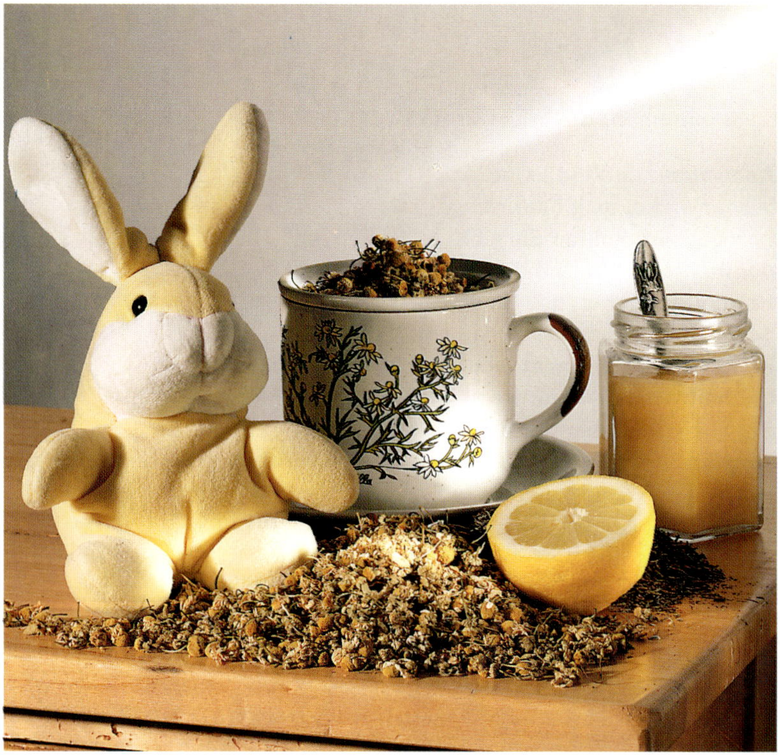

Frisch aufgebrüht wirken Heiltees besser als aufgewärmt. Lassen Sie Ihr krankes Kind zwei- bis dreimal täglich eine Tasse Tee trinken. Mit etwas Honig können Sie den Geschmack verbessern

Aus Kräutern können Sie nicht nur Tee kochen, sondern auch Aufgüsse zum Gurgeln und Mundspülen, zur Wundbehandlung, für Dampfbäder, Umschläge oder Augenspülungen zubereiten oder Schnupfen- und Hustenmittel herstellen. Welche Pflanzen sich dafür eignen, erfahren Sie unter dem jeweiligen Stichwort.

In Apotheken oder Reformhäusern erhalten Sie Heilkräuter von hochwertiger Qualität – selbst sammeln sollten Sie nur mit umfangreichen botanischen Kenntnissen! Bewahren Sie Heilkräuter am besten in Weißblechdosen oder dunklen Glasgefäßen auf, damit sie ihre Qualität behalten und vor Feuchtigkeit und Lichteinfall geschützt sind.

• So wird's gemacht: Wenn bei den einzelnen Tee-Zubereitungen nichts anderes angegeben ist, gilt das folgende Grundrezept:
1 Teelöffel der Heilpflanzen mit 250 Milliliter kochendem Wasser übergießen und 10 bis 15 Minuten zugedeckt ziehen lassen. Durch ein Sieb oder einen Filter abseihen.

Kleines Selbsthilfe-Praktikum

Heilpflanzen gegen allerlei Wehwehchen

Rezepte für Fiebertee

• Holunderblüten: 2 Teelöffel auf 250 Milliliter, 10 Minuten ziehen lassen

• Lindenblüten: 2 Teelöffel auf 250 Milliliter, 10 Minuten ziehen lassen

• Die beiden Tees können Sie auch je zur Hälfte mischen

• 1 Teelöffel Zitronensaft und 1 Teelöffel Honig verbessern den Geschmack

Rezepte gegen Halsschmerzen

• Salbei

• Thymian

• Kamille

Bei fiebriger Erkältung und Grippe

Gegen Fieber helfen schweißtreibende Tees: Durch das Schwitzen verdunstet Wärme, und das Fieber wird dadurch gesenkt. Geben Sie Ihrem Kind 1 bis 2 Tassen »Fiebertee«, den es so warm wie möglich innerhalb von 10 Minuten trinken sollte.

Dann in einem baumwollenen Nachthemd oder Schlafanzug – gut eingepackt mit einer Wolldecke – ins Bett.

Nach 20 Minuten ziehen Sie Ihrem Kind das naßgeschwitzte Nachthemd aus, trocknen es schnell und gründlich ab, ziehen ihm ein frisches Nachthemd an und decken es mit frischem Bettzeug zu. Es sollte noch mindestens eine Stunde liegenbleiben und viel trinken, um die verlorene Flüssigkeit zu ersetzen.

Säuglingen und Kleinkindern bis drei Jahren keinen Fiebertee geben!

Bei Halsschmerzen

Gegen Halsschmerzen gibt es eine große Auswahl an wirksamen Heilpflanzen. Gut bewährt haben sich Salbei (desinfizierend und entzündungshemmend), Thymian (schleimlösend und lindernd) und Kamille (entzündungshemmend und krampflösend), die als Tee getrunken oder zum Gurgeln verwendet werden können.

• So wird's gemacht: Wählen Sie die Teesorte, die Ihr Kind am liebsten mag. Bereiten Sie aus den getrockneten Kräutern nach dem Grundrezept (Seite 202) einen Tee zu, den Sie zum Trinken mit 1 Teelöffel Honig auf 250 Milliliter süßen können. Eine Tasse (100 Milliliter) stündlich geben, eventuell löffelweise. Säugling: 30 bis 50 Milliliter stündlich. Abgekühlten, ungesüßten Tee können Sie Ihrem Kind stündlich schluckweise zum Gurgeln anbieten.

Bei Schnupfen

Ein altes Hausmittel gegen Schnupfennasen – auch beim Säugling – ist Majoranbutter. Geben Sie davon drei- bis fünfmal täglich ein etwa streichholzkopfgroßes Kügelchen in jedes Nasenloch. Vorsicht: Allergiegefahr!

• So wird's gemacht: 100 Gramm Butter schmelzen und den Schaum abschöpfen. Eine Handvoll frischen, zerzupften Majoran vom Markt oder aus dem Garten (am besten kurz vor der Blüte – Ende September) dazugeben und die Masse für 30 Minuten im Wasserbad rühren. Dann die flüssige Majoranbutter durch ein dünnes Tuch – zum Beispiel eine Windel – sieben, 5 Tropfen Majoranöl aus der Apotheke hinzufügen und in ein Schraubverschlußglas abfüllen. Kühl gelagert hält sich dieses Schnupfenmittel etwa ein Jahr.

Heilpflanzen gegen allerlei Wehwehchen

Bei Schnupfen helfen auch selbstgemachte Nasentropfen. Alle zwei Stunden mit einer Pipette 2 Tropfen in jedes Nasenloch tropfen oder ein getränktes Wattestäbchen in die Nasenöffnung ausdrücken. Beim Säugling am besten kurz vor dem Füttern.

• So wird's gemacht: 10 Gramm Traubenzucker (2 gehäufte Teelöffel) in 50 Milliliter warmem Kamillentee auflösen. Im Schraubverschlußglas im Kühlschrank gelagert halten sich die Nasentropfen eine Woche.

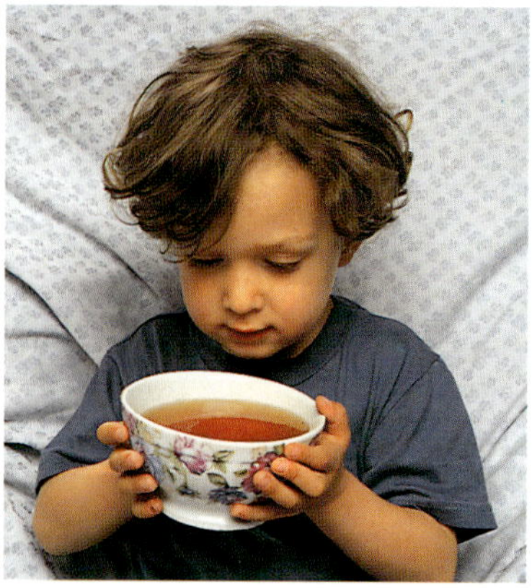

Wählen Sie den Kräutertee, den Ihr Kind am liebsten mag. Bitter schmeckenden Tee können Sie mit etwas Honig »versüßen«

Bei Husten

Um lästigen Husten zu lindern, können Sie Ihrem Kind selbstgemachten Hustensaft anbieten. Die folgenden Säfte werden von Kindern erfahrungsgemäß gerne genommen.

• Salbei-Thymian-Zwiebel-Hustensaft

250 Milliliter Wasser mit 1 Teelöffel getrocknetem Salbei, 1 Teelöffel Thymian, 100 Gramm gehackten Zwiebeln und 100 Gramm braunem Kandiszucker mischen und so lange köcheln lassen, bis der Zucker aufgelöst ist. 1 Teelöffel getrockneter Spitzwegerich kann noch zugegeben werden, was den Hustenreiz stillt, den Saft aber bitterer macht. Die Mischung noch warm in ein Schraubverschlußglas von etwa 450 Milliliter Fassungsgröße (Marmeladenglas) abseihen und abkühlen lassen. Der Hustensaft kann eine Woche im Kühlschrank aufbewahrt werden.

Bis zum dritten Lebensjahr dreimal täglich 1 bis 2 Teelöffel. Ab dem dritten Lebensjahr dreimal täglich 1 Eßlöffel, bis sich der Husten bessert. Ab dem Schulalter dreimal täglich 2 Eßlöffel.

• Rettich-Hustensaft

Einen schwarzen Gärtnerrettich – er ist reicher an Wirkstoffen als der weiße Rettich – der Länge nach halbieren und die Schnittflächen etwas aushöhlen. Beide Hälften in eine Porzellanschüssel legen und die Schnittflächen zweifingerdick mit braunem Kandiszucker belegen. Den Rettich 12 Stunden lang im Dunkeln (Schüssel abdecken) bei Zimmertemperatur ziehen lassen. Den ausgetretenen Rettichsaft auffangen und dreimal täglich 1 Eßlöffel (ab dem dritten Lebensjahr) geben. Wenn der Saft aufgebraucht ist, einen neuen Rettich ansetzen.

Bei Magen-Darm-Beschwerden

Gegen Übelkeit, Erbrechen und Durchfall ist manches Heilkraut gewachsen. Welches Sie Ihrem kranken Kind anbieten, hängt neben der persönlichen Vorliebe auch davon ab, ob das Mittel anschlägt. Im Kasten finden Sie einige bewährte Heilpflanzen, die Sie – wenn nicht anders angegeben – nach dem Tee-Grundrezept (Seite 202) zubereiten.

Ganz wichtig ist, daß Ihr Kind viel trinkt, um die durch Erbrechen und Durchfall verlorenen Elektrolyte und das Wasser zu ersetzen. Hierfür können Sie Ihrem Kind den selbstgemachten Elektrolyt-Tee (»Orangentee«) anbieten.

• So wird's gemacht: 250 Milliliter dünnen schwarzen Tee (1 Teebeutel, 1 Minute ziehen lassen), 50 Milliliter frischen Orangensaft (notfalls auch fertiggekauft), 1 Prise (2 Gramm) Salz und 1 Teelöffel Traubenzucker mischen.

Bei Durchfall und Erbrechen sollte Ihr Kind davon 100 bis 150 Milliliter pro Kilogramm Körpergewicht in 24 Stunden trinken. Ein 10 Kilogramm schweres Kind kann also 1 bis 1 1/2 Liter trinken.

Bei Nieren- und Blasenproblemen

Oberstes Gebot bei Blasen- und Niereninfektionen: Viel trinken, um die Erreger auszuschwemmen und die Nieren durchzuspülen. Diesen Zweck erfüllen am besten Heilpflanzentees, die zusätzlich noch desinfizierend (Bärentraubenblätter) oder wassertreibend (Ackerschachtelhalm) wirken.

Da die empfohlenen Teesorten Gerbstoffe enthalten, die den Magen belasten können, wird der Tee kalt angesetzt. So bleiben die Wirkstoffe erhalten, und schädliche Nebenwirkungen werden verhindert.

• So wird's gemacht: 1 Teelöffel getrocknete Bärentraubenblätter oder Ackerschachtelhalm in 250 Milliliter kaltem Wasser 12 Stunden ziehen lassen, dann abseihen. 2 bis 3 leicht angewärmte Tassen pro Tag geben. Beide Tees können auch mit kaltem Kamillentee angesetzt werden und mit 1 Teelöffel Honig geschmacklich verbessert werden.

Bei Schlafstörungen

Gegen unruhigen Schlaf, Angstträume und Aufschrecken hilft
• Hopfen: 2 Teelöffel auf 250 Milliliter Wasser, 5 Minuten ziehen lassen, eventuell mit 1/2 Teelöffel Honig süßen. Vor dem Zubettgehen warm trinken.

Bei Nervosität, Ein- und Durchschlafstörungen hilft
• Rooibos (Rotbusch, ginsterähnliche Pflanze aus Südafrika): 1 flachen Teelöffel Rooibos-Tee auf 250 Milliliter Wasser, 3 bis 5 Minuten ziehen lassen, warm oder kalt 1/2 Stunde vor dem Schlafengehen zu trinken oder mit dem Milchpulver in die abendliche Milchflasche geben.

Rezepte bei Magen-Darm-Beschwerden

Blähungen:
- Anis
- Fenchelsamen
- Kümmel

Kolik im Dickdarmbereich:
- Melisse
- Schafgarbe

Brechreiz:
- Kamille
- Melisse
- Pfefferminz, am besten zur Hälfte mit Kamille gemischt und lauwarm getrunken

Erbrechen:
- Wermut (1/2 Teelöffel Wermutkräuter mit 1 Liter Wasser aufkochen, 5 Minuten ziehen lassen, abseihen)
- Schwarzen Tee (1 Teebeutel auf 200 Milliliter Wasser) mit 200 Milliliter Cola verrühren, alle 5 Minuten 1 Eßlöffel geben

Durchfall:
- Brombeerblätter
- Heidelbeeren (ein Schälchen ungesüßtes Heidelbeeren-Mus oder getrocknete, in etwas Wasser aufgeweichte Heidelbeeren)
- Salbei

Verstopfung:
- Schlehe (2 Teelöffel getrocknete Schlehenblüten auf 250 Milliliter Wasser; Säuglinge 1/2 Tasse pro Tag, ältere Kinder 1 bis 2 Tassen pro Tag)

Weitere bewährte Hausmittel

Rotlichtbestrahlung

Die Wärmebehandlung mit der Infrarotlampe hat sich zur Schmerzlinderung, Schleimlösung und Durchblutungsförderung bestens bewährt. Die Lampe können Sie im Sanitätsgeschäft oder im Elektrohandel kaufen. Setzen Sie Ihr Kind im Abstand von 30 bis 50 Zentimeter vor die Lampe. Wegen der Gefahr von Verbrennungen darf ein Kind nie ohne Aufsicht bestrahlt werden. Am besten lesen Sie Ihrem Kind während der Bestrahlung etwas vor, dann vergeht die Zeit schneller.

Bei Ohrenschmerzen das betroffene Ohr dreimal täglich für 5 bis 10 Minuten bestrahlen. Bei Nasennebenhöhlenentzündung und Bronchitis dreimal täglich 10 bis 15 Minuten von vorne bestrahlen. Bei Abszeß die erkrankte Stelle dreimal täglich 5 bis 10 Minuten bestrahlen.

Da bei Rotlichtbestrahlung die Gefahr von Verbrennungen besteht, setzen Sie sich am besten mit Ihrem kranken Kind vor die Lampe – etwa im Abstand von einem halben Meter

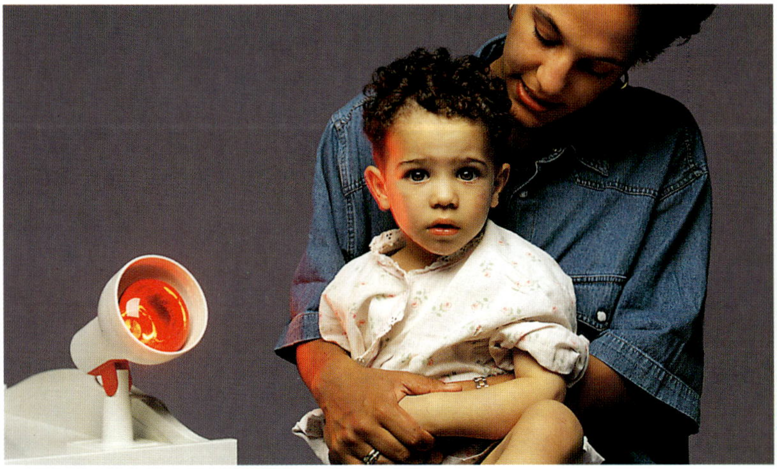

Alkoholumschläge

Statt Alkohol können Sie auch Arnikatinktur verwenden. Arnikasalben oder heparinhaltige Salben aus der Apotheke helfen zusätzlich

Bei Verstauchungen, Verrenkungen, Prellungen und Quetschungen helfen Alkoholumschläge. Verdünnen Sie 70%igen Alkohol (aus der Apotheke) mit der gleichen Menge kaltem Wasser. Tränken Sie damit ein Taschentuch oder Leinenläppchen und legen Sie diese Kompresse auf die schmerzende Stelle. Befestigen Sie die Kompresse mit einem Küchenhandtuch oder einem Verband. Damit der Alkohol nicht so schnell verdunstet, können Sie den Verband mit Plastikfolie abdichten.

Erneuern Sie die Kompresse jede halbe Stunde, bis der Schmerz nachläßt.

Medikamente geben

Besonders wichtig: Setzen Sie Antibiotika nicht frühzeitig ab und verändern Sie die Dosis von Medikamenten nicht eigenmächtig – sie ist genau nach Gewicht und Größe Ihres Kindes berechnet

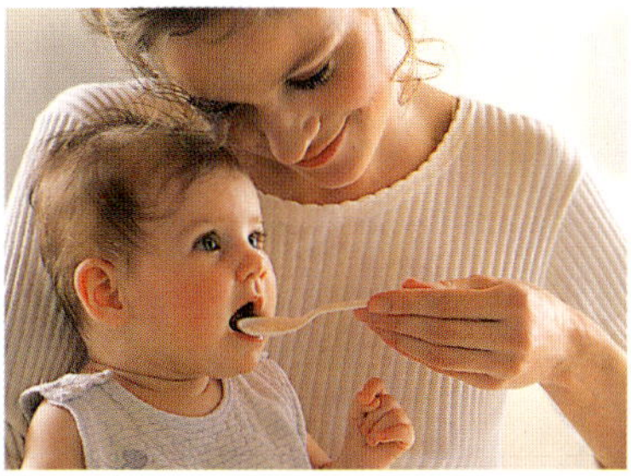

Hat Ihr Kind seine Medizin geschluckt, geben Sie ihm einen Löffel Brei oder Quark oder sein Lieblingsgetränk, um den Arzneigeschmack hinunterzuspülen

Wenn der Arzt Ihrem Kind ein Medikament verschreibt, wird er Sie genau darüber informieren, wie häufig, wie lange und in welcher Dosis Sie es Ihrem Kind geben müssen. Scheuen Sie sich nicht, nachzufragen, wie die verschriebenen Mittel wirken und welche Nebenwirkungen auftreten können. Bitte halten Sie sich exakt an die ärztlichen Vorschriften – auch wenn es Ihrem Kind schon wieder besser geht, denn manchmal verschwinden die Symptome lange bevor die Krankheit auskuriert ist.

Werden Medikamente unregelmäßig oder in einer falschen Dosis eingenommen, verlieren sie an Wirksamkeit oder können schaden, und es besteht die Gefahr, daß die Krankheit nicht richtig ausheilt beziehungsweise chronisch wird.

Lassen Sie sich auch durch heftige Proteste nicht davon abbringen, Ihrem Kind die notwendige Medizin regelmäßig zu geben – notfalls auch mit sanftem Zwang. Je jünger ein Kind ist, um so schwieriger kann es werden, ihm Medizin zu geben. Wenn ein Baby zappelt und niemand zum Festhalten da ist, wickeln Sie es in eine Decke. Älteren Kindern können Sie erklären, daß ihnen die Medizin helfen wird.

Wenn Ihr Kind nach der Medikamenteneinnahme erbricht: Ist seit der Einnahme mehr als eine halbe Stunde vergangen, ist der Wirkstoff vom Körper bereits aufgenommen worden. Erbricht Ihr Kind, fragen Sie den Arzt um Rat – vielleicht kann er eine andere Darreichungsform verordnen.

Bei Säuglingen und Kleinkindern ziehen Sie Tropfen oder Säfte am besten mit einer Pipette oder einer Spritze (natürlich ohne Nadel) auf und lassen die Arznei in den Mund fließen. Dabei sollte das Baby nicht flach auf dem Rücken liegen. Halten Sie es so, als ob Sie es füttern wollten. Ältere Kinder nehmen flüssige Arzneimittel vom Löffel – nie direkt aus der Flasche. Messen Sie die Ration mit dem Dosierlöffel genau ab und geben Sie sie in zwei Portionen – so kann die Flüssigkeit nicht überschwappen.

Wie Sie bittere Medizin »versüßen«

- Fragen Sie am besten vorher den Arzt oder Apotheker, ob Sie die verordneten Medikamente mit Speisen oder Getränken mischen dürfen, denn manche Mittel verlieren dadurch ihre Wirkung.
- Tropfen oder Säfte können Sie auf ein Stück Würfelzucker oder einen Löffel mit etwas Zucker geben.
- Mischen Sie Medizin lieber nicht mit Getränken – sie wird dadurch verdünnt oder sinkt auf den Grund, und Ihr Kind erhält nicht die vorgeschriebene Menge.

Medikamente geben/ Hausapotheke

• Das Gleiche gilt bei Mahlzeiten. Die Arznei kann den Geschmack völlig verderben.
• Tabletten können zerstoßen oder zerdrückt werden. Kapseln und Dragees sollten Sie allerdings nicht zerkleinern, das könnte ihre Wirkung beeinträchtigen und manchmal sogar Erbrechen hervorrufen. Zerriebene Tabletten und auch ganze Dragees können Sie in einem Löffel Quark, Apfel- oder Kartoffelbrei oder einem Stückchen Banane »verstecken«. Die Tablette rutscht dann leichter.

Hausapotheke

Eine Grundausstattung an Medikamenten und Verbandsmaterial sollten Sie immer im Haus haben. Zum Aufbewahren eignet sich am besten ein Schränkchen mit einem abschließbaren Medikamentenfach, das so hängen sollte, daß es Kinderhände nicht erreichen. Badezimmer oder Küche sind keine guten Standorte, die Feuchtigkeit schadet den Medikamenten.

Kontrollieren Sie regelmäßig, ob Ihre Hausapotheke vollständig ist und beachten Sie das Verfallsdatum von Medikamenten. Abgelaufene Arzneimittel können Sie in die Apotheke zurückbringen, wo sie umweltschonend entsorgt werden.

Medikamente bitte nur in der Originalverpackung mit Beipackzettel aufbewahren und darauf vermerken, wem sie verordnet worden sind. Der Arzt wird Sie gerne beraten, welche Medikamente für den Notfall im Haus sein sollten.

Bitte beachten!
Bewahren Sie Medikamente immer so auf, daß Ihr Kind sie nicht erreichen kann.

Grundausstattung für die Hausapotheke

- 2 Verbandspäckchen
- 2 Mullbinden, je 4, 6 und 8 Zentimeter breit
- Heftpflaster
- 1 Wundschnellverband
- 1 elastische Binde mit Bindenklammern
- 1 Brandwundenverband
- 1 Dreieckstuch
- 3 Alkoholtupfer oder eingeschweißte Erfrischungstücher
- Einmalhandschuhe
- 3 Einmalhandtücher
- 1 Augenklappe
- 1 Lederfingerling
- Splitterpinzette
- Schere
- Desinfektionsmittel
- Brandwundgel
- Fieberthermometer
- Klistier
- Pipette
- Saft, Tabletten oder Zäpfchen gegen Fieber
- Hustentropfen, Nasentropfen, schleimlösende Medikamente
- Kohlekompretten gegen Durchfall
- Pflanzliches Abführmittel
- Kamillenblütenöl, Salbeiextrakt
- Gel gegen Insektenstiche und Sonnenbrand
- Sportsalbe für Prellungen und Verstauchungen
- Brechwurzsaft (Ipekakuanha) zum Erbrechen nach Giftunfall
- Mittel gegen Schaumbildung bei Vergiftungen

Fachmännisch verbinden

Bei allen Verbänden gilt: Immer zur Körpermitte hin wickeln. Der Verband darf nicht zu straff sitzen, um das Gewebe nicht abzuschnüren. Überprüfen Sie jeden Verband nach 10 bis 15 Minuten.

Sitzt der Verband zu straff, werden die abgeschnürten Körperteile extrem kalt, die Haut ist blaß oder bläulich verfärbt. Den Verband erneuern!

Bei einem zu lockeren Verband kann Blut durchsickern. Wechseln Sie in diesem Fall den Verband nicht, sondern wickeln Sie einen zweiten, festeren Verband darüber

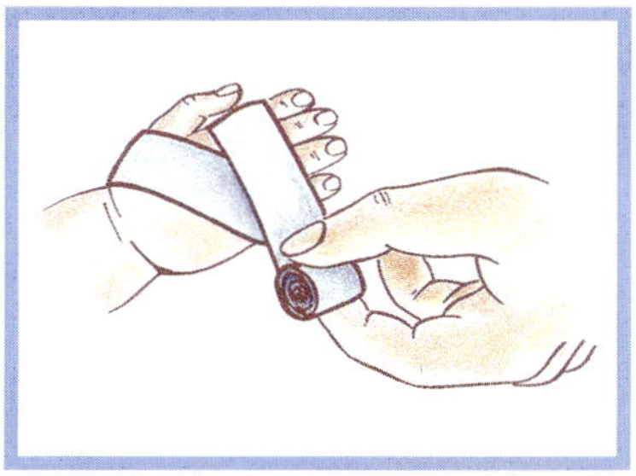

Damit sich der Verband nicht lockert, rollen Sie die Bandage zuerst diagonal.

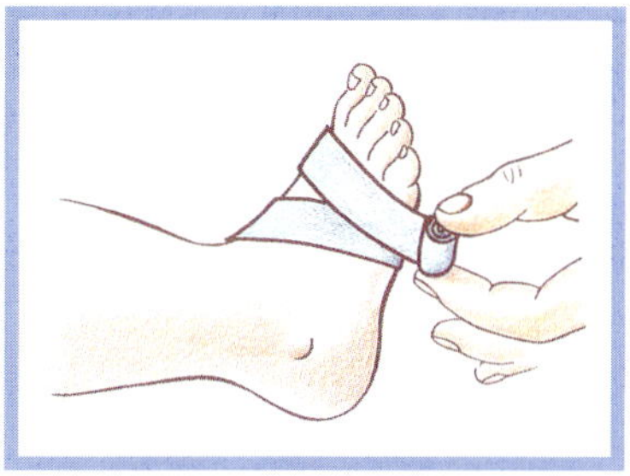

Die folgenden Schichten in Richtung Körpermitte wickeln.

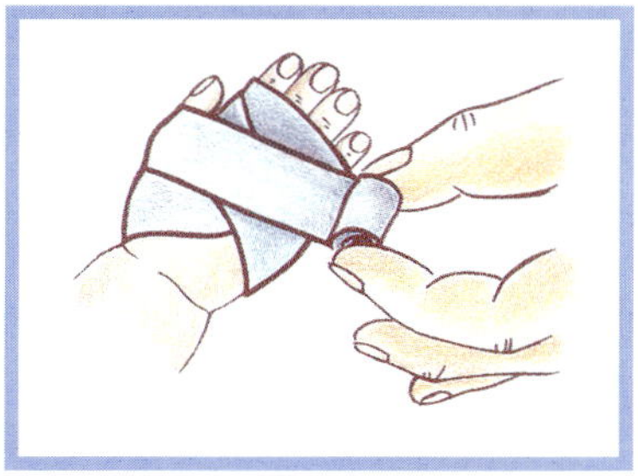

Wickeln Sie den Verband dachziegelartig, um Abschnürungen zu verhindern.

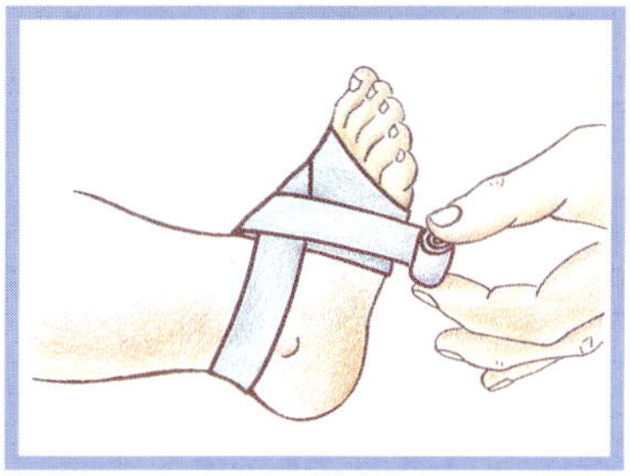

Bei Fußverbänden: Ein Wickel oberhalb des Knöchels gibt Halt.

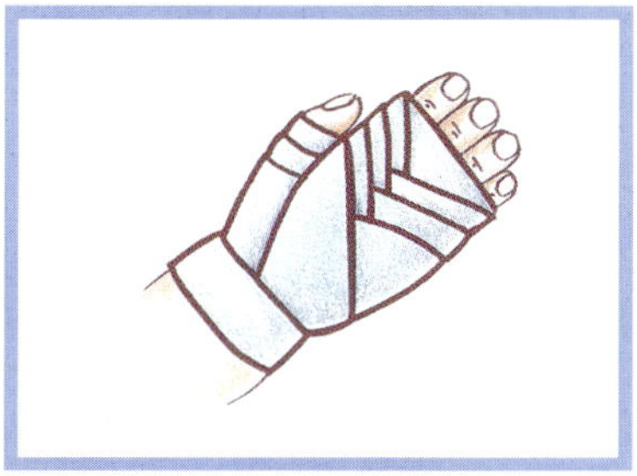

Das Ende des Verbandes mit einer Sicherheitsnadel oder Heftpflaster befestigen.

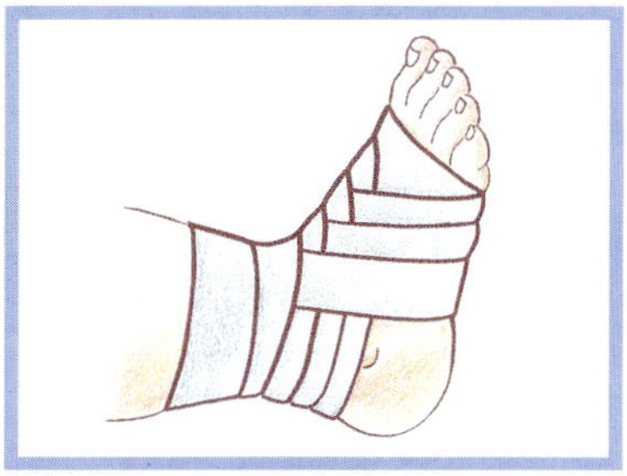

Abwechselnd über den Vorderfuß und um den Knöchel gewickelt sitzt der Verband sicher.

Viele Eltern befriedigt die herkömmliche schulmedizinische Behandlung nicht – besonders wenn ihr Kind an Allergien, Infektanfälligkeit, psychosomatischen Beschwerden oder Kopfschmerzen leidet, suchen sie Hilfe bei der sogenannten »sanften« oder alternativen Medizin, wie die nicht der Lehrmeinung der Schulmedizin entsprechenden Heilverfahren genannt werden. Darunter fallen die klassischen Naturheilverfahren wie Pflanzenheilkunde, Wasseranwendungen und Homöopathie ebenso wie »mystische« Methoden, deren Erfolge höchst zweifelhaft sind.

Die im folgenden kurz beschriebenen »sanften« Methoden können gerade bei Kindern oft überraschende Besserungen erzielen. Vertrauen Sie Ihr Kind aus diagnostischen Gründen nur entsprechend ausgebildeten Ärzten und Kinderärzten an, denn die sanfte Medizin hat ihre Grenzen – notfalls muß Ihr Kind schulmedizinisch behandelt werden.

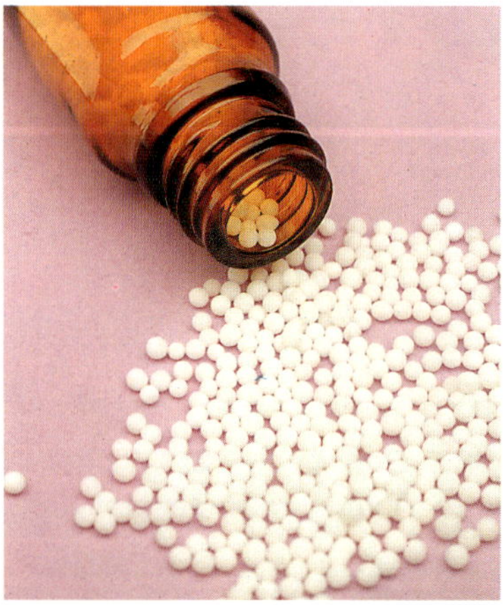

Homöopathische Globuli auf Milchzuckerbasis. Zur Selbstbehandlung werden meist dreimal täglich fünf Globuli gegeben – diese Menge entspricht einer Tablette oder fünf Tropfen. Kindern werden bevorzugt homöopathische Mittel in Form von Globuli oder Tabletten gegeben, da flüssige Zubereitungen Alkohol enthalten

Homöopathie

Die Homöopathie wurde vom Arzt Dr. Samuel Hahnemann entwickelt und folgt dem Grundsatz, Gleiches mit Gleichem zu behandeln: Bestimmte Substanzen, die krankmachen, können in ganz geringer Dosis genau diese Krankheiten heilen, indem sie die Selbstheilungskräfte mobilisieren. Die Substanzen werden dabei nach genau vorgeschriebenen Schritten verdünnt und verschüttelt (»potenziert«). Ziffer und Zahl hinter dem Wirkstoff geben über den Grad der Potenzierung Auskunft: Je höher die Zahl ist, um so öfter wurde die Substanz potenziert, und um so stärker wirkt das Medikament.

Homöopathische Ärzte behandeln aber nie nur die Krankheitssymptome, sondern immer den ganzen Menschen mit seiner Konstitution und seinem Wesen. Die Kunst des erfahrenen homöopathischen Arztes besteht darin, das passende Medikament auszuwählen, denn das gleiche Mittel kann, wenn es nicht zum Patienten paßt, das Krankheitsbild sogar verschlimmern.

Homöopathisch arbeitende Kinderärzte haben vor allem Erfolge bei Kindern, die an immer wiederkehrenden Infekten leiden – wenn diese nicht durch Bakterien verursacht wurden. Auch bei Hauterkrankungen wie Neurodermitis und Milchschorf, bei wiederholten Bronchitiden, beim Magen-Darm-Katarrh, bei Blähungen und bei seelisch bedingten Kopf- und Bauchschmerzen haben sich homöopathische Medikamente bewährt.

Gefährliche Infektionen wie Scharlach, Krebserkrankungen und Hormonstörungen wie Schilddrüsenunterfunktion oder Diabetes mellitus dürfen nicht homöopathisch behandelt werden.

Akupunktur

Die Akupunktur ist eine uralte chinesische Heilkunst, die sich erst in den letzten Jahrzehnten bei uns durchgesetzt hat und – richtig angewendet – gute Erfolge erzielt. Die verschiedenen Akupunkturpunkte an der Körperoberfläche, die in Beziehung mit inneren Organen und ihren Funktionen stehen, werden durch Nadeln, Fingerdruck (Akupressur) oder auch durch Laserstrahlen gereizt.

Eine Akupunkturbehandlung hilft besonders bei Nabelkoliken und Migräne von Kindern. Weitere Einsatzgebiete sind Schlaflosigkeit, Nasennebenhöhlenentzündungen und Heuschnupfen. Akupunktur wird in einigen Kliniken auch bei Schmerzen und zur Betäubung bei Operationen eingesetzt – der Verbrauch an Betäubungsmitteln läßt sich dadurch deutlich verringern.

Anthroposophie

Rudolf Steiner entwickelte die Lehre der Antroposophie, eine umfassende Lebensein- und vorstellung, die den ganzen Menschen mit Leib, Seele und Geist in das Naturgeschehen einbindet. Der Mensch hat danach eine gemeinsame Wurzel mit dem Pflanzen-, Mineral- und Tierreich und muß als ein Teil der Natur vor allem mit natürlichen Medikamenten behandelt werden. Diese homöopathisch aufbereiteten Medikamente sollen die Selbstheilungskräfte anregen und Schäden vermeiden.

Weitere Säulen der antroposophischen Lehre sind spezielle biologisch-dynamische Diätvorschriften und körperliche Aktivitäten wie die Heileurythmie. Hier gelten die gleichen Regeln wie bei der Homöopathie: Gefährliche Krankheiten sollten schulmedizinisch behandelt werden.

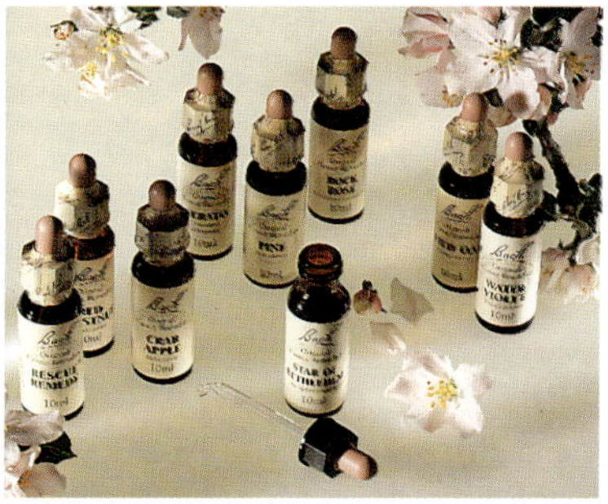

Auf 38 Blütenessenzen basiert die Bach-Blüten-Therapie

Bach-Blüten-Therapie

Diese vom englischen Arzt Dr. Edward Bach begründete Heilmethode orientiert sich am Gemütszustand des Patienten: Nicht die körperlichen Symptome einer Krankheit werden behandelt, sondern der zugrundeliegende Gemütszustand, dem der Arzt durch Gespräche und Beobachtungen auf die Spur kommt. Um das emotionelle Gleichgewicht wiederherzustellen, werden 38 spezielle Blütenessenzen, die sogenannten Bach-Blüten, eingesetzt, die nach den Beobachtungen Dr. Bachs die Psyche beeinflussen.

Die Bach-Blüten-Therapie kann die notwendige ärztliche Behandlung nicht ersetzen, sondern nur ergänzen und hat bei verhaltensauffälligen und psychisch gestörten Kindern einen gewissen Stellenwert neben der psychologischen Betreuung.

Vorbeugen

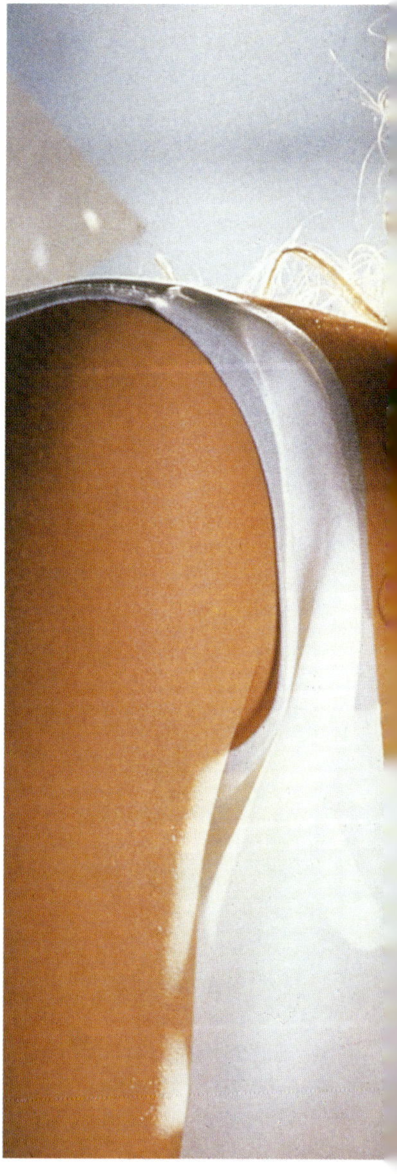

Der beste Schutz vor Krankheiten ist die Vorbeugung. Dazu gehört, daß Kinder sich seelisch, körperlich und sozial gesund entwickeln können. Eine große Portion Liebe und Zärtlichkeit, gesunde Ernährung, Spiel und Bewegung an der frischen Luft und körperliche Abhärtung tragen ebenso dazu bei wie die regelmäßigen Besuche beim Arzt – mit dem gesunden Kind.

Versäumen Sie bitte keine Vorsorgeuntersuchungen oder Impftermine – denn vorbeugen ist besser als heilen.

ist besser

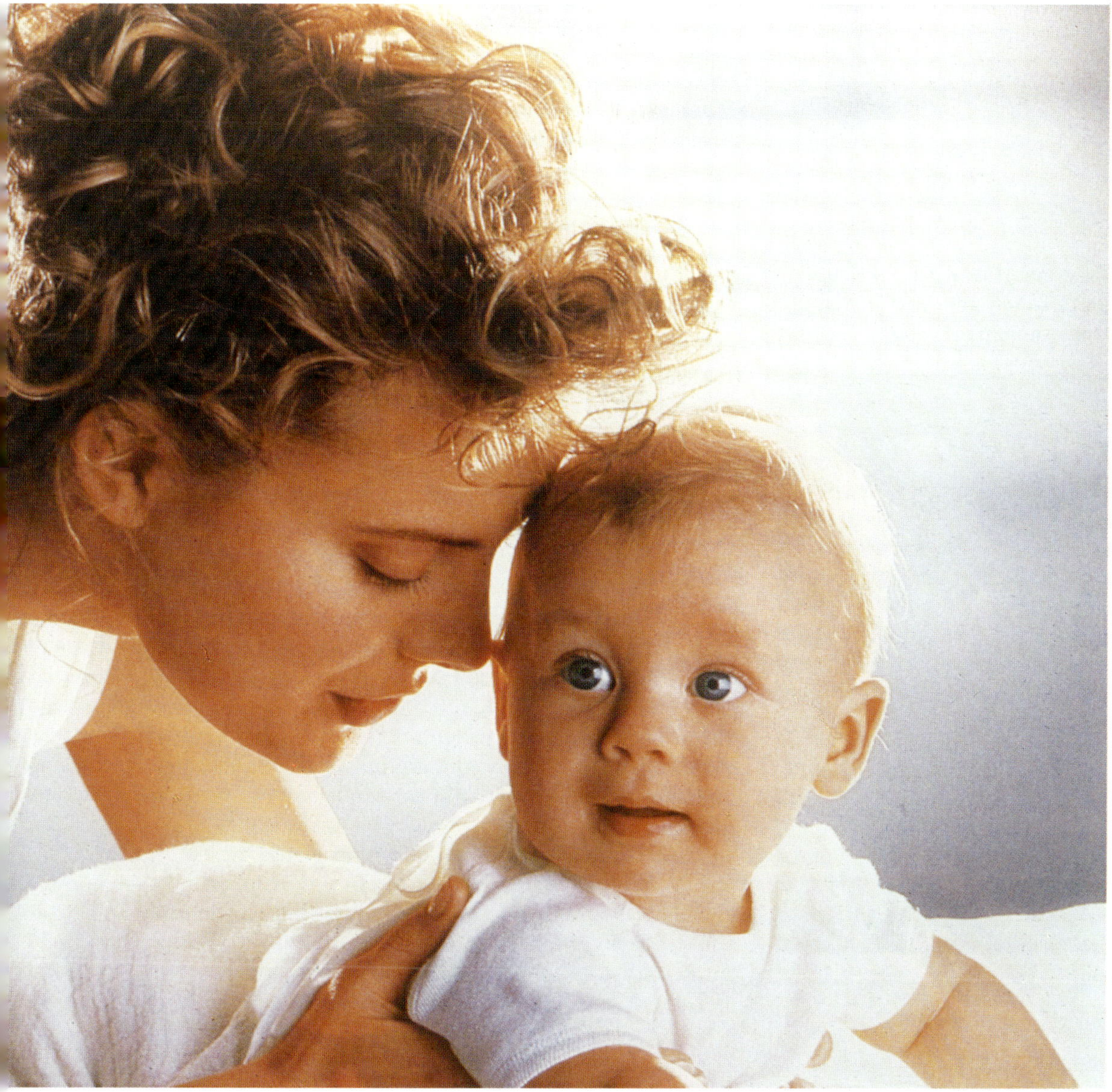

Kinder brauchen Liebe

Übrigens: Haben Sie Ihr Kind heute schon ganz fest in den Arm genommen?

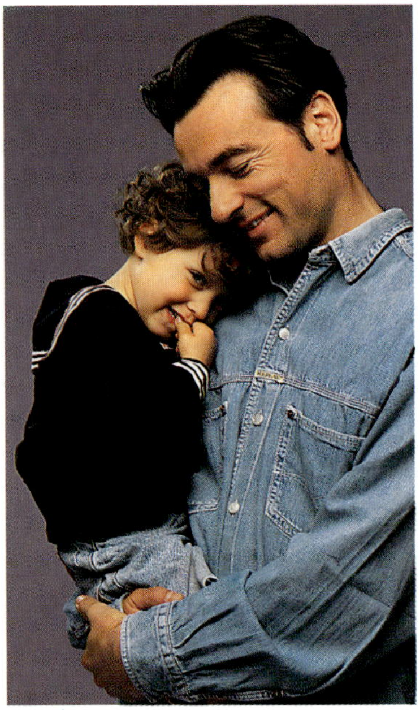

Jedes Kind hat, wie Erwachsene auch, Grundbedürfnisse: Essen, Schlafen, ein sauberes und warmes Zuhause. Doch nicht nur der Körper, auch die Seele braucht ein »warmes Zuhause«. Zuneigung, Streicheln und Umarmen, Ansprache und seelische Anerkennung durch vertraute Menschen vermitteln einem Kind das lebenswichtige Gefühl des Urvertrauens ins Leben, das heißt die Überzeugung, mit seiner körperlichen und seelischen Existenz in dieser Welt angenommen zu sein.

Bleiben diese kindlichen Bedürfnisse unerfüllt, kann das Kind kein Vertrauen entwickeln. Das ungetröstete Erleben von Enttäuschungen und Drohungen baut Ängste auf, die schließlich dazu führen, daß das Kind dem Leben nicht mehr vertraut.

Die Welt so einzurichten, daß ein Kind dieses Urvertrauen fassen kann, heißt nun nicht, daß Sie als Eltern jedes seiner Bedürfnisse sofort erfüllen müssen. Selbst beim Baby verursachen kleine Verzögerungen in der Erfüllung seiner Wünsche keine körperlichen oder seelischen Schäden. Erst wenn die Verzögerung zu lange dauert und wenn sie zu häufig auftritt, verliert das Kind allmählich das Vertrauen in seine Umwelt.

Deshalb bedeutet ein Kind zu pflegen und zu erziehen auch: Sicherheit zu vermitteln durch Liebe, Vertrauen und Regeln.

Einem Kind viel Liebe zu schenken, verwöhnt es nicht. Aber es macht ihm und Ihnen das Leben leichter:

- Um sich körperlich und seelisch gesund entwickeln zu können, brauchen Kinder die liebevolle Zuwendung und körperliche Nähe ihrer Eltern eingebettet in vertraute Rituale.
- Es ist eine alte Weisheit, daß Kinder, die frühzeitig konstant viel Liebe erfahren, später als Erwachsene auch viel Liebe geben können.
- Nur wenn sich Ihr Kind der Sicherheit und Zuverlässigkeit Ihrer Zuwendung als ruhenden Pol in seinem Leben sicher sein kann, kann es sich zunehmend von seinen Eltern abwenden, um die Welt um sich herum zu erforschen und sich schließlich »abzunabeln«.
- Die aus dieser Zuwendung erwachsende Bindung vereinfacht die Erziehung für die Eltern und das Einhalten von Regeln für die Kinder.

Kinder sind auch launisch und strapazieren die Nerven ihrer Eltern. Manchmal müssen sich Eltern in Disziplin und Erziehungsfragen als die Stärkeren zeigen, um ihr Kind vor Schäden zu bewahren, und kritische Situationen im Zusammenleben von Eltern und Kindern gibt es immer wieder. Doch diese Krisen lassen sich leichter meistern, wenn Kinder geliebt und akzeptiert werden und sich geborgen fühlen können.

Vorsorgeuntersuchungen (U1 bis J1)

Auch wenn ein Baby putzmunter und gesund ist: Vorsorgetermine nicht versäumen!

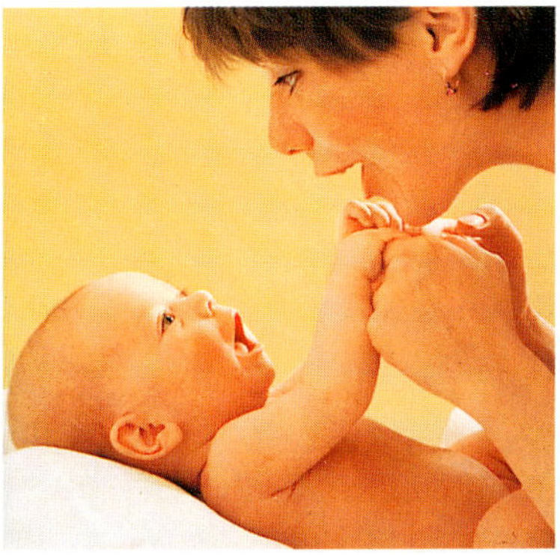

Jedes Kind in Deutschland hat Anspruch auf neun kostenlose Vorsorgeuntersuchungen von der Geburt bis zum fünften Lebensjahr sowie auf eine Jugendgesundheitsberatung im 13. Lebensjahr. In der Regel bekommt die Mutter nach der Geburt das gelbe Kinderuntersuchungsheft ausgehändigt, in das der entbindende Arzt, die Hebamme oder der Kinderarzt bereits die Ergebnisse der ersten Vorsorgeuntersuchung (U1) eingetragen haben. Der Sinn der Vorsorge ist, Krankheiten und Entwicklungsstörungen so frühzeitig zu erkennen, daß sie rechtzeitig behandelt werden können und das Kind keine bleibenden Schäden davonträgt. Auch wenn Ihr Kind sich prächtig entwickelt und einen gesunden Eindruck macht, sollten Sie unbedingt die Vorsorgeuntersuchungen regelmäßig und vollständig wahrnehmen: Manche angeborenen oder erworbenen Krankheiten, die Ihrem Kind vielleicht erst in Jahren Probleme bereiten können, sich aber im Frühstadium noch gut heilen lassen, erkennt nur der erfahrene Kinderarzt. Ein Beispiel: Wird die Hüftdysplasie beim Säugling behandelt, ersparen Sie Ihrem Kind, daß es als Erwachsener an Arthrose in den Hüftgelenken leidet.

Fragen an den Fachmann
Bitte fragen Sie bei den Vorsorgeterminen den Kinderarzt alles, was Sie wissen möchten. Schreiben Sie sich Ihre Fragen und Beobachtungen am besten schon zu Hause auf – und denken Sie daran: Es gibt keine dummen Fragen, nur dumme Antworten.

U1 – Neugeborenen-Erstuntersuchung

Direkt nach der Geburt werden Atmung, Herzschlag, Muskelspannung, Reflexe und Hautfarbe des Neugeborenen untersucht, nach einem Punktesystem bewertet und daraus der APGAR-Index berechnet. Das Baby wird gemessen und gewogen.

Hebamme oder Arzt kontrollieren durch Absaugen des verschluckten Fruchtwassers, ob die Speiseröhre durchgängig ist, und schließen durch rektales Fiebermessen einen Verschluß des Afters oder des Enddarms aus.

U2 – Neugeborenen-Basisuntersuchung

Zwischen dem dritten und zehnten Lebenstag untersucht der Kinderarzt Ihr Baby besonders gründlich – entweder noch in der Entbindungsklinik oder in seiner Praxis. Er prüft, ob es bei der Geburt verletzt wurde, ob die Neugeborenen-Gelbsucht (Seite 54) im Bereich des Normalen liegt, ob die Verdauung in Ordnung ist, und ob die Reflexe, die Auskunft über Störungen des Gehirns geben, funktionieren. Der Arzt entnimmt dem Baby Blut, um es auf Stoffwechselleiden wie Schilddrüsenunterfunktion (TSH-Test) und Eiweißunverträglichkeit (Guthrie-Test) zu testen. Er untersucht die Beweglichkeit der Gelenke und – per Ultraschall – den Zustand der Hüfte und bespricht mit Ihnen Fragen wie Rachitisprophylaxe, Kariesprophylaxe und die Ernährung Ihres Babys.

Vorsorgeuntersuchungen (U1 bis J1)

Sechster bis siebter Lebensmonat

In diesem Alter sind Unterschiede in der Entwicklung zwischen den einzelnen Kindern deutlich zu sehen. Manche können schon robben, andere stecken sich die Füßchen in den Mund oder drehen sich vom Rücken auf dem Bauch. Wenn Sie sich Sorgen machen, fragen Sie Ihren Kinderarzt, bevor Sie Ihr Kind mit Gleichaltrigen vergleichen: Jedes Kind entwickelt sich individuell, nach seinem eigenen Tempo.

U3 – Sechs-Wochen-Untersuchung

Diese Vorsorgeuntersuchung zwischen der vierten und sechsten Lebenswoche findet in der Praxis des Kinderarztes statt. Ihr Kind hat sich jetzt so weit entwickelt, daß es zu lächeln beginnt. Der Arzt wiegt das Kind, mißt Körpermaße und Schädelumfang, prüft sein Gehör und seine Reflexe sowie per Ultraschall die Hüfte, tastet und horcht es ab. Er befragt Sie über Blähungen und die Verdauung, wieviel Ihr Kind trinkt und ob es nach dem Essen nur aufstößt oder spukt.

U4 – Drei-Monats-Untersuchung

Zwischen dem dritten bis vierten Monat untersucht der Kinderarzt wieder gründlich die inneren Organe und die altersentsprechenden Reflexe des Babys. Es wird gewogen und gemessen. Ihr Kind kann inzwischen Personen fixieren und interessanten Gegenständen mit den Augen folgen. Ihr Kinderarzt zieht es an beiden Händen aus der Rückenlage hoch und prüft, ob es dabei den Kopf von allein gerade halten kann. In Bauchlage kann das Kind den Kopf anheben und nach vorn schauen, wobei es sich nur noch auf seine Händchen aufzustützen braucht. Ihr Arzt wird mit Ihnen die ersten Impfungen besprechen (Impfplan, Seite 223) und Ihnen Ratschläge für die Ernährung Ihres Kindes geben (Seite 225).

U5 – Vorsorge im sechsten bis siebten Lebensmonat

Bei der Vorsorgeuntersuchung zwischen dem sechsten und siebten Monat geht es vor allem um den Bewegungsdrang Ihres Babys. Kann es sich auf einen Arm abstützen und mit dem anderen nach Spielzeug greifen? Wenn ihm der Arzt zwei Finger hinhält, zieht es sich daran zum Sitzen hoch? Dreht es Spielzeug interessiert in den Händen, um es von allen Seiten anzusehen? Da viele Kinder in diesem Alter fremdeln, kann die Untersuchung manchmal etwas problematisch werden. Der Arzt ist dann vor allem auf genaue Beobachtungen der Mutter angewiesen.

Ohren und Augen des Babys werden genau untersucht. Wenn es schielt, wird der Arzt eine entsprechende Behandlung (Seite 78) vorschlagen. Er wird außerdem die nötigen Impfungen vornehmen und auf die Rachitisprophylaxe (Seite 125) achten, die im gesamten ersten Lebensjahr durchgeführt werden sollte.

U6 – Einjahresuntersuchung

Wie bei allen Vorsorgeuntersuchungen wird Ihr Kind auch zwischen dem 10. und 12. Lebensmonat von oben bis unten gründlich untersucht. Es wiegt nun etwa dreimal soviel wie bei der Geburt

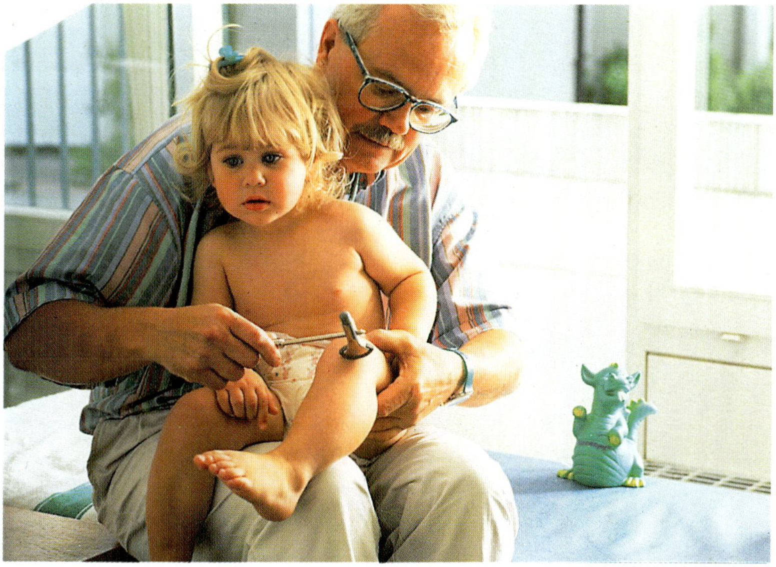

Der Kinderarzt fahndet bei jeder Vorsorgeuntersuchung nach Störungen des Nervensystems: Hier prüft er bei einer Zweijährigen, ob die Reflexe richtig funktionieren

und ist um die Hälfte seiner Geburtsgröße in die Länge gewachsen. Der Kinderarzt kennt seinen kleinen Patienten seit der Geburt und kann beurteilen, ob er sich gesund entwickelt: Sitzt das Kind gerade, krabbelt es, fängt es an zu sprechen? Manche Kinder laufen in diesem Alter schon allein, andere entdecken gerade, daß sie sich an Möbeln hochziehen können. Die individuellen Unterschiede in der Entwicklung werden immer größer und sind völlig normal.

U7 – Zweijahresuntersuchung

Für den Vorsorgetermin zwischen dem 21. und 24. Lebensmonat brauchen Mutter und Arzt viel Geduld, denn die meisten Kinder stecken mitten in ihrer ersten Trotzphase, weinen und wollen sich nicht untersuchen lassen. Besonders wichtig: Bauen Sie keine Angstbarrieren vor dem Arztbesuch auf (Seite 16).

Neben der allgemeinen körperlichen Untersuchung steht die geistige Entwicklung des Kleinkinds im Mittelpunkt. Der Arzt wird Sie fragen, ob Ihr Kind Sätze aus zwei Wörtern bildet oder wenigstens einige Alltagssituationen mit Wörtern – wie »Heia« für Bett – beschreibt. Steigt es alleine Treppen, wenn es sich dabei am Geländer festhält, benutzt es Gabel oder Löffel zum Essen, schläft es durch? Zu Ihrer Beruhigung: 70 Prozent der Kinder tun es nicht. Ihr Arzt kontrolliert die Zähne und fragt nach regelmäßigem Putzen.

Die Sauberkeitserziehung sollte so weit fortgeschritten sein, daß Ihr Kind häufig seine nassen Windeln meldet und gewechselt haben will.

Vorsorglich wichtig
Der Arzt sollte bei jedem Vorsorgetermin überprüfen, ob Ihr Kind alle nötigen Impfungen vollständig erhalten hat. Ab der U6 wird ein Tuberkulosetest bei jeder Vorsorgeuntersuchung empfohlen.

U8 – Vierjahresuntersuchung

Mit dreieinhalb bis vier Jahren wird Ihr Kind wieder von Kopf bis Fuß untersucht. Mit speziellen Tests prüft der Arzt, ob es richtig sieht, gut hört und ausreichend spricht. Durch eine Urinprobe werden Harnwegsinfekte ausgeschlossen.

Der Arzt will wissen, ob das Verhalten Ihres Kindes seinem Alter entspricht: Kann es sich von seiner Mutter trennen? Spielt es mit anderen Kindern, auch in einer Gruppe? Läßt es sich gerne Geschichten vorlesen? Kann es sich längere Zeit mit Spielzeug selbst beschäftigen? Macht es tagsüber noch in die Hose?

Bei der U8 wird auch festgestellt, ob Ihr Kind den Kindergarten besuchen kann oder ob es dafür noch zu früh ist.

U9 – Vorschuluntersuchung

Im Alter von fünf bis fünfeinhalb Jahren findet eine Generaluntersuchung statt, bei der gezielt nach Fehlentwicklungen gefahndet wird, die noch vor Schuleintritt behoben oder gebessert werden können.

Im Vordergrund stehen Sprachentwicklung, Feinmotorik und Koordinationsfähigkeit. Der Arzt läßt Ihr Kind laufen, springen und auf einem Bein hüpfen, prüft seine Muskelkraft, Körperhaltung und Fingerfertigkeit. Meist läßt der Arzt Ihr Kind ein Bild malen, um seine Entwicklung zu testen.

Er wird wissen wollen, ob Ihr Kind Entfernungen grob einschätzen und bis zehn zählen kann und ob es ein ungefähres Zeitgefühl hat. Es sollte auch seine Adresse kennen und die Namen seiner Freunde.

J1 – Jugendgesundheitsberatung

Seit April 1995 bezahlen alle Krankenkassen diese wichtige Untersuchung für Zwölfjährige mit dem Schwerpunkt Jugendgesundheitsberatung. Neben der körperlichen Untersuchung stellt der Arzt Fragen über psychosomatische Beschwerden wie Bauchschmerzen oder Kopfschmerzen. Er informiert sich über Ernährung, Bewegung und Sport, Sexualität sowie über den Konsum von Nikotin, Alkohol und anderen Drogen und gibt entsprechenden Rat.

Körperliche Entwicklung

Wenn ein Kind wächst, nimmt es nicht nur an Länge und Gewicht zu, sondern entwickelt sich auch geistig und sozial weiter. Dabei hat jedes Kind sein eigenes Tempo, und es gibt nur grobe Richtlinien, an denen Sie Ihr Kind »messen« können. Bei der geistigen und sozialen Entwicklung ist es noch schwerer, Normalitätsgrenzen abzustecken. Der Arzt befragt bei den Vorsorgeterminen die Eltern über ihre Beobachtungen und spürt in einem Frage- und Antwortspiel auf, ob das Kind sich altersentsprechend entwickelt.

Wenn Sie sich Sorgen machen, weil Ihr Kind deutlich größer oder kleiner als seine Altersgenossen ist, fragen Sie den Kinderarzt um Rat. Er kann die zu erwartende Körpergröße anhand von Röntgenaufnahmen relativ genau vorausbestimmen

Zu groß oder zu klein?

Wie groß ein Kind wird, ist genetisch vorbestimmt, wenn es altersgemäß ernährt wird und keinen Wachstumshormonmangel hat. Über den Daumen gepeilt können Sie ausrechnen, wie groß Ihr Kind wird: Addieren Sie die Körpergröße der Eltern, dividieren die Summe durch zwei, zählen bei Jungen sechs Zentimeter hinzu beziehungsweise ziehen bei Mädchen sechs Zentimeter ab.

Zu dick oder zu dünn?

Ernährungstabellen geben nur Richtwerte an – wieviel Ihr Kind ißt, hängt von seiner körperlichen Aktivität ab und kann von Tag zu Tag schwanken. Das Körpergewicht muß zum Längenwachstum passen: Ein größeres Kind kann also mehr wiegen, als für sein Alter angegeben ist, und umgekehrt. Speckröllchen bekommt ein Kind erst, wenn es ständig zuviel ißt – unbefriedigte Bedürfnisse werden oft mit Nahrung ausgeglichen. Für ein Übergewicht von einem Kilogramm in zwei Monaten reichen schon 100 Kalorien zuviel am Tag – das entspricht einer Scheibe Brot! Wenn Ihr Kind zu »rund« wird, sollten Sie den Arzt um Rat fragen.

Ein Kind, das sich körperlich viel bewegt, im Freien tobt, Sport treibt und gesund ernährt wird – und sich seelisch in Harmonie entwickelt – wird kein »Pummelchen« werden.

Manche Eltern, oft beeinflußt durch die Großeltern, halten ihre schlanken Kinder für unterernährt. Dazu der ärztliche Rat: Am gedeckten Tisch verhungert kein Kind. Wenn gesunde Kinder das Essen bei Tisch verweigern, ist dies meist eine Reaktion auf Überbesorgtheit der Mutter.

Körpergröße und Gewicht (Durchschnittswerte)

Alter	Mädchen	Jungen
6 Monate	66 cm/7,5 kg	68 cm/7,5 kg
1 Jahr	75 cm/10 kg	76 cm/10,5 kg
2 Jahre	86 cm/12 kg	88 cm/13 kg
4 Jahre	104 cm/16,5 kg	105 cm/17 kg
6 Jahre	118 cm/21 kg	124 cm/24 kg
8 Jahre	130 cm/26 kg	129 cm/26 kg
10 Jahre	140 cm/32,5 kg	140 cm/32,5 kg
12 Jahre	153 cm/41,5 kg	150 cm/40 kg
14 Jahre	162 cm/52,5 kg	163 cm/50 kg

Impfungen

Tips rund um die Impfung
- Lassen Sie Ihr Kind nur vormittags und am Wochenanfang impfen. Bei Komplikationen können Sie dann Ihren Arzt sicher erreichen.
- Säuglinge und Kleinkinder sollten in den Oberarm geimpft werden. Bei Spritzen in die Gesäßmuskulatur könnte der Ischias-Nerv verletzt werden und durch Schmierinfektion die Impfstelle infiziert werden.
- Geben Sie bei der Keuchhusten-Impfung dem Kind gleich nach Impfung ein Fieberzäpfchen, kontrollieren Sie die Temperatur an den nächsten drei Tagen zweimal täglich und geben Sie am Tag der Impfung viel gesüßten Tee zu trinken.

Gegen Rötung und Schwellung
Wenn es an der Impfstelle zu Schwellung und Rötung kommt, helfen kühle Umschläge mit Alkohol (Seite 206). Auch Insekten-Gel läßt die Schwellung schneller abklingen.

Wer eine akute Infektion überstanden hat, ist vor einer Neu-Infektion mit demselben Erreger geschützt: Das Immunsystem erkennt die Erreger sofort wieder, und die produzierten Antikörper machen die Eindringlinge unschädlich. Der Körper ist immun. Die Immunität hält bei manchen Krankheiten lebenslang und bei anderen nur kurze Zeit an.

Durch eine Impfung werden dem Körper abgeschwächte oder abgetötete Krankheitserreger zugeführt, auf die das Immunsystem wie bei einer richtigen Infektion reagiert und Antikörper bildet. Wenn dann »echte« Krankheitserreger in den Körper eindringen, ist das Immunsystem gewappnet – die Impfung verhindert eine Ansteckung. Im Gegensatz zu dieser »aktiven« Impfung spritzt der Arzt bei einer »passiven« Immunisierung Antikörper (Immunglobuline) gegen den jeweiligen Krankheitserreger ein – zum Beispiel, wenn man sich angesteckt hat und dem Körper keine Zeit mehr bleibt, den Schutz selbst aufzubauen.

Achten Sie bitte darauf, daß Ihr Kind und auch Sie selbst einen vollständigen Impfschutz besitzen. Impfungen sind die beste Krankheitsvorsorge, die wir haben. Die Behauptung, daß Kinderkrankheiten bei Kindern »natürlich« und für eine gesunde Entwicklung wichtig seien, ist schlichtweg falsch. Die Gefährlichkeit mancher Kinderkrankheiten – lebensbedrohliche Gehirnentzündung durch Masern und Mumps oder verkrüppelte Gliedmaßen durch Kinderlähmung – wird nur unterschätzt, da sie dank der Impfungen ihre Schrecken verloren haben. Nicht zu vergessen: Krankheiten wie Diphtherie und Kinderlähmung sind zwar bei uns weitgehend »besiegt«, aber noch weltweit verbreitet.

Alle Impfungen können unerwünschte Nebenwirkungen hervorrufen, die aber sehr selten und harmlos sind. Eine Ausnahme ist der klassische Keuchhusten-Impfstoff (Seite 221). Vereinzelt kommt es nach Impfungen zu vorübergehenden Rötungen und Schwellungen am Einstichort, Fieber und Unwohlsein.

Wenn Sie glauben, bei Ihrem Kind Nebenwirkungen aufgrund der Impfung zu beobachten, sollten Sie den Arzt um Rat fragen.

Diphtherie, Keuchhusten, Tetanus

Die Impfungen gegen Diphtherie, Keuchhusten (Pertussis) und Tetanus (Wundstarrkrampf) werden als Kombinations-Impfstoff in einer Spritze zusammengefaßt (DTPa-Impfung). Auffrisch-Impfungen sind nötig, um langfristigen Schutz zu erreichen (Impfplan, Seite 223).

Zum Thema »Nebenwirkungen der Keuchhusten-Impfung«: Inzwischen haben weltweite Untersuchungen gezeigt, daß die frü-

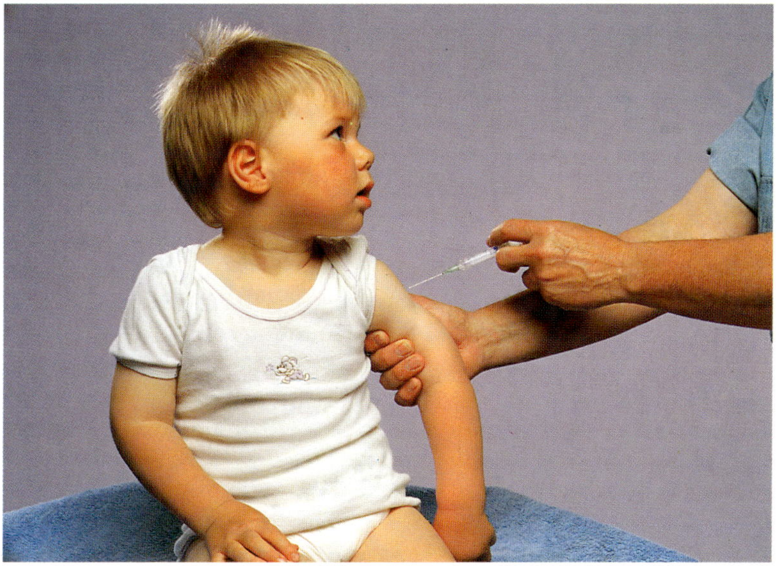

Auch wenn der Piks wehtut und Ihr Kind vielleicht heftig protestiert: Die Impfung schützt vor schweren Leiden und gefährlichen Komplikationen

her der Impfung angelasteten Schäden bei Kindern nicht auf den Keuchhusten-Impfstoff zurückzuführen waren. Deshalb wird die Impfung seit 1991 von der »Ständigen Impfkommission« (STIKO) wieder empfohlen. Seit 1995 gibt es einen neuen Keuchhusten-Impfstoff, der weitaus besser verträglich ist als der bisherige und ab der achten Lebenswoche als Kombinationsimpfstoff gegeben werden kann, seit 1998 auch in Kombination mit Polio- und Haemophilus-Impfstoff als 5-fach-Impfung; als 6-fach-Impfung zusätzlich mit Hepatitisimpfstoff.

DTPa wird nur dann geimpft, wenn das Kind infektfrei ist.

Nebenwirkungen: Erhöhte Temperatur oder Fieber bis über 39 °C können bei DTPa vorkommen. Manche Kinder sind unruhig und schreien stundenlang, ohne sich beruhigen zu lassen. Setzen Sie sich in all diesen Fällen mit dem Arzt in Verbindung.

Diphtherie, Tetanus

Nur wenn ein Kind nicht gegen Keuchhusten geimpft werden darf oder die Eltern dies ablehnen, wird in der Kombination Diphtherie/Tetanus geimpft und aufgefrischt. Der Impfschutz hält über Jahre an.

Nebenwirkungen: Fieber ist selten oder nur schwach. Nur gelegentlich kommt es zu einer Schwellung und Rötung der Impfstelle. Manchmal läßt sich noch monatelang eine tastbare kleine Verhärtung an der Impfstelle tasten, die mit der Zeit von selbst verschwindet. Wenn Ihr Kind auf die Impfung stärker reagiert, wenden Sie sich bitte an Ihren Arzt.

Die Grundimmunisierung sollte im sechsten Lebensjahr durch eine erneute Impfung aufgefrischt werden (Impfplan, Seite 223).

Tetanus

Säuglinge und Kleinkinder erhalten die Impfung gegen Wundstarrkrampf als Kombination Diphtherie/Tetanus (DT), Diphtherie/Pertussis/Tetanus (DTPa), oder mit Haemophilus als DTPa Hib, Kinder ab dem siebten Lebensjahr nur noch als Diphtherie-Tetanus (dT) mit der halben Dosis des Diphtherie-Impfstoffes.

Zum ausreichenden Schutz muß die Tetanus-Impfung (dT) lebenslang alle zehn Jahre aufgefrischt werden – bei Verletzungen bereits nach fünf Jahren (Impfplan, Seite 223).

Nebenwirkungen: Die Tetanusimpfung wird in der Regel gut vertragen. Sehr selten kommt es zu Spannung und Rötung der Impfstelle und zu einer kleinen Verhärtung, die nicht behandelt werden muß.

Haemophilus influenzae Typ b

Das Bakterium Haemophilus influenzae Typ b (Hib) ruft eine Reihe schwerer Erkrankungen hervor, die für Kinder lebensgefährlich werden können: Hirnhaut-, Lungen-, Kehlkopf- und Mittelohrentzündungen gehen auf sein Konto. Die Impfung kann einzeln oder mit DT-, DTPa oder DTPa IPV-Impfungen kombiniert geimpft werden. Nach der dritten Impfung besteht jahrelanger Impfschutz (Impfplan, Seite 223). Kinder ohne die Grund-Immunisierung können bis ins vierte Lebensjahr noch durch eine Einzelimpfung geschützt werden.

Nebenwirkungen: Die Impfung wird sehr gut vertragen. Bei Fieber oder auffallender Rötung der Impfstelle wenden Sie sich bitte an den Arzt.

Kinderlähmung (Polio)

Die Kinderlähmung ist seit Einführung der Schluckimpfung selten geworden. Sie schmeckt süß, ist komplikationslos und soll alle zehn Jahre aufgefrischt werden (Impfplan, Seite 223).

Nebenwirkungen: In seltensten Fällen wird der Stuhlgang für ein bis zwei Tage weicher, oder es treten vorübergehende Muskellähmungen auf. Wenden Sie sich dann bitte an Ihren Arzt. Seit 1998 kann die Polioimpfung als inaktiviertes Poliomyelitis-Virus (IPV) einzeln oder kombiniert gespritzt werden.

Bitte beachten!
Wie die Tetanus-Impfung sollte auch die Polio-Impfung ein absolutes »Muß« für jeden sein.
In Deutschland wird die Polio-Impfung seit 1998 gespritzt, einzeln oder in Kombination mit anderen Impfungen

Impfungen

Empfehlungen der Ständigen Impfkommission des Paul-Ehrlich-Instituts (STIKO), Deutschland

Impfplan für Kinder und Jugendliche

Lebensalter	Impfungen gegen	Personenkreis
ab 3. Lebensmonat (Diese 6 Impfungen können in einer Spritze verabreicht werden)	**Diphtherie-Pertussis-Tetanus (DTPa)** dreimal im Abstand von 4 Wochen oder	alle Säuglinge und Kleinkinder ohne hirnorganische Störungen
	Diphtherie-Tetanus (DT) 2 Injektionen im Abstand von mindestens 6 Wochen	alle Säuglinge und Kleinkinder
	Haemophilus influenzae Typ b (Hib) 2 Injektionen im Abstand von mindestens 6 Wochen	alle Säuglinge und Kleinkinder
	Poliomyelitis (IPV) zweimal im Abstand von mindestens 6 Wochen	alle Säuglinge und Kleinkinder
	Hepatitis B zweimal im Abstand von 6 bis 8 Wochen	alle Säuglinge und Kleinkinder
2. Lebensjahr Abschluß der Grundimmunisierung (Diese 6 Impfungen können in einer Spritze verabreicht werden)	**Masern, Mumps (und Röteln)** (Kombinationsimpfstoff)	alle Kleinkinder und Kinder
	Diphtherie-Tetanus (DT)	
	Diphtherie-Pertussis-Tetanus (DTPa)	
	Haemophilus influenzae Typ b (ggf. in Verbindung mit der DT- oder DPT-Impfung)	
	Poliomyelitis (IPV) 3. Impfung	
	Hepatitis B 3. Impfung	
ab 6. Lebensjahr (Auffrischung)	**Masern-Mumps (Röteln)**	alle Kinder
	Tetanus-Diphtherie (dT)	
ab 10. Lebensjahr Auffrischung)	**Poliomyelitis**	alle Kinder
11.–15. Lebensjahr (Auffrischung)	**Röteln**	alle Mädchen, auch wenn als Kleinkind bereits geimpft
	Tetanus-Diphtherie (dT)	alle Kinder und Jugendlichen
	Hepatitis B	

Hepatitis-A- und Hepatitis-B-Impfung
Hepatitis A und Hepatitis B sind ansteckende Viruserkrankungen (Seite 177).
Seit Oktober 1995 wird die Hepatitis-B-Impfung von der STIKO für die Grundimmunisierung der Säuglinge empfohlen. Alle Säuglinge sollen ab dem 3. Lebensmonat zweimal im Abstand von 8 Wochen geimpft werden. Für den vollen Impfschutz ist eine dritte Impfung im 2. Lebensjahr notwendig. Alle 10 Jahre muß diese Impfung aufgefrischt werden.
Die Hepatitis-A-Impfung wird als Reiseimpfung für südliche Länder (Mittelmeerraum) und tropische Länder empfohlen. Sie werden einzeln oder als Kombinationsimpfstoff gegeben.
Nebenwirkungen: Bei beiden Impfungen können an der Impfstelle Rötungen, Schwellungen und kurzzeitige Schmerzen auftreten. In seltenen Fällen kommt es zu grippeähnlichen Symptomen. Bei Komplikationen fragen Sie bitte Ihren Arzt um Rat.

Masern, Mumps, Röteln

Für die Impfung gegen diese Kinderkrankheiten stehen Einzelimpfstoffe oder ein Kombinationsimpfstoff zur Verfügung. Geimpft werden nur Kinder ab dem 15. Lebensmonat, die völlig gesund sind. Kinder mit schwerer Unverträglichkeit von Hühnereiweiß oder mit allergischen Erkrankungen sollten die Masern-Mumps-Röteln-Impfung nur nach genauer ärztlicher Untersuchung und Beratung bekommen.

Um einen ausreichenden Impfschutz zu erhalten, wird die Impfung im sechsten Lebensjahr wieder aufgefrischt (Impfplan, Seite 223). In den meisten Fällen schützt die Impfung vor einer Ansteckung. Werden nur wenige Antikörper gebildet und die Krankheit bricht trotzdem aus, werden durch die Impfung aber die gefürchteten Komplikationen von Masern (Seite 163) und Mumps (Seite 165) verhütet.

Wenn sich nicht-geimpfte Kinder mit Mumps oder Masern anstecken, können sie kurz nach der Ansteckung noch geimpft werden. Die Röteln-Impfung schützt schwangere Frauen vor der Ansteckung – daher sollten alle Mädchen zwischen dem 11. und 15. Lebensjahr eine Auffrischung erhalten, um für später vorzusorgen.
Nebenwirkungen:
- Masern-Impfung: Manche Kinder bekommen etwa eine Woche nach der Impfung sogenannte »Impfmasern«, einen masernähnlichen Ausschlag und Fieber für zwei bis drei Tage.
- Mumps-Impfung: Selten kommt es zu leichten Schwellungen der Speicheldrüsen.
- Röteln-Impfung: Die Nacken-Lymphknoten können anschwellen.

Bei allen Komplikationen fragen Sie bitte Ihren Arzt um Rat.

Zecken-Impfung – Frühsommer-Meningoenzephalitis (FSME)

Nur Kinder und Erwachsene, die in den Verbreitungsgebieten (FSME, Seite 173) leben oder sich dort längere Zeit aufhalten, sollten geimpft werden. Bevor Sie Ihr Kind impfen lassen, sollten Sie sich vom Arzt beraten lassen.

Nebenwirkungen: Die Impfung wird in der Regel gut vertragen. Vereinzelt treten Fieber, Gliederschmerzen und eine lokale Rötung und Spannungsgefühl an der Impfstelle auf. Bei allen Komplikationen bitte ärztlichen Rat suchen.

Ernährung: Was schmeckt und gut bekommt

Nur für die ersten Lebensmonate eines Kindes gibt es feste Ernährungsregeln. Ansonsten gelten für Kinder die gleichen Grundsätze für eine gesunde Ernährung wie für Erwachsene: viel Obst, Gemüse, Getreide und Vollkornprodukte, lieber Vollkornbrot als Weißbrot, wenig Fleisch und Wurst, »leere« Kalorien in Form von Limonade und Süßigkeiten meiden.

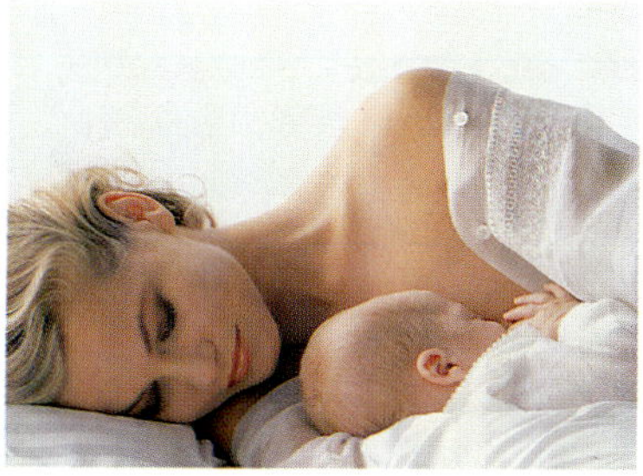

Stillen Sie Ihr Baby, so oft es Hunger hat – so wird auch die Milchbildung angeregt

Bis Ende 4. Monat: »Milchzeit«

Das Beste, was Sie in den ersten Monaten für Ihr Kind tun können, ist, es zu stillen. Es ist die intensivste Möglichkeit, Ihrem Kind nahe zu kommen, und die Muttermilch enthält alles, was ein gesundes Baby braucht, um zu wachsen, zuzunehmen und gegen Infekte geschützt zu sein. Aber: Alles was Sie essen und trinken, geht teilweise in die Muttermilch über und kann die Gesundheit Ihres Kindes beeinträchtigen (Dreimonatskolik, Seite 43). Essen Sie bitte keine zu stark gewürzten Speisen und trinken Sie viel, eventuell Milchbildungstee aus der Apotheke. Hochprozentiger Alkohol ist tabu, ein Gläschen Sekt sollte die Ausnahme bleiben.

Nicht stillen sollten Sie aus ärztlicher Sicht nur dann, wenn Sie

- an einer schweren Infektionskrankheit leiden (es sei denn, Ihr Kind hat sich schon angesteckt),
- rauchen (Tabakrauch in der Wohnung wird mitverantwortlich für den plötzlichen Säuglingstod gemacht),
- bestimmte Medikamente nehmen müssen wie Ergotaminpräparate, Thyreostatika, Sulfonamide.

Bereits eine halbe Stunde nach der Geburt sollte Ihr Baby zum ersten Mal versuchen, an Ihrer Brust zu trinken (Vormilch bis zum 3. oder 4. Tag). Legen Sie Ihr Kind von da an alle 2 bis 4 Stunden an, oder immer dann, wenn es Hunger hat und unruhig wird.

Ab dem 3. oder 4. Tag schießt dann die Milch in Ihre Brust ein. Ein Kind, das gestillt wird, braucht jetzt etwa 5 bis 6 Mahlzeiten pro Tag und sollte ungefähr 150 Gramm in der Woche »zulegen«.

Wenn Sie stillen, Ihr Baby aber nicht genügend zunimmt, sollten Sie nach dem Stillen adaptierte Milch aus der Flasche zufüttern.

Wenn eine Mutter nicht stillen kann, wird das Baby mit der Flasche ernährt. Geeignet sind in erster Linie industriell gefertigte Säuglingsmilchen, die es in adaptierter und in teiladaptierter Form im Handel gibt. Beide Milchen sind an sich gleichwertig. Die adaptierte Milch ist aufgrund des geringeren Kohlenhydratanteils dünnflüssiger, ist aber genauso wertvoll und macht genauso satt. Man kann Flaschenmilch auch aus Kuhmilch, Wasser, Zucker, Schmelzflocken und Keimöl selbst mischen. Das ist zwar billiger, aber

Ernährung: Was schmeckt und gut bekommt

Wichtige Regeln für »Flaschenkinder«

• Prüfen Sie vor dem Füttern die Temperatur der Milch auf Ihrem Handrücken. Die Milch muß hautwarm sein.

• Das Saugerloch sollte so eng sein, daß nur ein Tropfen herauskommt, in der Zeit, in der Sie »einundzwanzig« sagen (etwa ein Tropfen pro Sekunde).

• Heben Sie die Milch in keinem Fall von einer Mahlzeit zur anderen auf – auch nicht im Kühlschrank!

• Flaschenmilch nicht länger als 30 Minuten im Flaschenwärmer lassen (Gefahr der Keimvermehrung).

Ab 7. Monat: Da Ihr Baby jetzt auch schon gerne etwas in die Hände nimmt und kauen kann, darf es Brotkanten und Laugenbrezeln (ohne Salz) beißen

während der Zubereitung können Krankheitskeime in die Milch gelangen und Magen-Darm-Infektionen hervorrufen.

Für allergiegefährdete Säuglinge, die nicht gestillt werden können, nehmen Sie hypoallergenes Milchpulver.

Ab 5. Monat: Beikost

• Ab dem 4. Monat kann, ab dem 5. Monat muß neben Milch Beikost gefüttert werden – zunächst zermuste Karotten, ohne Salz und Zucker gekocht. Zu Beginn löffelweise die Karotten füttern. Wenn Ihr Kind 100 Gramm Karottenbrei »schafft«, müssen Sie dem Brei etwas Maiskeimöl beigeben. Fett fügt die lebensnotwendigen ungesättigten Fettsäuren hinzu und schließt die fettlöslichen Vitamine A, D, E und K auf, so daß der Körper sie aufnehmen kann. Sie können den Brei mit Pellkartoffeln (enthalten viel Vitamin C!) mischen.

• Ab 5. Monat: Eine Milchmahlzeit pro Tag wird durch Gemüse-Kartoffelbrei (150 Gramm Gemüse, 50 Gramm Kartoffeln) ersetzt.

• Spätestens ab dem 6. Monat wird eine zweite Milchmahlzeit ersetzt – mit Obst-Getreidebrei.

• Ab 6. Monat: Dem Gemüsebrei vom 5. Monat muß Fleisch zugegeben werden, denn es führt Eisen zu, das für den Aufbau des Blutfarbstoffes in den roten Blutkörperchen und für den Aufbau der Infektabwehr gebraucht wird. Am besten kochen Sie Rind-, Lamm- oder Putenfleisch ohne Salz und drehen es durch den Fleischwolf. Größere Mengen können Sie dann im Eiswürfelbehälter im Tiefkühlschrank einfrieren und bei Bedarf portionsweise auftauen.

• Ab 7. Monat: Etwas Magerquark kann dem Obst-Getreidebrei zugesetzt werden. Neben Kartoffeln können Sie Ihrem Kind auch schon Reis oder Nudeln anbieten. Die Nahrung muß jetzt auch nicht mehr fein passiert werden – zerdrücken mit der Gabel reicht.

• Ab 8. bis 9. Monat: Ab jetzt können Sie die Milchflasche durch pasteurisierte Vollmilch mit 3,5 Prozent Fettgehalt ersetzen.

• Ab dem ersten Geburtstag kann das Kind langsam auf die normale Kost Ihrer Familie umsteigen und lernen, vom Teller zu essen und aus einer Tasse zu trinken. Streichen Sie vorsichtshalber Hülsenfrüchte und Kohlgemüse vom Speisezettel Ihres Kindes. Lassen Sie Ihr Kind keine Nüsse essen, da sie leicht in die Luftröhre rutschen.

Wenn Kinder bei Tisch mitessen

Das zweite Lebensjahr ist »kulinarisch« ebenfalls wichtig, denn ab jetzt kann das Kind bei Tisch mitessen. Die Geschmacksnerven von Kindern sind empfindlicher, gehen Sie daher sparsam mit Salz und Gewürzen um.

Ernährung: Was schmeckt und gut bekommt

Damit gemeinsame Mahlzeiten reibungsloser verlaufen und nicht zum Machtkampf ausarten, helfen Ihnen folgende Anregungen:

• Schaffen Sie eine entspannte Atmosphäre: Zwingen Sie Ihr Kind bitte nie zum Essen. Hilfreich ist Regelmäßigkeit. Versuchen Sie, immer zur gleichen Zeit und am selben Ort zu essen. Loben Sie Ihr Kind auch nicht überschwenglich, wenn es aufgegessen hat.

• Kinder mögen Gemüse, Kartoffeln, Fleisch und Obst lieber voneinander getrennt auf dem Teller und nicht als Einheitsbrei. Bedenken Sie, daß Kinder nicht ein ständig abwechslungsreiches Essen brauchen! Sie haben in bestimmten Phasen, die oft unerträglich lang scheinen, ausgesprochene Lieblingsspeisen, während sie andere strikt ablehnen. Da hilft nur: Ruhe bewahren. Räumen Sie ohne Kommentar ab, was Ihr Kind nicht essen will, und bleiben Sie hart, wenn es stattdessen etwas anderes will.

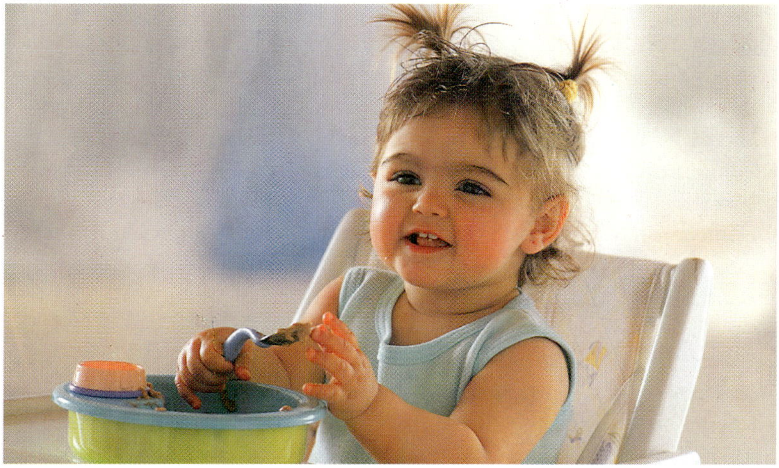

Kindern macht es Spaß, zu matschen, zu rühren und mit dem eigenen Löffel zu hantieren. Lassen Sie Ihr Kind auch ruhig mit den Händen zugreifen!

• Getränke, vor allem Obstsaftgetränke, sind für Kinder Kalorienbomben, und eine große Flüssigkeitsmenge füllt den kleinen Magen bis an den Rand. Trinkt ihr Kind vor dem Essen viel, ist es für den Moment tatsächlich satt, bekommt dann aber relativ rasch wieder Hunger.

An sich ist Kinderernährung nicht schwieriger als die Ernährung von Erwachsenen. Nur die folgenden drei Regeln sollten Sie beachten, sie schonen den kindlichen Organismus:

• Kartoffeln, Gemüse und Obst bitte sorgfältig waschen und schälen: So entfernen Sie anhaftende Schadstoffe.

• Die schwerverdaulichen Nahrungsmittel wie Hülsenfrüchte, Vollkorn und Kohlgemüse nur langsam und in kleinen Portionen in den Speiseplan einführen.

• Fleisch durchbraten, aber nicht zu stark (Giftstoffe entstehen) und immer mit etwas Soße reichen. Auch Gemüse nie »trocken« geben.

Und ein letzter Trost: Machen Sie sich wegen des Essens nicht verrückt. Solange Sie Ihr Kind nicht einseitig vegetarisch oder alternativ ernähren und solange Ihr Kind wächst, fröhlich ist und an Gewicht zunimmt, ist es ausreichend ernährt.

Bausteine für ein gesundes Leben

Schon als Säugling braucht Ihr Kind mehr als Essen, Trinken, körperliche Pflege und seelische Zuwendung. Es braucht auch die richtige Umgebung: Hierzu zählen ein sicheres Zuhause, ein geregelter Tagesablauf, körperliche Bewegung und viel frische Luft.

Für einen gesunden Schlaf

- Eine Temperatur im Schlafzimmer von nicht mehr als 15 °C.
- Wolldecken zum Zudekken. Sie lassen die Haut atmen (Daunen verursachen einen Luftstau).
- Eine Luftfeuchtigkeit im Raum von 50 bis 60 Prozent (am besten mit einem Hygrometer messen).

Ruhe und viel Schlaf

Der geregelte Tagesablauf ist ein Grundbaustein für eine gesunde Kindheit. Das beginnt schon am Morgen: Hetzen Sie morgens nicht zwischen Klo, Bad, Frühstückstisch und Anziehen hin und her, sondern beginnen Sie den Tag in Ruhe.

Wichtig ist auch, Kinder geistig nicht zu überfordern und dadurch unter Streß zu setzten. Kinder unter sechs Jahren sollten niemals allein fernsehen – auch keine Kindersendungen. Nur wenn Sie beim Fernsehen dabei sind, können Sie alle Fragen gleich beantworten. Nächtliches Aufschreien, Einschlafschwierigkeiten, Angstzustände und dadurch aufgebaute Aggressionen haben ihre Ursache oft in Fernsehbildern, die ein Kind nicht verarbeiten konnte.

Kinder brauchen viel Schlaf, denn ihr Leben ist ungleich spannender als unseres: Kleinkinder durchschnittlich 8 bis 12 Stunden, Schulkinder immerhin noch 10 bis 12 Stunden.

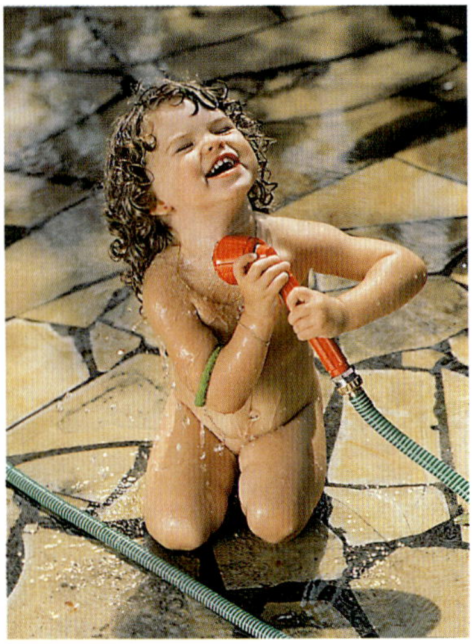

Gut für die Gesundheit: Nach jedem Waschen, Baden und Duschen nach dem warmen Wasser eine kalte Brause. Nicht nur im Sommer ein herrliche Erfrischung!

Lebenselixier Wasser

Wasser ist für das Leben und für die Hygiene unverzichtbar. Sich zu waschen, gehört für ein Kind aber meist nicht zu seinen Grundbedürfnissen. Um so wichtiger ist Ihr Vorbild: Durch Sie lernt Ihr Kind, sich morgens und abends zu waschen – und zwar von Kopf bis Fuß und nicht nur die Hände. Die Hände werden nach jedem Gang auf Klo gewaschen – mit warmem Wasser und Seife (jedes Kind hat einen Lieblingsduft, den es auch als Seife gibt).

Spaß an der frischen Luft

Kinder müssen täglich draußen sein können. Schon als Baby sollten sie möglichst viel an die frische Luft.

Kleinkinder und Schulkinder brauchen nach dem Kindergarten oder der Schule noch einmal zwei bis drei Stunden täglich, in denen sie draußen herumtoben können – bei jedem Wetter. Frische Luft und Bewegung fördern nicht nur die körperliche Entwicklung und die seelische Harmonie, sondern auch den Aufbau des körpereigenen Abwehrsystems und sorgen für gesunden Schlaf.

Wenn Ihre Kinder tagsüber nicht ausreichend an der frischen Luft sein können, lüften Sie bitte die Zimmer, in denen sie sich tagsüber aufhalten. Lassen Sie die Fenster häufiger offen als geschlossen.

Ferien!

Auch Kinder brauchen Erholung. Ausnahme: Säuglinge, ihnen reicht es, daß Vater und Mutter ganztags für sie da sind. Flugreisen sind für Babys schädlich – besonders dann, wenn dabei die Jahreszeiten vertauscht werden (wegen dem großen Klimawechsel). Kleinkinder lieben es, im Urlaub immer wieder an den selben Ort zu fahren, während Rundreisen und Städtetouren sie eher verwirren und ängstigen. Schulkinder sind in den Ferien am glücklichsten, wenn sie draußen herumtoben können – wie und so lange sie wollen. Nehmen Sie auch am Wochenende Rücksicht auf die Schwächeren. Eine kleine Radtour oder Schwimmen im nahen See oder Schwimmbad ist für Kinder erholsamer als eine weite Autofahrt. Das gilt auch für Wanderwochenenden.

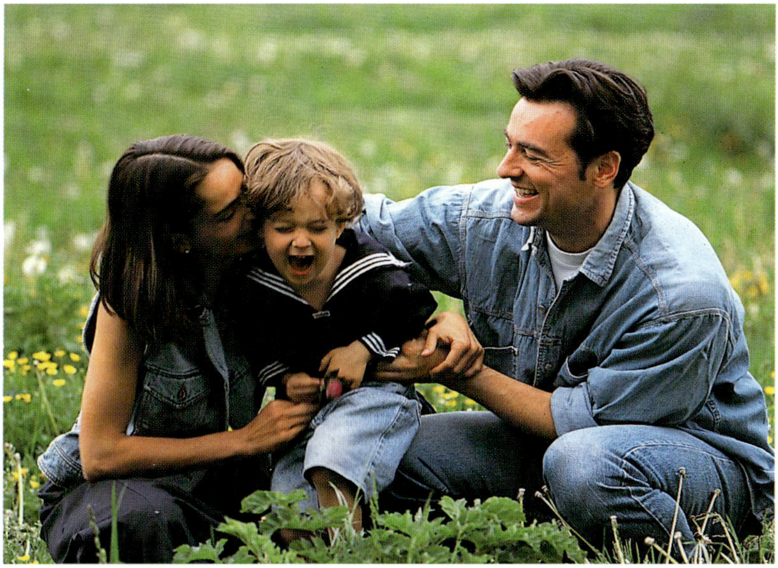

Im Freien herumtoben zu können macht Kinder glücklich, besonders wenn die Eltern mitmachen. Angenehmer Zusatzeffekt: Bewegung an der frischen Luft stärkt das Immunsystem

Spiel und Sport

Nichts fördert Ihr Kind mehr als körperliche Bewegung bei Sport und Spiel. Je jünger Ihr Kind ist, desto mehr spielt es von sich aus, erforscht dadurch neugierig die Welt und übt seine Körperkraft, Geschicklichkeit und geistige Beweglichkeit.

Kleine Kinder bis etwa zwei Jahre spielen gerne und häufig allein. Sie ahmen im Spiel ältere Kinder oder Erwachsene nach. Spielen mit Gleichaltrigen ist erst ab etwa drei Jahren möglich, und mit vier bis fünf Jahren ist das Spiel mit Freunden »lebenswichtig«. Im Spiel mit Gleichaltrigen lernt Ihr Kind das Sozialverhalten in der Gruppe und den Sinn von Regeln kennen.

Mit Schulbeginn will Ihr Kind seine Leistungen unmittelbar vergleichen können – auch im Sport. Besonders beliebt sind deshalb die Mannschaftssportarten wie Fußball, Handball, Schwimmen.

Echten Mannschaftssport mit Leistungscharakter und vor allem Leistungssport sollten Kinder frühestens mit acht bis zehn Jahren beginnen. Spitzensport ist kein Spiel, sondern harte körperliche Arbeit und kann aus medizinischer Sicht nur unter Vorbehalt bei Kindern toleriert werden.

Erste Hilfe

Kinder verunglücken leicht, denn sie sind unternehmungslustig und neugierig und schätzen mögliche Gefahren noch nicht richtig ein. Meist verlaufen Unfälle relativ harmlos: Aufgeschlagene Knie und blaue Flecken gehören einfach dazu, wenn Kinder »die Welt erobern«, Bäume erklettern oder Fahrradfahren lernen.

Bei harmlosen Schrammen reicht die Behandlung mit jodfreiem Desinfektionsmittel und einem Pflaster. Doch wenn sich Ihr Kind ernsthaft verletzt hat, müssen Sie rasch und richtig handeln und mit den lebensrettenden Handgriffen und Maßnahmen vertraut sein. Am besten absolvieren Sie einen Erste-Hilfe-Kurs, um im Ernstfall sicher helfen – und ruhig bleiben – zu können.

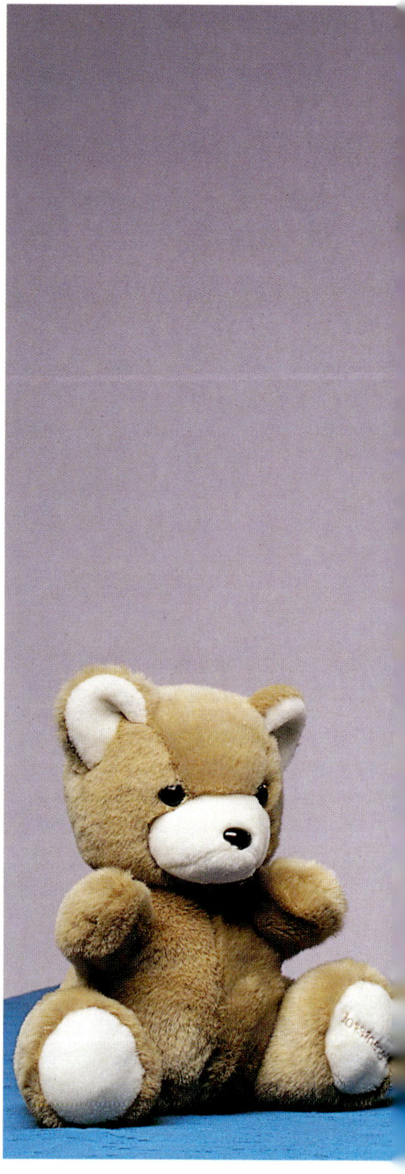

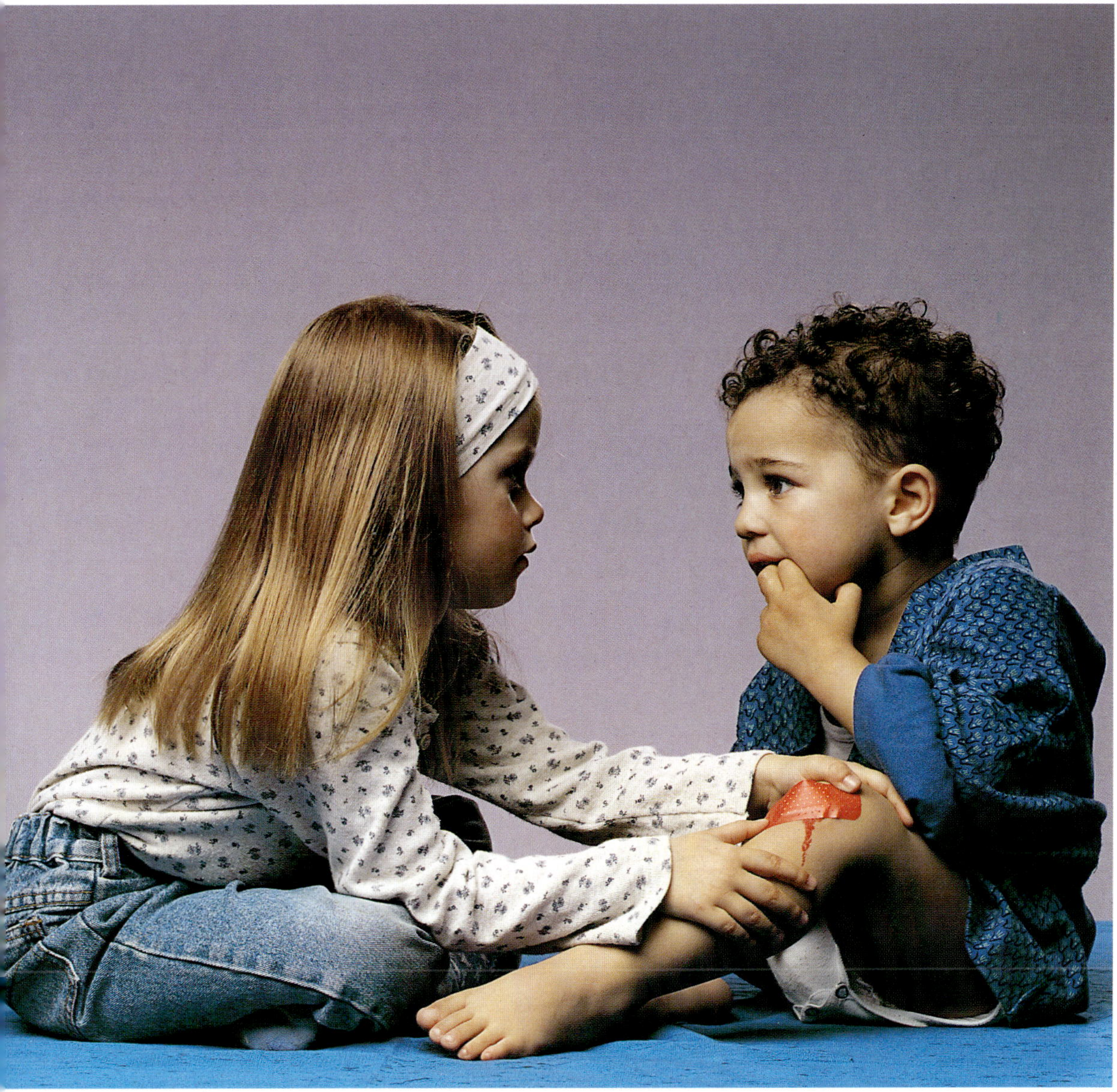

In Notfallsituationen richtig handeln

Notfälle im Kindesalter gibt es bei Krankheiten, aber auch bei Unfällen. Die meisten Unfälle im Baby- und Kleinkindalter ereignen sich im Kinderzimmer, in der Küche, im Bad oder im Wohnzimmer: Kinder stürzen beim Spielen von Tischen, Stühlen und Hochbetten oder trinken schädliche Flüssigkeiten. Sie stecken darüber hinaus gerne kleine Gegenstände in den Mund und schlucken die Fremdkörper. Die Ursachen dieser im Vergleich zum Erwachsenen erhöhten Unfallgefährdung liegen in der mangelnden Erfahrung und in der Neugierde der Kinder, hinzu kommen eine natürliche geistige Unreife und die körperliche Unbeholfenheit des Kleinkindes.

Das Wichtigste, was Sie als Helfer bei einem Notfall mit Kindern tun können, ist, die Ruhe zu bewahren. Erst sollten Sie sich über den Notfall ein genaues Bild machen und feststellen, ob er lebensbedrohlich ist. Dann müssen Sie für schnelle Hilfe sorgen oder fremde Hilfe herbeirufen. Um Ihrem Kind in Notfallsituationen besser helfen zu können, sollten Sie unbedingt einen Erste-Hilfe-Kurs besuchen oder Sie informieren sich über lebensrettende Maßnahmen vorsorglich in einem Ratgeber für Kinder-Notfälle. Lebensbedrohliche Notfälle sind: Atemstillstand, Bewußtlosigkeit, Herzstillstand, Schock und schwere Blutungen.

Folgende Angaben sind bei einer Notrufmeldung wichtig:

- Unfallort (Name, Adresse, Telefon)
- Zahl und Alter der Unfallopfer
- Unfallhergang (soweit bekannt): Was ist passiert? Wie sieht der Patient aus?
- Besteht: Atemstillstand?
Bewußtlosigkeit?
Starke Blutung?
Schockzustand?

NOTRUF

	Deutschland	Schweiz	Österreich
Unfall	112	144	144
Feuer	112	118	122
Polizei	110	117	133

Vor Unfällen schützen

Natürlich können Sie Ihr Kind nicht vor sämtlichen Gefahren schützen. Einige wichtige Maßnahmen zur Unfallvermeidung sind nachfolgend aufgelistet.

- Lassen Sie nie ein heißes Bügeleisen in Reichweite des Kindes stehen, auch nicht nach dem Bügeln.
- Vorsicht mit Plastiktüten: Kleine Kinder ziehen sie sich oft über den Kopf und können darin ersticken.
- Lassen Sie ein kleines Kind niemals unbeaufsichtigt im Wasser spielen. Besondere Gefahr droht in der Badewanne oder im Planschbecken!
- Vom Vorschulalter an ist der Straßenverkehr die größte Gefahr für Ihr Kind. Sorgen Sie frühzeitig für eine gute Verkehrserziehung.

In Notfallsituationen richtig handeln

• Lassen Sie Kinder unter acht Jahren nie allein mit dem Fahrrad auf der Straße fahren. Der Gehweg ist ausdrücklich für Kinder mit Fahrrad erlaubt!
• Sichern Sie alle Steckdosen mit Kindersicherungen ab.
• Bewahren Sie gefährliche Stoffe – Waschpulver, Reinigungs- und Putzmittel, Entkalker, Medikamente, Pflanzenschutzmittel – in unerreichbarer Entfernung für Ihre Kinder auf.
• Bringen Sie alle Gegenstände, die Kleinkinder gerne in den Mund nehmen und in die Luftröhre bekommen könnten – kleine Spielzeugteile, Schrauben, Nägel – außer Reichweite.
• Lassen Sie heiße Flüssigkeiten, etwa in Töpfen auf dem Herd, niemals unbeaufsichtigt, auch wenn es Ihnen unmöglich erscheint, daß das Kind sie erreicht. Drehen Sie die Griffe der auf dem Herd stehenden Töpfe immer nach hinten, damit das Kind sie nicht herunterziehen kann.

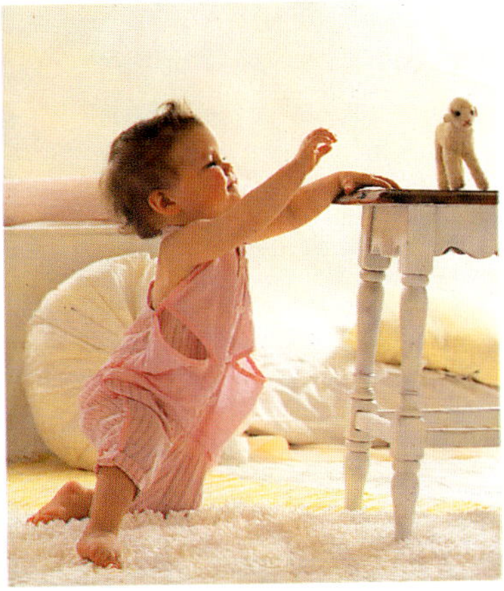

Wenn Kinder zu krabbeln beginnen, läßt sich ihr Forscherdrang kaum bremsen. Denken Sie immer daran: Kinder sind sich möglicher Gefahren nicht bewußt

Was tun bei einem Notfall?

Ist das Kind bei Bewußtsein? → Ja → **Versorgung der Wunden**
↓ Nein
Atmet das Kind regelmäßig? → Ja → **Stabile Seitenlage** (außer bei Wirbelverletzungen) → Die Atmung bleibt stabil → **Versorgung der Wunden**
↓ Nein
Ist der Puls spürbar? → Ja → **Beatmen** → Die Atmung setzt wieder ein → **Stabile Seitenlage**
↓ Nein → **Herz-Lungen-Wiederbelebung** → Der Puls setzt wieder ein → **Beatmen**

Bewußtlosigkeit

HÄUFIGSTE SYMPTOME

- **Reaktionslos auf äußere Reize, schlaffe Muskulatur**
- **Der Säugling reagiert nicht auf Schmerzreize**
- **Kind ist nicht ansprechbar**
- **Blasse Haut**

ACHTUNG

Bei Bewußtlosigkeit müssen Sie grundsätzlich mit einer Störung der Atmung rechnen! Für Ihr Kind kann Lebensgefahr bestehen. Rufen Sie sofort den Notarzt!

Ob Ihr Kind bewußtlos ist, können Sie leicht feststellen. Versuchen Sie einfach, es zu einer Lautäußerung oder zum Öffnen der Augen zu bewegen, indem Sie es ansprechen, anfassen oder rütteln. Bei Säuglingen im ersten Lebensjahr überprüfen Sie den Bewußtseinszustand nach der Reaktion auf Schmerzreize - etwa durch Schütteln oder Kitzeln. Reagiert das Kind überhaupt nicht darauf, ist es bewußtlos. Reagiert es verlangsamt oder eingeschränkt und wirkt apathisch, steht zu befürchten, daß es bald bewußtlos werden kann.

Bei Bewußtlosigkeit handelt es sich immer um eine Notfallsituation, es besteht akute Lebensgefahr. Das Kind kann ersticken. Bringen Sie das bewußtlose Kind daher sofort in die sogenannte stabile Seitenlage. Dies ist besonders wichtig, wenn Ihr Kind erbrochen hat oder aus Mund und Nase blutet. Aber: Bei geringstem Verdacht auf eine Verletzung der Wirbelsäule lassen Sie das Kind ganz ruhig liegen und rufen den Notarzt. Sie können inzwischen eine Atemspende (Seite 235) geben. Eine Herzmassage sollte nur der geschulte Sanitäter oder Notarzt durchführen.

Erste Hilfe

Bringen Sie Ihr bewußtloses Kind sofort in die sogenannte stabile Seitenlage: Drehen Sie Ihr Kind auf die Seite und legen Sie seinen unteren Arm nach hinten, möglichst parallel zum Oberkörper. Der obere Arm wird unter den seitlich in Richtung Brustkorb gedrehten Kopf gelegt. Sie müssen darauf achten, daß der Kopf so weit wie möglich in Nackenrichtung liegt. Beugen Sie dann das untere Bein in Hüfte und Knie ab; das obere Bein wird gestreckt auf das untere Bein gelegt. In dieser Lage bleibt das Kind, bis Notarzt beziehungsweise Krankenwagen eingetroffen sind.

Stabile Seitenlage

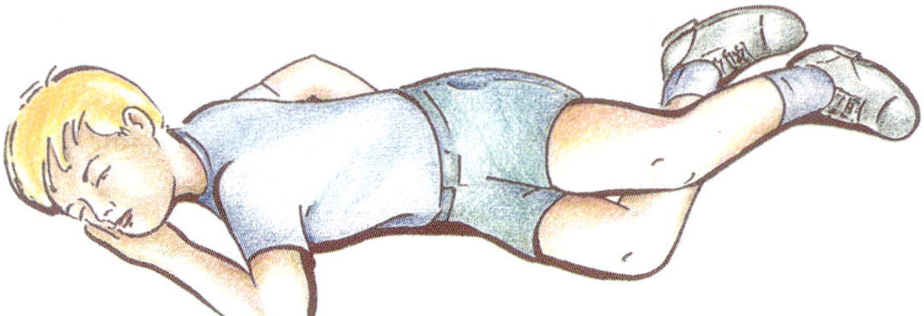

Atemstillstand

Der erste Blick beim Notfall gilt der Bewußtseinslage (Seite 234) und der Atemtätigkeit. Das Aussetzen oder der Stillstand der Atemtätigkeit bedeutet für Ihr Kind akute Lebensgefahr, denn bereits ein nur wenige Minuten dauernder Sauerstoffmangel führt zu einer Schädigung von Hirnzellen. Jede Minute Atemstillstand verringert die Überlebenschance Ihres Kindes um 15 bis 20 Prozent.

Wenn Sie Ihr Kind bewußtlos vorfinden, prüfen Sie sofort, ob es noch atmet. Ein deutliches Zeichen dafür ist das Heben und Senken des Brustkorbs. Legen Sie zum Prüfen eine Hand seitlich an die unteren Rippen, die andere in die Magengrube. Hier spüren Sie am besten, wie sich der Brustkorb bewegt. Ein zusätzlicher Hinweis für Atemstillstand ist die Blauverfärbung der Lippen und Fingernägel, manchmal wird auch das ganze Gesicht blau. Besteht Atemstillstand, müssen Sie sofort mit der Atemspende beginnen. Sind Sie nicht sicher, so gilt das gleiche. Veranlassen Sie bei Atemstillstand möglichst, daß der Notarzt gerufen wird – Sie selbst sollten damit keine kostbare Zeit vergeuden!

HÄUFIGSTE SYMPTOME

- **Plötzlich auftretende oder sich langsam entwickelnde Atemnot**
- **Bewußtlosigkeit**
- **Blässe bis Blauverfärbung der Lippen und der Nagelbetten**

ACHTUNG

Bei akuter Atemnot gehört das Kind sofort in ärztliche Behandlung!

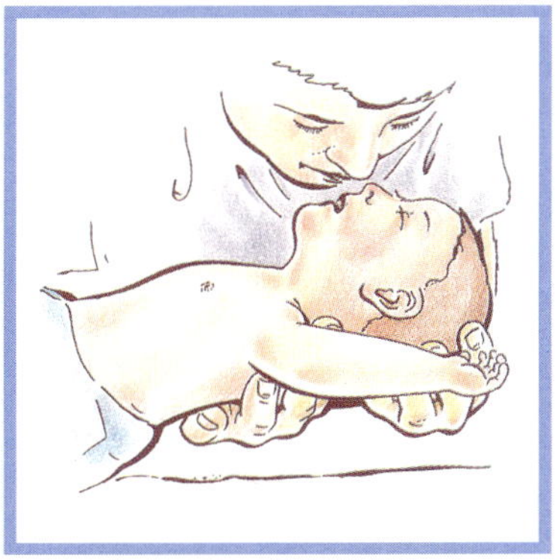

Säuglinge und Kleinkinder werden gleichzeitig durch Nase und Mund beatmet. Bei größeren Kindern und Erwachsenen kann man Mund-zu-Mund oder Mund-zu-Nase beatmen

Erste Hilfe

Zur Beatmung muß der Kopf so weit wie möglich in den Nacken gebeugt und festgehalten werden. Dadurch werden die Atemwege frei, und manchmal kommt allein schon durch diese Maßnahme die Atmung wieder in Gang. Beginnen Sie sofort mit der Beatmung.

Die Atemspende erfolgt ruhig in Ihrem eigenen Atemtempo – bei Säuglingen und Kleinkindern schneller, 30mal pro Minute, das heißt eine Sekunde selbst einatmen und eine Sekunde Atemspende –, bis die Eigenatmung Ihres Kindes ausreichend eingesetzt hat. Erst wenn das nicht gelingt, müssen Sie die Atemwege von Schleim, Erbrochenem und eventuellen Fremdkörpern reinigen und die Atemspende erneut beginnen.

Verlieren Sie keine Zeit. Die ersten Minuten des Atemstillstands sind besonders kritisch: Alle 60 Sekunden vermindert sich die Überlebenschance Ihres Kindes um 15 bis 20 Prozent. Kontrollieren Sie zusätzlich den Pulsschlag an der Halsschlagader (Herzstillstand, Seite 236).

Herzstillstand

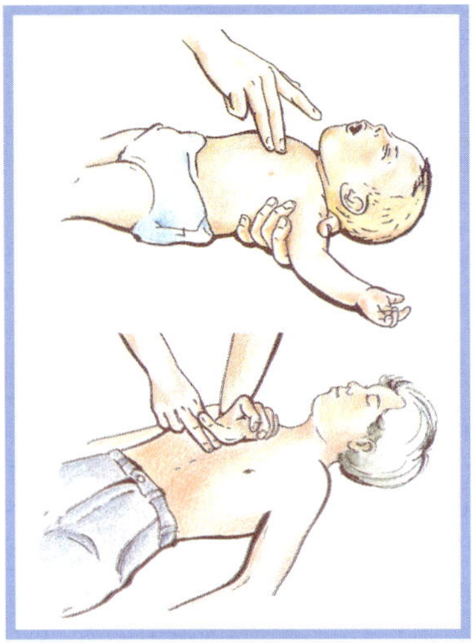

Besteht Atemstillstand (Seite 235) und fühlen Sie bei Ihrem Kind an der Hals- oder Schläfenschlagader keinen Puls mehr, müssen Sie einen Herzstillstand annehmen. Die Pupillen der Augen sind weit. Wenn Sie die Augenlider Ihres Kindes kurz schließen, verengen sich normalerweise die Pupillen bei Wiederöffnen, was nach dem Öffen gut sichtbar ist. Steht das Herz still, reagieren die Pupillen nicht mehr und bleiben weit.

Bleiben Sie ruhig: Ihrem sachkundigen Eingreifen verdankt das Kind möglicherweise sein Leben. Sie müssen eine äußere Herzdruckmassage vornehmen und das Kind beatmen. Diese Maßnahme können Sie nur im Rahmen eines speziellen Kurses unter ärztlicher Anleitung an geeigneten Übungspuppen erlernen.

Keinesfalls dürfen Sie die sogenannte Herz-Lungen-Wiederbelebung ohne eine solche Ausbildung anwenden oder etwa an einem gesunden Kind üben. Sonst besteht die Gefahr von lebensbedrohlichen Verletzungen.

HÄUFIGSTE SYMPTOME

- **Bewußtlosigkeit**
- **Keine Kreislauftätigkeit**
- **Keine Atmung**
- **Geweitete Pupillen**

ACHTUNG

Schon nach drei bis fünf Minuten ohne Atmung und Kreislauftätigkeit können bleibende Schäden auftreten! Lernen Sie im Rahmen eines speziellen Kurses rechtzeitig, wie eine Herz-Lungen-Wiederbelebung bei Kindern durchgeführt wird!

Erste Hilfe

Bei der äußeren Herzdruckmassage muß das Kind auf einer harten Unterlage – am besten auf dem Boden – in Rückenlage liegen. Drücken Sie mit zwei bis drei flachen Fingern (beim Säugling) oder mit dem Handballen bei Größeren rhythmisch den Brustkorb des Kindes im unteren Bereich des Brustbeins zusammen – 80- bis 100mal pro Minute. Je nach Alter des Kindes sollten Sie zwei bis vier Zentimeter tief drücken. Achtung: Gefahr von Rippenbrüchen! Nach jedem rhythmischen Drücken muß die Hand kurz vom Brustkorb genommen werden, damit er sich wieder ausdehnen kann. Herzdruckmassage und Beatmung erfolgen im Wechsel. Beginnen Sie stets mit der Atemspende (Seite 235).

Alle ein bis zwei Minuten müssen Sie den Puls des Kindes überprüfen. Sie dürfen die Herz-Lungen-Wiederbelebung erst dann beenden, wenn der Rettungsdienst die Behandlung übernimmt oder wenn der Puls des bewußtlosen Kindes ohne Herzdruckmassage wieder tastbar ist. Wenn Sie den Puls fühlen, das Kind aber nicht von allein atmet, müssen Sie selbstverständlich die Atemspende fortsetzen. Setzt auch die Atmung wieder ein, bringen Sie das Kind in die stabile Seitenlage (Seite 234) und überwachen Sie Bewußtsein, Atmung und Kreislauf.

Schock

Bei der sogenannten »Schocklage« ist es wichtig, daß die Beine des Kindes höher liegen als der Oberkörper

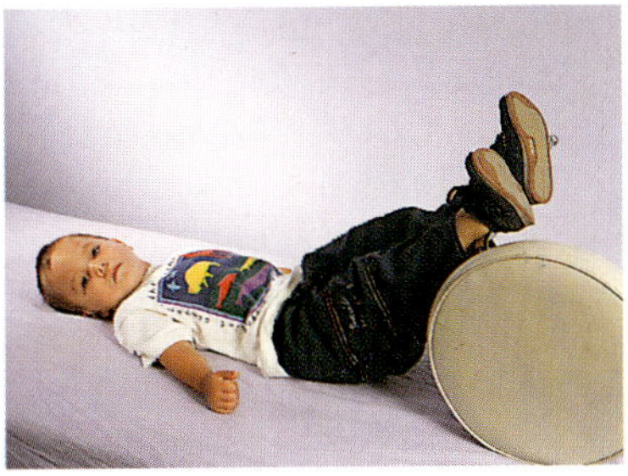

Unter Schock versteht man eine Kreislaufstörung, die vor allem bei größerem Blut- und Flüssigkeitsverlust – etwa bei Verletzungen, Verbrennungen und starken Durchfällen – auftritt und lebensbedrohlich ist. Auch schwere allergische Reaktionen können zu einem Schock führen. Beim Schock ist die Blutzufuhr aller nicht lebenswichtigen Organe extrem verringert. Der Grund: Die Blutversorgung von Herz, Lungen und Gehirn soll zu Lasten der anderen Organe aufrechterhalten werden. Das führt zur Schwächung bis hin zum völligen Versagen des Kreislaufs. Ist eine Verletzung vorausgegangen, kann durch den Blutverlust der Blutdruck abfallen, was einen bedrohlichen Zusammenbruch der Lebensfunktionen nach sich ziehen kann. Beim allergischen — dem sogenannten anaphylaktischen — Schock kommt es durch massive allergische Reize zum Kreislaufversagen. Bei Unfällen kann durch Schmerzen oder die psychische Streßsituation ein Schockzustand auftreten. In jedem Fall gilt: Der Schock ist ein medizinischer Notfall und bedarf sofort (not)ärztlicher Hilfe!

HÄUFIGSTE SYMPTOME

- Schneller, schwacher Puls
- Fahle Blässe der Haut, vor allem an den Lippen, Ohrläppchen und im Nagelbett
- Kalte und nasse Haut; Frieren
- Schweißnasser Kopf
- Verwirrtheit, Teilnahmslosigkeit oder Unruhe

ACHTUNG

Ein Kind im Schockzustand muß sofort behandelt werden. Rufen Sie den Arzt und beginnen Sie mit den Erste-Hilfe-Maßnahmen. Der Arzt legt eine Infusion, um den Blutkreislauf wieder aufzufüllen.

Erste Hilfe

Hat Ihr Kind einen Schock, lagern Sie seinen Oberkörper flach und bequem. Sollten Sie sich gerade im Freien befinden, legen Sie es in den Schatten. Halten Sie die Beine des Kindes für ungefähr drei bis vier Minuten senkrecht in die Höhe und lagern Sie dann die Beine höher als den Oberkörper: Legen Sie eine zusammengerollte Decke, ein Kissen oder einen umgedrehten Hocker unter die Unterschenkel (sogenannte »Schocklage«).

Der Kopf sollte tiefer als der Körper liegen (Ausnahme: Atemnot und Kopfverletzungen). Mit dieser Maßnahme wird dem Körper zusätzlich Blut aus den Beinen zur Verfügung gestellt.

Decken Sie Ihr Kind warm zu, aber benutzen Sie auf keinen Fall eine Wärmflasche oder ein Heizkissen und vermeiden Sie im Sommer einen Hitzestau.

Bis der Arzt eintrifft, sollten Sie Ihrem Kind beruhigenden Zuspruch geben.

Blutungen

HÄUFIGSTE SYMPTOME

Schürfwunden
- **Geringe Blutung**
- **Austritt von Gewebswasser**

Platz-, Quetsch- und Rißwunden
- **Mäßige Blutung, Bluterguß**
- **Unregelmäßig zerfetzte Wundränder**

Stich- und Schnittwunden:
- **Starke Blutung**
- **Glatte Wundränder**

ACHTUNG

Blutende oder blutgestillte Wunden müssen innerhalb von sechs Stunden ärztlich versorgt werden, denn eventuell müssen die Wunden genäht werden

Werden Blutgefäße verletzt, kommt es zur Blutung. Wie stark die Blutung ist, hängt davon ab, welche Blutgefäße betroffen sind und wie groß die Verletzung ist. Hellrotes, arterielles Blut aus den Schlagadern tritt stoßweise aus. Dunkles, venöses Blut quillt gleichmäßig. Fast jede Blutung läßt sich stillen, wenn man den verletzten Körperteil hoch – höher als das Herz – lagert und einen festen Verband anlegt. Ist im Notfall keine Zeit zu verlieren, pressen Sie sauberes Material auf die Wunde, bis weitere Hilfe eintrifft, oder legen Sie einen Druckverband über den ersten Verband. Bei großen Wunden liegt die Hauptgefahr im Blutverlust. Verliert Ihr Kind sehr viel Blut, kann es zum Schock (Seite 237) oder zur Bewußtlosigkeit (Seite 234) kommen. Gehen Sie bei stark blutenden Wunden mit Ihrem Kind in ein Krankenhaus oder zum Arzt. Bei kleinen Verletzungen reinigen Sie die Wunde mit jodfreien Desinfektionsmitteln und verbinden sie mit einem Pflaster.

Häufiges Nasenbluten ist nicht lebensgefährlich, außer Ihr Kind leidet an einer Blutgerinnungskrankheit. Lassen Sie vorsorglich eine ärztliche Untersuchung vornehmen. Vielleicht ist es nötig, ein Blutgefäß in der Nase verschorfen zu lassen.

Besonders bei kleineren Wunden besteht die Gefahr eines Wundstarrkrampfes durch das Eindringen von Tetanusbakterien in den verletzten Hautbezirk. Liegt die letzte Tetanusimpfung länger als fünf Jahre zurück, ist eine Auffrischung dringend nötig. Stich- und Rißwunden müssen immer ärztlich versorgt werden.

Erste Hilfe

- Hat Ihr Kind sehr stark oder spritzend blutende Wunden, müssen Sie einen Druckverband anlegen. Dazu legen Sie über einen ersten festen Verband eine Verbandsrolle als Druckpolster – im Notfall geht auch ein zusammengerolltes Taschentuch.

  Befestigen Sie dann das Druckpolster durch einen neuen Verband oder eine Binde. Dieser Verband darf nicht so fest sein, daß das Gewebe gequetscht wird. Keine Gürtel oder Schnüre benutzen, damit keine Stauungen (Abbinden) entstehen!
- Wichtig bei stark blutenden Wunden: Weitere Maßnahmen wie das Auswaschen oder Reinigen der Wunde sollten Sie unterlassen. Viren und Bakterien könnten eindringen und die Wunde infizieren. Auch Wundkrusten und Fremdkörper müssen Sie in der Wunde belassen, da beim Entfernen erneute Blutungsgefahr besteht.
- Bei Nasenbluten lassen Sie das Kind mit leicht nach vorne gebeugtem Kopf aufrecht sitzen (nicht hinlegen), damit das Blut nicht geschluckt wird. Drücken Sie die Nasenflügel dicht unter dem Nasenrücken für zehn Minuten fest zusammen. Ihr Kind muß dabei natürlich durch den Mund atmen. Zur Unterstützung der Blutstillung eignen sich zusätzlich Nasentropfen mit abschwellender Wirkung und kalte Umschläge im Nacken.

Ertrinken

Der Ertrinkungstod bedroht schon das Baby, sobald es zu krabbeln beginnt und in der Nähe von offenen Gewässern spielt. Die Gefahr beim Ertrinkungsunfall ist das Ersticken durch Sauerstoffmangel. In den ersten kritischen Minuten eines Atemstillstandes verringert jede Minute, in denen das Kind nicht atmet, die Überlebenschance um 15 bis 20 Prozent. Beginnen Sie deshalb bei Atemstillstand sofort mit der Atemspende (Seite 235). Lassen Sie den Notarzt rufen. Verzögern Sie die Wiederbelebungsmaßnahmen nicht durch das Bemühen, eingedrungenes Wasser durch Ausschütteln zu entfernen. Allenfalls dürfen Sie den Mundraum von störendem Sand oder anderen Fremdkörpern reinigen.

Wird das verunglückte Kind rechtzeitig gerettet, können trotzdem erst nach Stunden Schäden auftreten – vor allem an der Lunge –, die lebensbedrohend sind. Deshalb müssen Sie ein beinahe ertrunkenes Kind sofort nach dem Unfall in ärztliche Behandlung (Krankenhaus) bringen.

HÄUFIGSTE SYMPTOME

- **Typischer Unfall**
- **Atemstörung**
- **Bewußtlosigkeit**
- **Atemstillstand**

ACHTUNG

Jeder beinahe Ertrunkene muß nach dem Unfall sofort zum Arzt. Es kann zu Spätschäden kommen!

Erste Hilfe

- Entfernen Sie die nasse Kleidung und halten Sie den Körper Ihres Kindes warm.
- Überwachen Sie ständig Bewußtsein, Atmung und Kreislauf, auch wenn der Unfall schon überstanden scheint.
- Ist bei Ihrem Kind bereits Kreislaufstillstand eingetreten, beginnen Sie sofort mit der Herz-Lungen-Wiederbelebung (Seite 236).

Fremdkörper

HÄUFIGSTE SYMPTOME

Verschluckte Fremdkörper
- **Plötzlicher starker Husten, begleitet von pfeifenden Atemgeräuschen**
- **Schluckbeschwerden**
- **Blaufärbung im Gesicht**

Fremdkörper im Auge
- **Tränenfluß**
- **Rötung des Auges**
- **Reflektorischer Lidschluß**

Fremdkörper in der Nase
- **Ausschließlich Mundatmung**
- **Nasale Sprache**

Fremdkörper im Ohr
- **Hörstörungen**

ACHTUNG

Helfen die Erste-Hilfe-Maßnahmen nicht, müssen Sie sich schnell mit Ihrem Arzt in Verbindung setzen!

Fremdkörper in Ohr und Nase

Fremdkörper im Ohr lösen sich manchmal, wenn Sie das Kind seinen Kopf heftig schütteln lassen. Aus der Nase können Fremdkörper eventuell durch festes Schneuzen bei zugehaltenem zweitem Nasenloch entfernt werden.

Lassen Sie einen in der Wunde steckenden Fremdkörper - auch ein Messer – in jedem Fall dort. Er dichtet die Wunde und verletzte Blutgefäße ab. Durch ein Entfernen können Sie starke Blutungen (Seite 238) und zusätzliche Verletzungen hervorrufen. Das Gleiche gilt für festsitzende Fremdkörper in der Nase oder im Ohr. Versuchen Sie auf keinen Fall, mit Gegenständen Fremdkörper selbst zu entfernen – es besteht nur zusätzliche Verletzungsgefahr. Gehen Sie zum Arzt. Hat Ihr Kind sich beispielsweise Hülsenfrüchte in die Nase gesteckt, müssen diese schnellstens entfernt werden, da die Körner aufquellen können. Sie können versuchen, verschluckte Fremdkörper, die starken Husten und Schluckbeschwerden verursachen, und Fremdkörper im Auge selbst zu beseitigen. Sollten die beschriebenen Sofortmaßnahmen allerdings nicht helfen, müssen Sie Ihr Kind schnell zum Arzt bringen.

Erste Hilfe

- Ringt das Kind infolge eines verschluckten Fremdkörpers krampfhaft nach Luft und läuft blau an, legen Sie es mit dem Oberkörper übers Knie (»herunterhängen«). Wenn Sie jetzt mit der flachen Hand zwischen die Schulterblätter klopfen, werden Hustenstöße ausgelöst. Nach dem Hochhusten entfernen Sie die Fremdkörper aus dem Mund oder Rachen. Dazu legen Sie das Kind flach auf den Boden und öffnen den Mund, indem Sie mit beiden Daumen den Unterkiefer abwärts drücken. Ein Daumen drückt dann die Wange zwischen die Zahnreihen des geöffneten Mundes. Mit den Fingern der anderen Hand tasten Sie so tief wie möglich den Mund- und Rachenraum aus und entfernen den Fremdkörper. Beim Baby genügen dazu ein bis zwei Finger.
- Fremdkörper im Auge können Sie, wenn sie unter dem Unterlid liegen, versuchen eigenhändig zu entfernen. Lassen Sie das Kind nach oben sehen, ziehen dann das Unterlid nach unten weg und wischen die Unterlidinnenfläche mit einem sauberen, feuchten Tuch von außen nach innen (zur Nase hin) ab. Spülen Sie das Auge nicht mit Wasser, da Ihr Kind dann das Auge reflexartig schließt. Jeden festsitzenden Fremdkörper sowie Metall-, Holz- oder Kunststoffteile muß der Arzt entfernen, ebenso Fremdkörper unter dem Oberlid. Selbstversuche mit Außendrehung des Oberlids über ein Streichholz sind wenig erfolgversprechend, eher gefährlich.

Hitzschlag, Sonnenstich

HÄUFIGSTE SYMPTOME

Hitzschlag
- **Heiße, gerötete, trockene Haut**
- **Aufgedunsenes Gesicht**
- **Unruhe**
- **Später Fieber und Bewußtlosigkeit**

Sonnenstich
- **Hochroter heißer Kopf**
- **Kühle Oberhaut**
- **Übelkeit und Erbrechen**
- **Bewußtlosigkeit**

ACHTUNG

Wenn Sie annehmen, daß Ihr Kind einen Hitzschlag oder Sonnenstich hat, rufen Sie sofort den Notarzt!

An einen Hitzschlag müssen Sie denken, wenn das Kind einen hochroten, heißen Kopf hat und die Haut trocken ist. Anfangs erscheint es extrem unruhig, später fällt es möglicherweise in eine tiefe Bewußtlosigkeit (Seite 234). Sein Puls geht schnell, die Atmung ist beschleunigt und flach. Der Hitzschlag ist Folge eines Wärmestaus im Körper. Bei feuchtwarmer und feuchtschwüler Witterung ist die Wärmebildung gesteigert, die Wärmeabgabe dagegen behindert. Dies tritt ein, wenn der Körper großer Hitze ausgesetzt ist und schwitzt. Wird die verlorengegangene Flüssigkeit aber nicht ersetzt, kommt es zur Verminderung des Blutvolumens. Es fließt nicht mehr genügend Blut zur Körperoberfläche, und die Haut verliert ihre Fähigkeit zu schwitzen und den Körper durch Verdunstung zu kühlen. Enge Kleidung, Kleidung aus synthetischen Stoffen und Menschenansammlungen begünstigen den Hitzschlag. Auch übertriebenes Zudecken von Säuglingen bei hoher Lufttemperatur kann für das Kind durch Hitzestau gefährlich werden.

Ein Sonnenstich dagegen entsteht durch die direkte Sonnenbestrahlung von Kopf und Nacken und die dadurch bedingte Reizung der Hirnhäute. Besonders Säuglinge mit ihren unbehaarten Köpfchen sind gefährdet. Das Krankheitsbild ist ähnlich dem des Hitzschlags. Ein Sonnenstich ist zusätzlich von Erbrechen begleitet. Beide, Sonnenstich wie Hitzschlag, können zu Bewußtlosigkeit und Tod führen.

Erste Hilfe

- Bringen Sie Ihr Kind in jedem Fall sofort in den Schatten. Lagern Sie seinen Kopf hoch und öffnen Sie die Kleidung. Kühlen Sie dann Stirn, Nacken und den Brustkorb mit feuchten Tüchern. Bei blassem Gesicht bringen Sie Ihr Kind in die Schocklagerung (Seite 237).
- Hat es das Bewußtsein verloren (Hitzschlag), bringen Sie das Kind in die stabile Seitenlage (Seite 234). Bei Atemstillstand müssen Sie sofort die Atemspende (Seite 235) anwenden und ärztliche Hilfe holen lassen.
- Ist Ihr Kind bei klarem Bewußtsein, geben Sie ihm kühlen Tee zu trinken.

Insektenstiche

HÄUFIGSTE SYMPTOME

- **Die Haut um die Einstichstelle schwillt an, wird rot, juckt und schmerzt**
- **Vorübergehende Übelkeit und Schwindelgefühle**
- **Erbrechen**
- **Atemstörung bei einem Insektenstich im Mund-Rachen-Raum (Notfall!)**

ACHTUNG

Bei bekannter Insektenallergie sollte beim Spielen, beim Sport oder im Urlaub das vom Arzt verordnete allergische Notfallset stets griffbereit sein!

Ein Insektenstich oder -biß ist für Ihr Kind zwar unangenehm, meist aber harmlos. Die Haut um die Einstichstelle schwillt sofort an, wird rot und juckt. Reagiert das Kind allerdings allergisch auf bestimmte Insektengifte, kann es zu ernsten Komplikationen kommen. Übelkeit, Erbrechen und Schwindelgefühle können dann ebenso auftreten wie ein Ausschlag, oder es kommt zum Kreislaufkollaps (Seite 237). Massenstiche von Insekten sind in jedem Fall gefährlich.

Ein Stich im Mundinnern oder im Rachenraum kann zum Notfall werden. Die Schleimhäute der Atemwege und die Zunge schwellen an. Eine lebensgefährliche Verengung der Atemwege müssen Sie in den seltenen Fällen befürchten, in denen das Insekt tief in den Rachen oder in den Kehlkopfbereich vorgedrungen ist. Bei Atemnot muß das Kind sofort in ärztliche Behandlung. Bringen Sie es am besten gleich in eine Klinik. Bei Atemstillstand (Seite 235) ist eine Atemspende durch Sie oder einen ausgebildeten Helfer notwendig.

Schützen Sie Ihr Kind vor Insektenstichen: Lassen Sie es nicht barfuß auf Wiesen mit blühendem Klee. Im Sommer keine süßen Säfte offen stehenlassen (Trinkhalm benutzen!). Vorsicht beim Kuchenessen im Freien!

Erste Hilfe

- Bei Insektenstichen durch Bienen, Wespen oder Hornissen entfernen Sie die Stacheln besser durch ein seitliches Wegwischen mit dem Fingernagel als durch Herausziehen mit einer Pinzette. Der Stachel könnte brechen, und weiteres Insektengift würde in die Wunde gelangen.

  Durch kühle Umschläge mit essigsaurer Tonerde und Zitronensaft lassen sich die Schmerzen schnell lindern. Auch handelsübliche Insektengels verhelfen zur Abschwellung. Oder: Legen Sie eine aufgeschnittene Zwiebel auf den Insektenstich; der Zwiebelsaft kühlt und dämpft die Schwellung.
- Bei einem Insektenstich im Mundraum lassen Sie das Kind sofort ohne Unterlaß Eiswürfel lutschen.

  Machen Sie zusätzlich kalte Halswickel, die Sie laufend erneuern!
- Homöopathische Hilfen: Apis mellifica D30 Tropfen sofort nach dem Stich auftragen und bis zur Heilung dreimal täglich 5 Globuli Apis mellifica D30 geben. Verfärbt sich der Insektenstich blaurot, hilft dreimal täglich 1 Tablette Lachesis D12.

Knochenbruch

HÄUFIGSTE SYMPTOME

Gliederbrüche
- **Starker Schmerz**
- **Bewegungseinschränkung**
- **Schwellung**
- **Fehllage des betroffenen Körperteils (unter Umständen mit herausstehenden Knochenteilen)**

Wirbelbrüche
- **Schmerzen im Rücken**
- **Kribbeln oder Taubheitsgefühle in den Armen, Fingern oder Beinen**

Rippenbrüche
- **Heftige Schmerzen beim Atmen**
- **Schonhaltung**
- **Bluthusten**

ACHTUNG

Bei Verdacht auf einen Knochenbruch sollten Sie niemals versuchen, die Bruchstelle zu untersuchen. Es besteht die Gefahr, durch die dabei auftretenden Schmerzen einen Schock (Seite 237) oder weitere Verletzungen und Infektionen hervorzurufen.

Ein Knochenbruch kann beim Spielen im Freien oder auch im häuslichen Bereich entstehen und passiert gar nicht selten schon bei Säuglingen (Stürze vom Wickeltisch). Größere Kinder können beim Laufen fallen und beim Anschlagen an Heizkörper oder Türpfosten Kopfverletzungen erleiden.

Man unterscheidet offene und geschlossene Knochenbrüche. Ist die Haut über der Bruchstelle verletzt, handelt es sich um einen offenen Knochenbruch. Hier besteht die Gefahr, daß Keime in die Wunde und die Knochen eindringen können. Knocheninfektionen können in ein chronisches, oft viele Jahre anhaltendes Stadium übergehen. Vermeiden Sie deshalb bei offenen Bruchstellen, daß die Wunde verschmutzt: Benutzen Sie steriles Verbandmaterial zum Abdecken und fixieren Sie es mit einem Schnellpflaster. Bei Kindern kommen häufig sogenannte Grünholzfrakturen vor: Hierbei ist die knöcherne Struktur gebrochen, jedoch nicht die Knochenhaut; sie hält die Bruchstücke zusammen.

Stabilisieren Sie den verletzten Körperteil, bis der Arzt das Kind untersucht. Denn jeder Verdacht auf einen Knochenbruch muß geröntgt und ärztlich versorgt werden.

Erste Hilfe

- Zuerst müssen Sie den verletzten Körperteil ruhigstellen. Wenn Sie Ihr Kind selbst ins Krankenhaus bringen, versorgen Sie den Knochenbruch mit einer Schiene.
- Als Beinschiene können Sie zwei Kochlöffel, zwei Holzlatten oder zwei Zeitschriftenrollen, die Sie mit Klebeband umwickeln, verwenden, und mit Binden oder Tüchern am verletzten Bein befestigen.
- Hat Ihr Kind einen Unterarmbruch erlitten oder Finger- und Handgelenksbrüche, erfolgt die Ruhigstellung am besten im Armtragetuch (Dreieckstuch).
- Wichtig ist bei Oberarm- und Schulterbrüchen ein faustdickes Polster, zum Beispiel ein Verbandspäckchen, in der Achselhöhle. Zusätzlich wird der Oberarm am Brustkorb mit einer Binde oder einem Tuch um den Brustkorb herum fixiert.
- Bei einem offenen Bruch muß die Wunde mit einem keimfreien Verband, notfalls mit einem unbenutzten Taschentuch, abgedeckt werden.
- Besteht Verdacht auf Verletzungen der Wirbelsäule, darf die Lage des Kindes auf keinen Fall verändert werden. Wärmen Sie das Kind nur und rufen Sie den Notarzt.

Schädelverletzung

HÄUFIGSTE SYMPTOME

Schädelbrüche
- **Blutung aus Nase, Mund und Ohr**
- **Starke Kopfschmerzen**
- **Eventuell örtliche Schwellung am Kopf**
- **Bewußtlosigkeit**

Offene Schädelverletzung
- **Blutung aus der Kopfwunde**
- **Bewußtlosigkeit**

Gehirnerschütterung
- **Kurzzeitige Bewußtlosigkeit**
- **Erinnerungslücke**
- **Übelkeit oder Erbrechen**
- **Kopfschmerzen**
- **Schwindelgefühl**

ACHTUNG

Jedes Kind, das bei oder nach einem Unfall bewußtlos war, gehört in ärztliche Beobachtung!

Schädelverletzungen lassen sich oft nur vermuten. Ob ein Schädelbruch, eine Gehirnerschütterung oder nur eine Prellung Ursache für die Kopfschmerzen sind, zeigt die Röntgenaufnahme oft nicht. Bei jedem Verdacht auf einen Schädelbruch muß ein craniales Computertomogramm gemacht werden, da im Röntgenbild nur in 50 Prozent der Fälle ein Schädelbruch zu erkennen ist.

Schädelprellungen sind stumpfe Verletzungen, die sofort nach einem Unfall eine deutliche Gewebsschwellung der Kopfhaut (Beule) zeigen. Eine Kopfplatzwunde ist eine Schädelprellung, bei der die Kopfhaut aufplatzt. Solche Wunden bluten immer sehr stark und müssen ärztlich versorgt werden.

Bei einer Gehirnerschütterung war die Schädelprellung so stark, daß das Gehirn im Kopf an die Schädelknochen geprellt ist. Eine Gehirnerschütterung geht immer mit Übelkeit, Erbrechen und einer mehr oder weniger langen Bewußtlosigkeit einher. Typisch ist auch die Erinnerungslücke für den Unfallhergang. Kommt es zur Pulsverlangsamung und zu Unregelmäßigkeiten der Atmung oder zur Bewußtlosigkeit (Seite 234), sind dies Zeichen für einen erhöhten Hirndruck (Gehirnödem) und Blutungen im Gehirn. Zwischen dem Unfall und den ersten Zeichen einer Hirnblutung liegen oft mehrere Stunden. Setzen Sie sich sofort mit dem Arzt in Verbindung.

Bei den offenen Schädelverletzungen sind die Kopfhaut sowie der Schädelknochen verletzt und das Gehirn liegt offen. Das Kind ist bewußtlos. Durch die offene Wunde besteht immer die Gefahr einer lebensgefährlichen Gehirninfektion (Enzephalitis). Sofort den Notarzt rufen!

Blutet das Kind aus der Nase, dem Mund oder den Ohren, kann ein Schädelbasisbruch vorliegen.

Erste Hilfe

• Bei Schädelbruch lagern Sie Ihr Kind wie bei einer Bewußtlosigkeit (Seite 234) oder bei Schock (Seite 237), bis der Notarzt kommt. Dasselbe gilt für offene Schädelverletzungen. Zusätzlich müssen Sie die Wunde aber keimfrei abdecken (sauberes Taschentuch) und das Kind in die stabile Seitenlage bringen (Seite 234). Bei Atemstillstand (Seite 235) muß sofort eine Atemspende erfolgen.

• Kopfplatzwunden können Sie mit einem sterilen Verbandspäckchen abdecken und einen Druckverband (Seite 238) anlegen. Bringen Sie das Kind anschließend zum Arzt oder rufen Sie den Notarzt.

• Reine Schädelprellungen können Sie selbst versorgen: Drücken Sie einen kalten und festen Gegenstand (Geldstück, Messerrücken, Kühlakku) für mindestens zehn Minuten auf die schmerzhafte Stelle am Kopf. Durch die Kälte und den Druck kommt die Blutung in der Kopfhaut am schnellsten zum Stillstand.

Stromunfall

Stromunfälle ereignen sich immer noch zu häufig. Meist passsiert es im Haushalt, wenn Kinder unbeaufsichtigt mit schadhaften elektrischen Geräten hantieren oder Steckdosen nicht kindersicher eingerichtet sind. Unfälle mit Hochspannung – etwa Überlandleitungen oder Blitzschlag – kommen selten vor.

Bei Unfällen mit Haushaltsstrom ziehen Sie den Stecker des Gerätes heraus oder schalten die Sicherung aus. Meist hat das Kind nur einen heftigen Schlag und Schreck bekommen. Es kann aber auch zu Verbrennungen der Haut an den Stromkontaktstellen kommen.

Weiter gefährliche Komplikationen sind: Herzrhythmusstörungen (Seite 101) und Bewußtlosigkeit (Seite 234). Bei starken Stromschlägen besteht bis 24 Stunden nach dem Unfall die Gefahr, daß es zu einem Kreislaufstillstand kommt, auch wenn zunächst keine Symptome auftraten. Sorgen Sie deshalb dafür, daß Ihr Kind nach dem Unfall so schnell wie möglich in ärztliche Behandlung kommt!

HÄUFIGSTE SYMPTOME

- **»Kleben« an der Stromleitung infolge einer Muskelverkrampfung**
- **Übelkeit**
- **Bewußtseinsstörungen**
- **Kreislaufstillstand (bis 24 Stunden nach dem Unfall)**

ACHTUNG

Fassen Sie vor Abschalten des Stroms das betroffene Kind nicht an, Sie geraten sonst selbst in den Stromkreis!

Vorsorgliche Maßnahmen zur Verhütung von Stromunfällen

- Sichern Sie alle Steckdosen mit Kindersicherungen, auch die, in denen ständig Steckkontakte eingestöpselt sind (Radio, Kühlschrank, Waschmaschine).
- Lassen Sie Elektrogeräte nicht ohne Aufsicht eingeschaltet (Bügeleisen, Toaster, Waffeleisen, Höhensonne, Wärmestrahler).
- Bewahren Sie keinen Fön im Bad auf. Auch den Stekker der elektrischen Zahnbürste nach dem Benützen immer herausziehen!

Erste Hilfe

- Stromzufuhr unterbrechen!
- Durch den Stromunfall entstandene Brandwunden decken Sie mit sterilen Verbandstüchern (Kraftfahrzeug-Verbandskasten, Hausapotheke) ab, um Infektionen der Wunde zu vermeiden.
- Gehen Sie mit dem Kind zum Arzt.

Stumpfe Verletzung

Bei stumpfen Verletzungen wie Quetschungen (Kompression) und Prellungen (Kontusion) kommt es zu Gewebsverletzungen. Blutgefäße zerreißen, und in den Muskelgeweben unter der Haut entstehen ein Bluterguß (Hämatom) und Ansammlungen von Gewebswasser (Ödem). Der Flüssigkeitsaustritt ins Gewebe macht sich durch Schmerzen und Schwellungen in den betroffenen Gebieten bemerkbar. Je nach Ausmaß des Blutergusses zeigen sich sofort oder erst nach ein paar Tagen blaue Flecke. Diese verfärben sich von violettblau nach gelbbraun, wenn der Körper das geronnene Blut wieder abbaut. Bei der Quetschung liegt immer auch eine Prellung des tieferliegenden Gewebes vor.

Verstauchungen und Zerrungen (Distorsion) entstehen durch gewaltsame Überdehnung der Gelenkbänder und Gelenkkapseln. Es kommt zu Blutergüssen in die Gelenkkapseln und dadurch zu unförmigen Schwellungen. Manchmal zerreißen die Bänder der Gelenkkapsel bei der Überdehnung (Bänderriß), oder die Gelenkknochen springen aus ihrer natürlichen Lage heraus. Letzteres nennt der Arzt Verrenkung (Luxation).

Sind stumpfe Verletzungen nach drei bis fünf Tagen noch nicht deutlich abgeklungen, sollten Sie den Arzt zu Rate ziehen.

HÄUFIGSTE SYMPTOME

- **Schmerzen**
- **Schwellung**
- **Meist Bluterguß**
- **Bewegungseinschränkung (Verstauchung, Verrenkung)**

ACHTUNG

Kälte hält den Bluterguß so klein wie möglich und lindert die Schmerzen!

Erste Hilfe

- Da bei einer stumpfen Verletzung ohne ärztliche Untersuchung nur schwer entschieden werden kann, ob nicht ein Knochen in Mitleidenschaft gezogen ist, sollten Sie derartige Blessuren in der Ersten Hilfe wie Knochenbrüche (Seite 243) versorgen.
- Legen Sie Ihrem Kind zuerst kühlende Umschläge auf das verletzte Körperteil, das hält den Bluterguß so klein wie möglich. Sie können stattdessen auch eine abschwellende Salbe auf die betroffene Stelle auftragen.
- Bei Verstauchungen und Verrenkungen können sogar ein Armtragetuch und ein Ruhigstellen der Gliedmaßen notwendig sein. Das Anlegen eines Stützverbandes besorgt dann der Arzt.

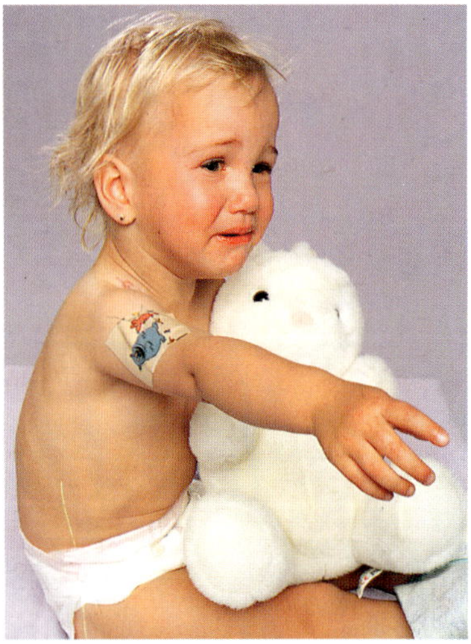

Bei kleinen Verletzungen helfen manchmal schon ein buntes Pflaster und Mutters Trost, um das »Aua« schnell zu vergessen

Unterkühlung, Erfrierung

Als Unterkühlung wird die Abkühlung des gesamten Körpers bezeichnet. Das bedeutet, daß die Körpertemperatur unter 35 °C abgesunken ist. Sie kann tödlich sein, weil die lebenswichtigen Organe – Herz, Leber, Lungen und Darm – langsamer arbeiten und schließlich ganz versagen.

Unter Erfrierung versteht man die durch Kälte hervorgerufene Schädigung einzelner Körperteile wie Zehen, Finger, Nase oder Ohren. Das Ausmaß kann man anfangs nicht erkennen.

Häufiger Grund für Erfrierungen ist unzweckmäßige Bekleidung im Winter. Kinder kühlen leicht aus, wenn sie sich bei kalter Witterung zu lange im Freien aufhalten und dabei nicht genügend bewegen. Kleine Babys verlieren relativ schnell ihre Körperwärme, wenn sie zu kalt schlafen.

HÄUFIGSTE SYMPTOME

- **Kältegefühl, Zittern**
- **Betroffene Hautstellen blaß und weiß**
- **Starke Schmerzen, Schwellungen und Blasenbildung an den erfrorenen Gliedern**
- **Bewußtseinsstörungen**

ACHTUNG

Bei Unterkühlung gilt strengstes Alkoholverbot. Medikamente dürfen nicht mit Melissengeist verabreicht werden! Massieren oder mit Schnee einreiben ist verboten!

Erste Hilfe

- Bringen Sie Ihr Kind bei Verdacht auf Unterkühlung oder Erfrierungen in einen warmen Raum mit rund 20 °C. Sie müssen das Kind allmählich aufwärmen.
- Zu schnelle Überwärmung ist gefährlich, es kommt dabei zu Gewebszerstörungen.
- Entfernen Sie die nasse Kleidung sowie enge Kleidungsstücke. Hüllen Sie Ihr Kind in warme Decken! Erfrorene Finger und Füße erwärmen Sie durch Ihre eigene Körperwärme – zum Beispiel in der Achselhöhle – oder baden sie in schwach körperwarmer Flüssigkeit: Nur eintauchen, dann trocknen und weiter erwärmen.
- Das Wichtigste ist das Aufwärmen des Betroffenen von innen mit warmem – nicht heißem – Tee, aber nur, wenn das Kind bei Bewußtsein ist. Keine alkoholischen Getränke (Punsch oder Glühwein) verabreichen!

Verbrennung, Verbrühung

HÄUFIGSTE SYMPTOME

• Verbrennungen 1. Grades: Rötung der Haut mit Schmerzen, die auf die betroffenen Hautbezirke beschränkt sind (zum Beispiel Sonnenbrand).

• Verbrennungen 2. Grades: Rötung der Haut mit Blasenbildung beziehungsweise perlmuttweißen, nässenden Wundflächen.

• Verbrennungen 3. Grades: Weiß- bis graufleckige Hautbezirke. Durch die Schädigung ist das Gewebe abgestorben und auf Berührung nicht mehr schmerzhaft, jedoch die umliegenden Randbezirke schmerzen stark.

Verbrennungen sind Hautschäden, die durch trockene Hitze, zum Beispiel durch Feuer, heiße Herdplatten, Haarfön oder Sonne, entstehen können. Sie gehören zu den häufigsten Todesursachen bei Unfällen von Kindern im zweiten Lebensjahr. Ist kochendes Wasser oder Wasserdampf die Ursache der Verletzung, spricht man von Verbrühung. Entscheidend für das Ausmaß der Schädigung sind:

- die Größe der verletzten Stelle,
- die einwirkende Temperatur,
- die Dauer der Einwirkung.

Je nachdem kommt es zu oberflächlichen oder tiefen Gewebsschädigungen, die man in drei Schweregrade einteilt.

Gefahren drohen besonders durch den Flüssigkeitsverlust aus den Blutgefäßen ins Gewebe, was zusammen mit dem starken Schmerz zum Schock (Seite 237) führen kann. Genauso können aber bei großflächigen Verletzungen auch Infektionen drohen oder Organschäden als Spätfolge auftreten.

Verbrennungsgrade erkennen

Um besser beurteilen zu können, wie Sie bei Verbrennungen und Verbrühungen nach der Ersten Hilfe vorgehen müssen, werden diese Verletzungen nach der sogenannten Neunerregel eingeteilt: Sind weniger als zehn Prozent der Haut des Kindes durch Verbrennungen 1. Grades geschädigt oder ist die Verbrennung 2. Grades nicht größer als eine Handfläche des Kindes, können die Verbrennungen und Verbrühungen selbst behandelt werden. Sie müssen mit dem verletzten Kind nicht in die Klinik. Verbrennungen größerer

Erste Hilfe

• Bei Verbrennungen 1. Grades: Schmerzstillung durch Kälteeinwirkung. Die verbrannte oder verbrühte Haut für 10 bis 15 Minuten unter fließend kaltes Wasser halten.

• Bei Verbrennungen 2. Grades: Schmerzstillung durch kaltes Wasser, wie bei Verbrennungen 1. Grades. Zum Schutz vor Infektionen sterile, trockene Verbände anlegen. Keine Salben oder Puder auftragen, die Brandblasen nicht öffnen. Das Kind unbedingt zum Arzt bringen!

• Bei Verbrennungen 3. Grades: Schmerzbekämpfung durch kaltes Wasser wie bei Verbrennungen 1. und 2. Grades. Infektionsschutz durch sterile Abdeckung, eventuell mit Alufolie. Sofort zum Arzt!

Verbrennung, Verbrühung

Verbrannte oder verbrühte Haut für etwa eine Viertelstunde unter fließendes kaltes Wasser halten!

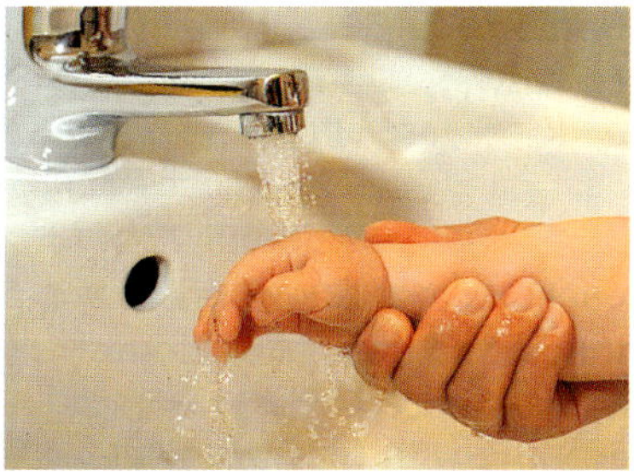

Flächen und Verbrennungen 3. Grades gehören immer in ärztliche Behandlung. Wegen der Infektionsgefahr und der Verbrennungsschockgefahr werden sie am besten in der Klinik versorgt. Der Verbrennungsschock tritt durch den Flüssigkeitsverlust und die Ödembildung häufig erst Stunden oder Tage nach der schweren Verletzung ein. Gleichzeitig kommt es zu Vergiftungen durch das zerstörte Gewebeeiweiß.

ACHTUNG

Bei großflächigen Verbrennungen 2. Grades (größer als die Handfläche des verletzten Kindes) soll das Kind zum Arzt. Verbrennungen 3. Grades müssen immer ärztlich behandelt werden!
Brennen Kleider, die mit heißen Ölen, Fetten oder Teer behaftet sind, löschen Sie diese mit Wasser ab und ziehen Ihr Kind erst dann aus. Stoffe, die auf der Haut fest anliegen, nicht entfernen. Sofort mit Wasser übergießen – eventuell unter der Dusche. Bringen Sie Ihr Kind ohne Aufschub in die Klinik!

Erste Hilfe bei großflächigen Verbrennungen

• Kleiderbrände
Sofort löschen durch Übergießen mit Wasser oder Eintauchen in Wasser, in Wolldecken einhüllen oder die Flammen mit Tüchern ersticken. Auf keinen Fall eine Decke aus Kunstfasern verwenden, da der Kunststoff schmilzt und mit der Haut verkleben kann.

Achtung: Wenn Sie einen Feuerlöscher verwenden, richten Sie ihn nie auf das Gesicht Ihres Kindes (Erstickungsgefahr!).

• Arme und Beine
Gliedmaßen sofort in kaltes Wasser eintauchen oder für 10 bis 15 Minuten unter fließendes Wasser halten.

• Rumpf und Gesicht
Kleine verbrannte Stellen in Wasser eintauchen. Bei großen Flächen besteht die Gefahr eines Kälteschocks, sie werden nur abgedeckt. Brandwunden mit Brandwundenverbänden, notfalls mit Leinentüchern, bedecken. Vermeiden Sie bakterielle Infektionen durch Anlegen von sterilen Verbänden oder gewaschenen und gebügelten Leinentüchern.

• Kein Bestreuen der Wunden mit Mehl, Salben oder Puder; auch kein Öl oder Butter verwenden.

• Schluckweise Mineralwasser trinken lassen, außer bei Bewußtlosigkeit, Schock oder bei Gesichtsverbrennungen. Häufig kommt es bei schweren Verbrennungen durch den Flüssigkeits- und Salzverlust zum Kreislaufschock.

• Bei starken Schmerzen können Sie Paracetamol-Zäpfchen geben.

• Kontrollieren Sie ständig Puls und Atmung Ihres Kindes.

Zum Nach

In diesem Kapitel finden Sie:

- einen ausführlichen Nachschlageteil mit Erklärungen der Fachbegriffe von A bis Z;
- Adressen von Verbänden und Selbsthilfegruppen, von denen Sie Rat und Hilfe sowie Tips für weitere Anlaufstellen bekommen;
- eine Zusammenstellung empfehlenswerter Bücher – für gesunde und kranke Kinder;
- ein umfassendes Beschwerden- und Sachregister, das Ihnen hilft, die gewünschten Stellen im Buch schnell zu finden.

schlagen

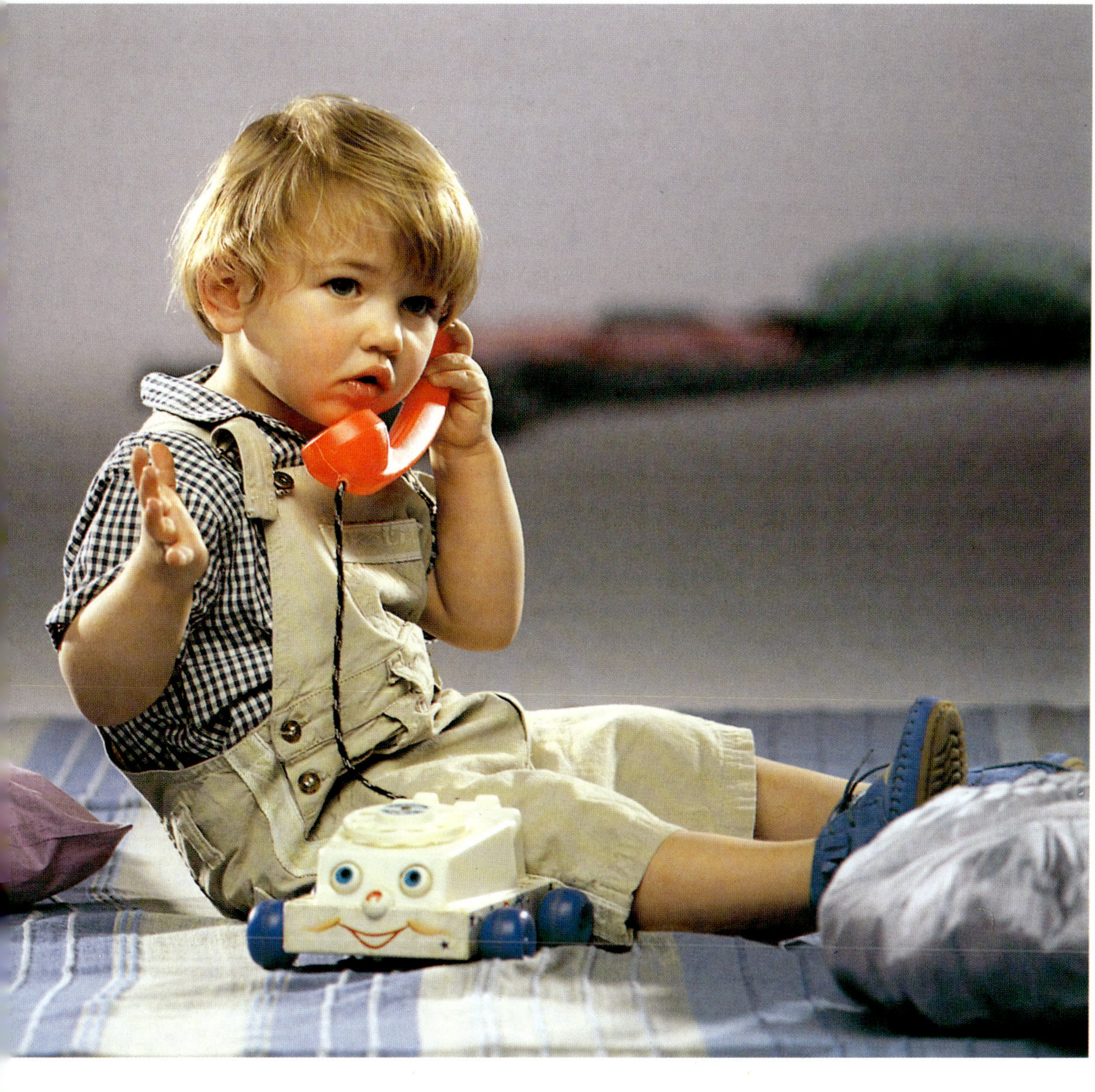

Glossar

Aciclovir
Gegen Herpesviren wirksames Arzneimittel

Abdomen
Rumpfabschnitt zwischen Brustkorb und Becken, bestehend aus Bauchwand, Bauchhöhle, Eingeweiden

Absence
Sekunden dauernde Bewußtseinstrübung bei Anfallsleiden

Abszeß
Abgekapselte Eiteransammlung im Gewebe

Acetylsalicylsäure
Wirkstoff in schmerzstillenden Medikamenten (zum Beispiel Aspirin®); wird auch zur Blutverflüssigung eingesetzt

Adenotomie
Operative Entfernung der Rachenmandeln

AIDS (acquired immune deficiency syndrome)
Unheilbarer Immundefekt durch Virusinfektion, wird durch Blutkontakt und Sexualverkehr übertragen

Akut
Plötzlich einsetzend, von kurzer Dauer

Allergen
Substanz, die vom Körper als »fremd« erkannt wird und im Körper eine Abwehrreaktion – Allergie – erzeugen kann

Anästhetikum
Medikament zur Ausschaltung der Schmerzleitung beziehungsweise Schmerzempfindung; wird bei Operationen und zur Wundversorgung eingesetzt

Analgetikum
Arzneimittel, das schmerzlindernd oder schmerzstillend wirkt; wird bei inneren Erkrankungen, Verletzungen und nach Operationen eingesetzt

Anaphylaktischer Schock
Akute, lebensbedrohende, allergische Allgemeinreaktion des Körpers

Antibiotika
Natürliche sowie halb- und vollsynthetisch nachgebildete Stoffwechselprodukte von Bakterien, Pilzen, Flechten, Algen und höheren Pflanzen, die krankheitserregende Mikroorganismen abtöten oder im Wachstum hemmen; lösen gelegentlich unerwünschte Nebenwirkungen aus

Antiepileptika
Medikamente zur Behandlung von Anfallsleiden

Antigen
Stoffe, die im Körper die Bildung von Antikörpern auslösen

Antihistaminika
Substanzen, die die Wirkung des Histamins abschwächen oder aufheben. Werden zum Beispiel bei allergischen Erkrankungen eingesetzt

Antikörper
Wirkstoffe des körpereigenen Abwehrsystems, die vor einer Infektion oder einem fremden Wirkstoff schützen

Antikonvulsiva
Arzneimittel mit krampfhemmender Wirkung bei Anfällen oder Krämpfen, die vom Gehirn ausgelöst werden

Antimykotika
Mittel, die gegen krankheitserregende Pilze wirksam sind

Anus
After, Darmausgang

Apgar-Index
(Lebensfrische) Eine, fünf und zehn Minuten nach der Geburt wird der Zustand des Neugeborenen beurteilt: Muskelspannung, Hautfarbe, Reflexe, Atmung und Herzschlag werden mit Punkten bewertet

Apnoe
Zustände von Atemstillstand infolge Lähmung oder Unreife des Atemzentrums

Appendektomie
Entfernung des Wurmfortsatzes am Blinddarm des Dickdarms (»Blinddarmoperation«)

Askariden
Spulwürmer

Aspiration
Eindringen von flüssigen oder festen Stoffen in die Atemwege durch Verschlucken oder Einatmen

Astigmatismus
Sehschwäche durch Verkrümmung der Hornhaut des Auges

Aszites
Ansammlung von Flüssigkeit im freien Bauchraum

Glossar

Atopie
Erbliche Überempfindlichkeitsreaktion aller Hautoberflächen auf allergieauslösende Substanzen

Atrophie
Gewebsschwund (Abmagerung) am Körper oder einzelner Organe durch Mangelernährung, Krankheit oder Medikamente

Auskultation
Abhorchen von Organen auf Schallphänomene (Herz-, Atem-, Darmgeräusche), meist mit einem Stethoskop

Bakterien
Kleinste einzellige Lebewesen, die sich durch Spaltung vermehren

Bilirubin
Produkt des Blutfarbstoffes, das beim Zerfall roter Blutkörperchen frei wird; wichtigster Gallenfarbstoff, wird hauptsächlich in der Leber abgebaut

Biopsie
Entnahme einer Gewebeprobe am lebenden Organ zu Untersuchungszwecken

Blutbild
Zusammensetzung des Blutes nach Zahl und Art der Blutkörperchen

Bösartigkeit
Neigung eines Krankheitsprozesses, meist eines Tumors, unkontrolliert fortzuschreiten, Gewebe zu zerstören und unbehandelt zum Tode zu führen (Malignität)

Bradykardie
Verlangsamte Herzschlagfolge

Breitband-Antibiotikum
Antibiotikum mit breitem Wirkungsspektrum: Die Wirkung erfaßt verschiedene Bakteriengruppen. Auch Breitspektrum-Antibiotikum genannt

Cerebral
→ Zerebral

Chemotherapeutika
Chemische Wirkstoffe, die Krankheitserreger oder erkrankte Gewebezellen möglichst ohne Schädigung des Körpers oder des umgebenden Gewebes im Wachstum hemmen oder abtöten sollen

Chronisch
Langsam sich entwickelnd, von langer Dauer

Commotio cerebri
Gehirnerschütterung

Computertomographie (CT)
Untersuchung mit Schichtaufnahmen (Computerverfahren). Bestimmte Körperschichten werden parallel auf dem Röntgenschirm abgebildet, wodurch sich krankhafte Veränderungen in ihrer Lage im Körper genau nachweisen lassen

Dermatologe
Facharzt für Erkennung und Behandlung von Hautkrankheiten

Desensibilisierung
Bei allergischen Erkrankungen wird versucht, durch Medikamente die Toleranz des Körpers gegenüber allergenen Substanzen zu erhöhen

Diabetes mellitus
»Zuckerkrankheit« – eine auf erblicher oder erworbener Grundlage beruhende Störung des Kohlenhydrat- sowie auch des Fett- und Eiweißstoffwechsels infolge Insulinmangels oder verminderter Insulinwirksamkeit in der Bauchspeicheldrüse

Diarrhöe
Durchfall

Duodenum
Zwölffingerdarm

Dysplasie
Fehlbildung von Organen oder Organteilen als Folge gestörter Entwicklung in der Schwangerschaft

Eiter
Durch Krankheitserreger oder Fremdkörper hervorgerufene entzündliche Ansammlung von Blutzellen und Wundflüssigkeit

Elektroenzephalogramm (EEG)
Durch Aufzeichnung bioelektrischer Potentialschwankungen des Gehirns gewonnenes Kurvenbild, zur Erkennung organischer Funktionsstörungen des Gehirns. Die Elektroden des EEG-Gerätes werden dazu nach einem bestimmten Schema der Kopfhaut angelegt, wodurch die Lagebestimmung von Krankheitsherden im Gehirn möglich wird

Elektrokardiogramm (EKG)
Herzstromkurve: Vom EKG-Gerät aufgezeichnetes Kurvenbild des Herzschlages, entstanden durch die bioelektrischen Spannungsfelder, die für die Erregungsausbreitung und -rückbildung im Herzmuskel verantwortlich sind

Emesis
Erbrechen

Emphysem
Übermäßiges oder ungewöhnliches Vorkommen von Luft (Gas) in Körpergeweben

Endokrinologie
Wissenschaft, die sich mit den Funktionen und der Regulation der Hormone und der Hormone absondernden Organe/Drüsen befaßt

Endoskopie
Betrachtung (»Spiegelung«) von Körperhöhlen und Hohlorganen mit einem röhrenförmigen, mit Lichtquelle und optischem System ausgestatteten Instrument, kombinierbar mit kleinen operativen Eingriffen (Biopsie)

Enteritis
Entzündung im Dünndarm

Entzündung
Abwehrreaktion in Organzellen, Bindegewebe und Blutgefäßen gegen einen Entzündungsreiz, um diesen zu beseitigen und die Gewebsschädigung zu reparieren (Wundheilung); typische Zeichen einer Entzündung: Rötung, Schwellung, Erwärmung, Schmerzen

Enzephalitis
Entzündung des Gehirns

Enzyme
Fermente, für den Stoffwechsel der Organe unentbehrliche Eiweißstoffe

Epilepsie
Fallsucht; Oberbegriff für den zerebralen Anfall und Anfallsleiden verschiedener Ursachen, zum Beispiel infolge hirnorganischer Erkrankungen, Stoffwechselstörungen, familiärer Belastung oder ohne nachweisbare Ursachen

Ergotherapie
Beschäftigungstherapie; wichtige Behandlungsmethode von Störungen der Feinmotorik in der kindlichen Entwicklung oder nach Krankheiten oder Unfällen

Erythrozyten
Rote Blutkörperchen

Exanthem
Hautausschlag, häufig bevorzugt an bestimmten Körperstellen bei infektiösen Erkrankungen (Masern, Röteln, Scharlach); allergisches oder toxisches (auf einer Vergiftung beruhendes) Exanthem als Reaktion des Körpers auf die krankmachenden Substanzen

Exkretion
Ausscheidung organischer und anorganischer fester, gelöster oder flüchtiger, körpereigener oder -fremder Substanzen durch die Ausscheidungsorgane (Lunge, Haut, Niere, Leber, Dickdarm, Talg- und Schweißdrüsen)

Extremitäten
Die oberen beziehungsweise unteren Gliedmaßen (Arme, Beine)

Fissur
Spalte, Furche, Einschnitt, Einriß an Haut oder Knochen.

Fungizid
Pilzabtötend

Gammaglobuline
Eiweißkörper, zählen zu den Immunglobulinen und sind wesentlich an der Bildung von körpereigenen Abwehrstoffen beteiligt

Genitalien
Sammelbegriff für die Geschlechtsorgane bei Mann und Frau

Grand mal (-Anfall)
Generalisierter zerebraler Anfall mit Krämpfen in Armen und Beinen sowie mit Bewußtlosigkeit (»großer Anfall«)

Granulozyten
Der Infektionsabwehr dienende weiße Blutkörperchen (Leukozyten), die am Ort der Entzündung Fremdkörper, Bakterien, Pilze oder zerstörtes Gewebe aufnehmen und Keime abtöten

Gutartig (benigne)
Die Gutartigkeit einer Krankheit oder eines Krankheitsverlaufs zum Beispiel bei Geschwulsten, Tumoren ist gekennzeichnet durch vorwiegend verdrängendes Wachstum, fehlende Metastasierung (Tochtergeschwulstbildung)

Guthrie-Test
Test bei Neugeborenen zur Früherfassung der Phenylketonurie (erblicher Enzymdefekt, der unbehandelt zu geistiger Behinderung, verzögertem Wachstum und Neigung zu Krampfanfällen führt)

Gynäkologe
In Erkennung, Verhütung und Behandlung der Krankheiten der weiblichen Geschlechtsorgane und Geburtshilfe ausgebildeter Facharzt

Glossar

Hämatologe
Facharzt für Erkennung und Behandlung von Störungen des Blutes

Hämatom
Bluterguß

Hämaturie
Rote Blutkörperchen im Urin infolge Nieren- oder Blasenerkrankungen oder Vergiftungen

Hämoglobin
Blutfarbstoff und seine Varianten in den roten Blutkörperchen

Hämophilie
Bluterkrankheit; erbliche Blutgerinnungsstörung

Hernie
Eingeweidebruch; Heraustreten von Eingeweiden durch Lücken beziehungsweise vorgeformte Kanäle in den Bauchdecken

Histamin
Gewebshormon; wird bei allergischer Reaktion freigesetzt und führt zur Schwellung der Haut und Juckreiz

Hormone
Lebenswichtige Stoffe, die in mit dem Blut- und Lymphstrom verbundenen Zellen beziehungsweise Geweben (Drüsen) gebildet werden und die Stoffwechselvorgänge im Körper steuern

Hydrocephalus
Wasserkopf

Hydrocele
Wasserbruch

Hyperplasie
Größenzunahme eines Organs oder Gewebes

Hypertonie
Erhöhung einer Spannung oder eines Drucks über die Norm; zum Beispiel Bluthochdruck

Hyposensibilisierung
→ Desensibilisierung

Hypotonie
Erniedrigung einer Spannung oder eines Drucks unter die Norm; zum Beispiel niedriger Blutdruck

Ikterus
Gelbsucht

Ileus
Darmverschluß

Immunglobuline
Antikörper der spezifischen körpereigenen Abwehr; können zum Schutz bei bestimmten Infektionen eingesetzt werden

Immunität
Widerstandsfähigkeit gegen Krankheit, entweder durch Schutzimpfung oder durch das körpereigene Immunsystem nach durchgemachter Infektion

Infektion
Ansteckung; Eindringen von Mikroorganismen (Bakterien, Viren, Pilze, Parasiten) in den Körper

Inhalation
Über die Atemorgane zugeführte Heilmittel in Form von Gasen, Dämpfen oder feinster, in Luft zerstäubter Teilchen

Inkubationszeit
Bei Infektionskrankheiten die Zeitspanne zwischen der Ansteckung (Eindringen der Erreger in den Körper) und dem Auftreten von Krankheitszeichen

Inkubator
Brutkasten

Insuffizienz
Ungenügende Funktion beziehungsweise Leistung eines Organ(system)s

Insulin
Hormon, das in der Bauchspeicheldrüse gebildet wird und maßgeblich an der Regulation der Konzentration von Glukose (Zucker) im Blut beteiligt ist
→ Diabetes mellitus

Invagination
Einstülpung eines Hohlorgans in sich selbst oder in ein Nachbarorgan (zum Beispiel den Darm)

Karzinogen
Krebsauslösend

Karzinom
Bösartiges unkontrolliertes Gewebewachstum, das umliegendes gesundes Gewebe zerstört und sich im ganzen Körper ausbreitet (Metastasen bildet)

Katarrh
Entzündung der Schleimhäute mit vermehrter Absonderung wäßrigen oder schleimigen Sekrets

Kernspintomographie
Spezielles röntgenologisches Untersuchungsverfahren, bei dem das

Bild durch rasterartiges punktförmiges Abtasten eines Körperquerschnitts gewonnen wird; zum Erkennen von Tumoren und Fehlbildungen

Kieferorthopäde
Facharzt der Zahnheilkunde, der sich mit der Beseitigung von Zahnstellungsstörungen und Bißlagefehlern befaßt

Klistier
(Darm-)Einlauf, Einbringen von Flüssigkeit in den Mastdarm

Kolik
Krampfartige Schmerzen

Konjunktivitis
Bindehautentzündung

Kortikosteroide
In der Nebennierenrinde gebildete Hormone, zum Beispiel Kortison

Kortison
Nebennierenrindenhormon; entzündungshemmende Substanz zur äußeren oder inneren Anwendung

Laxans
Abführmittel

Leukozyten
Weiße Blutkörperchen

Logopädie
Sprachheilkunde

Lokalanästhesie
Örtliche Betäubung

Lordose
Nach vorne gewölbte Krümmung der Wirbelsäule

Lumbalpunktion
Einstich zwischen dem dritten und vierten Lendenwirbel mit einer Spezialkanüle zur Gewinnung von Rückenmarksflüssigkeit

Luxation
Verrenkung

Lymphe
Über die Lymphbahnen abfließende Gewebsflüssigkeit, die der Zell- und Gewebsernährung und dem Transport der Lymphozyten von den Bildungsorten in das Blut dient

Lymphadenitis
Entzündliche Lymphknotenschwellung

Lymphangitis
Entzündung der Lymphbahnen, meist als roter Strich in der Haut nach Verletzung sichtbar

Lymphozyten
Untergruppe der weißen Blutkörperchen, werden in Knochenmark, Lymphknoten, Thymus und Milz gebildet

Maldescensus testis
Mangelhafte Verlagerung der Hoden in den Hodensack

Maligne
Bösartig

Mekonium
Kindspech; der aus vom Fetus verschluckten Fruchtwasser gebildete Darminhalt des Neugeborenen

Meningitis
Entzündung der Hirn- und/oder der Rückenmarkshäute

Metabolismus
Veränderung, Umwandlung; der Stoffwechsel

Mikroben
Die mit bloßem Auge nicht sichtbaren tierischen und pflanzlichen Kleinlebewesen

Mykosen
Durch Pilze hervorgerufene Erkrankungen

Nekrose
Lokaler Gewebstod als schwerste Folge einer örtlichen Stoffwechselstörung

Neuralgie
Nervenschmerzen, die anfallsweise im Ausbreitungsgebiet eines Nervs auftreten

Neurologe
Facharzt für Erkennung, Behandlung und Verhütung von Erkrankungen des Nervensystems und der Muskulatur

Obstipation
Darmträgheit; Verstopfung

Ödem
Gewebswassersucht; krankhaft vermehrte Wassereinlagung im Gewebe

Orthopäde
Facharzt zum Erkennen, Vorbeugen und Behandeln angeborener und erworbener Form- und Funktionsfehler des Bewegungsapparates

Otitis
Entzündung des Ohres oder eines seiner Teile

Otoskop
Ohrenspiegel

Pädiater
Facharzt zum Erkennen, Vorbeugen und Behandeln von körperlichen und seelischen Erkrankungen im Kindesalter

Palpation
Untersuchung der Körperoberfläche oder zugänglicher Körperhöhlen durch Be- und Austasten

Paracetamol
Schmerzstillendes Mittel
→ Analgetikum

Parese
Lähmung

Pathologie
Lehre von den abnormen und krankhaften Vorgängen und Zuständen im Körper

Penicillin
Antibiotikum, das aus verschiedenen Schimmelpilzarten gewonnen, aber auch synthetisch hergestellt wird

Physiotherapie
Physikalische Therapie: Krankengymnastik, Beschäftigungs-, Bäder- (Balneo)- und Klimatotherapie

Plasma
Flüssiger Teil des Blutes

Postnatal
Nach der Geburt

Prophylaxe
Vorbeugung, individuelle und generelle Maßnahmen zur Verhütung drohender Krankheiten und Entwicklungsstörungen

Psychiatrie
Wissenschaft und Lehre von den seelischen Erkrankungen und ihrer Behandlung und Verhütung

Psychologie
Wissenschaft und Lehre von den Funktionen des Bewußtseins und des Verhaltens sowie deren Rolle bei der Entwicklung der Persönlichkeit

Pulmo
Lunge

Quincke-Ödem
Örtlich begrenzte, akut auftretende Anschwellung von Haut und Schleimhäuten, insbesondere im Bereich des Gesichts

Rektal
Zum Mastdarm (Rektum) gehörend, im oder durch den Mastdarm

Rezidiv
Rückfall, Wiederauftreten einer Krankheit nach völliger Abheilung

Rhagade
Hautschrunde (Fissur; ohne Gewebeverlust) vor allem in der Umgebung der natürlichen Körperöffnungen Mund, Nase, After

Rh(esus)faktor
Erbliche Blutgruppeneigenschaft. Rh-positiv sind 95 Prozent aller weißen Menschen und alle Chinesen; Rh-negative Personen sind im Falle der Rh-Sensibilisierung zur Bildung von Rhesus-Antikörpern befähigt: Komplikationen können bei Kindern aus einer Verbindung zwischen einem Rh-positiven Vater und einer Rh-negativen Mutter auftreten. Eventuell kommt es im mütterlichen Körper zur Bildung von Antikörpern gegen diesen Blutfaktor (wenn das Kind ebenfalls Rh-positiv ist), was die normale Kindesentwicklung gefährden kann (Fehlgeburt, schwere geistige und körperliche Behinderung des Kindes)

Schleimhaut
Auskleidung der Hohlorgane

Seborrhoe
Übermäßige Entwicklung des Fettmantels der Oberhaut infolge vermehrter Talgabsonderung

Sekretion
Absonderung von Sekret (Flüssigkeit) über Ausführungsgänge der Drüsen in Hohlorgane (Magen, Darm, Blutbahn) oder an die Körperoberfläche

Sepsis
Blutvergiftung

Serum
Wässriger Bestandteil des Blutes

SIDS (sudden infant death syndrome)
Plötzlicher Säuglingstod

Smegma
Weiß-gelbliche talgige Masse aus Talgdrüsensekret und abgeschilferten Gewebeplättchen als Ansammlung unter der Vorhaut beziehungsweise zwischen Klitoris und kleinen Schamlippen

Glossar

Sonographie
→ Ultraschalluntersuchung

Spasmus
Verkrampfung, Krampf

Sterilität
Keimfreiheit; Unfruchtbarkeit

Stethoskop
Instrument für die Untersuchung der Schallphänomene im Körperinneren

Stridor
Pfeifendes Atemgeräusch bei Ein- und Ausatmung

Struma
Kropf; Vergrößerung der Schilddrüse

Symptom
Zeichen, in der Medizin Krankheitszeichen

Syndrom
Krankheitsbild, Gruppe von Krankheitszeichen, die für ein typisches Krankheitsbild sprechen

Szintigraphie
Untersuchungsverfahren mit radioaktiven Substanzen, um krankhafte Prozesse (Geschwülste, Metastasen, Organvergrößerungen, mangelhafte Funktion von Organen) nachzuweisen

Tachykardie
Herzjagen: Beschleunigung des Herzschlags

Talg
Von den Talgdrüsen der Haut produzierte fettige Absonderung

Thrombose
Durch Gerinnung gebildeter Thrombus (Blutpfropf) innerhalb eines Gefäßes

Thrombozyten
Blutplättchen, wichtig für die Blutgerinnung

Thyroxin
Wichtigstes von der Schilddrüse produziertes Schilddrüsenhormon

Tonsillektomie
Operative Entfernung der Gaumenmandeln

Toxin
Giftstoff tierischer, pflanzlicher oder mikrobieller Herkunft

Transfusion
Infusion einer größeren Menge Blut oder Blutbestandteile direkt in den Blutkreislauf

Trauma
Körperliche Verletzung oder schwerer seelischer Schock

Tuberkulintest
Hauttest zum Nachweis einer Tuberkulose-Infektion

Tumor
Geschwulst; anormale Gewebsmasse, die sich bei beschleunigter Vermehrung von Zellen in einem bestimmten Bereich bildet; es gibt gutartige und bösartige Tumore

Ulkus
Geschwür

Ultraschalluntersuchung
Ultraschall sind Schallwellen, die über der Wahrnehmungsschwelle des menschlichen Ohres liegen. Sie durchdringen weiche Gewebe und Flüssigkeiten, daher ist diese Methode insbesondere zur Untersuchung von Organen geeignet (zum Beispiel Gebärmutter während der Schwangerschaft, Gallenblase, Leber, Säuglingshüfte)

Vakzination
Impfung, häufigste Form der Immunisierung

Vakzine
Impfstoff

Virus
Kleinster bekannter Krankheitserreger, etwa halb bis ein Hundertstel so groß wie die kleinste Bakterie

Zerebral
Das Gehirn betreffend

Zilien
Wimpern; Flimmerhaare

ZNS (Zentralnervensystem)
Gehirn und Rückenmark

Zyanose
Bläuliche Verfärbung der Haut und der Schleimhäute infolge Sauerstoffmangels im Blut. Am deutlichsten sichtbar am Nagelbett von Fingern und Zehen, an Lippen und Auge

Zytomegalie
Viruskrankheit, Infektion des Kindes erfolgt während der Schwangerschaft oder nach der Geburt

Zytostatika
Zur Behandlung von Krebserkrankungen verwendete Medikamente

Adressen, die weiterhelfen

Deutschland

AIDS – Anlaufstellen – Universitätskinderkliniken in Düsseldorf, Hamburg, Heidelberg, Frankfurt, Berlin, München

Alleinerziehende – Verband alleinstehender Mütter und Väter – Bundesverband e.V. – VAMV –, Von-Groote-Platz 20, 53173 Bonn

Allergie/Asthma – Arbeitsgemeinschaft Allergiekrankes Kind e.V. – Hilfen für Kinder mit Asthma, Ekzem und Heuschnupfen – (AAK), Uckersdorfer Hauptstraße 29, 35745 Herborn

Deutscher Allergie- und Asthmabund e.V. – Hindenburgstraße 110, 41061 Mönchengladbach

Arbeitsgemeinschaft Asthmaschulung im Kindesalter, Kinderhospital Osnabrück, Iburgerstraße 187, 49082 Osnabrück

Autismus – Bundesverband »Hilfe für das autistische Kind« e.V., Verein zur Förderung autistischer Menschen, Bebelallee 141, 22297 Hamburg

Blinde – Deutscher Blindenverband e.V., Zentrale, Bismarckallee 30, 53173 Bonn

Bluter – Bundesgeschäftsstelle Deutsche Hämophilie-Gesellschaft zur Bekämpfung von Blutungskrankheiten e.V., Halenseering 3, 22149 Hamburg

Deutscher Kinderschutzbund – Bundesverband e.V., Schiffgraben 29, 30159 Hannover

Diabetiker – Bund diabetischer Kinder und Jugendlicher e.V., Hahnbrunner Str. 46, 67659 Kaiserslautern, 06 31/7 64 88

Deutscher Diabetiker-Bund, Danziger Weg 1, 58511 Lüdenscheid

Down-Syndrom – Bundesweiter Arbeitskreis Down-Syndrom e.V., Hegelstraße 19, 33649 Bielefeld

Drogen – Bundesverband der Elternkreise drogengefährdeter und drogenabhängiger Jugendlicher, Köthenerstraße 38, 10963 Berlin

Epilepsie – Internationale Liga gegen Epilepsie, Herforder Straße 5–7, 33602 Bielefeld

Eßstörungen – Frankfurter Zentrum für Eßstörungen, Hansaallee 18, 60322 Frankfurt/Main

Aktionskreis Eß- und Magersucht »Cinderella«, Westendstraße 35, 80339 München

Geistig behinderte Kinder – Bundesvereinigung Lebenshilfe für geistig Behinderte e.V., Raiffeisenstraße 18, 35043 Marburg

Giftinformationszentren (24-Stunden-Dienst)

Berlin – Landesberatungsstelle für Vergiftungserscheinungen und Embryonaltoxikologie, Pulsstraße 3–7, 14059 Berlin, Tel. 0 30/1 92 40 od. 0 30/32 68 07 80 (Notfall)

Bonn – Informationszentrale Vergiftungen, Universitätskinderklinik und Poliklinik, Adenauerallee 119, 53113 Bonn, Tel. 02 28/2 87-32 11/-33 33

Braunschweig – unter Göttingen: Tel. 05 51/1 92 40 od. 39 20 32

Bremen – unter Göttingen: Tel. 05 51/1 92 40 od. 39 20 32

Erfurt – Gemeinsames Giftinformationszentrum GGIZ, Nordhäuser Straße 74, 99089 Erfurt, Tel. 03 61/73 07 30

Freiburg – Informationszentrale für Vergiftungen, Universitäts-Kinderklinik, Mathildenstraße 1, 76109 Freiburg, Tel. 07 61/2 70 43 61

Göttingen – Vergiftungsinformationszentrale Universitäts-Kinderklinik und Poliklinik, Robert-Koch-Straße 40, 37075 Göttingen, Tel. 05 51/39 62 39-39 62 10

Hamburg – unter Göttingen: Tel. 05 51/1 92 40 od. 39 20 32

Homburg/Saar – Beratungsstelle für Vergiftungsfälle im Kindesalter, Universitätsklinik für Kinder- und Jugendmedizin, 66421 Homburg/Saar, Tel. 0 68 41/1 92 40

Kiel – unter Göttingen: Tel. 05 51/1 92 40 od. 39 20 32

Koblenz – unter Mainz: Tel. 0 61 31/1 92 40 od. 23 24 66

Leipzig – Toxikologischer Auskunftsdienst, Institut für klinische Pharmakologie, Bereich Medizin, Universität Leipzig, Härtelstraße 16–18, 04107 Leipzig, Tel. 03 41/9 72 46 66 (7.00 –15.30 Uhr), sonst 01 71/ 5 06 80 10

Ludwigshafen – unter Mainz: Tel. 0 61 31/1 92 40 od. 23 24 66

Mainz – Beratungsstelle bei Vergiftungen, II. Med. Klinik und Poliklinik, Johannes-Gutenberg-Universität, Langenbeckstraße 1, 55131 Mainz, Tel. 0 61 31/1 92 40 od. 23 24 66

München – Giftnotruf München, Toxikologische Abteilung der II. Med. Klinik rechts der Isar der TU, Ismaninger Straße 22, 81675 München, Tel. 0 89/1 92 40

Nürnberg – Giftinformationszentrale, Toxikologische Intensivstation, II. Medizinische Klinik, Klinikum Nürnberg, Flurstraße 17, 90419 Nürnberg, Tel. 09 11/3 98 24 51

Adressen, die weiterhelfen

Herzkranke Kinder – Kinderherzstiftung in der Deutschen Herzstiftung e.V., Wolfsgangstraße 20, 60322 Frankfurt

Herzkind e.V., Husarenstraße 70, 38102 Braunschweig

Homöopathie – Deutscher Zentralverein homöopathischer Ärzte e.V., Dorotheenstr. 75, 53111 Bonn

Bundesverband Patienten für Hömöopathie, Lange Straße 47, 37181 Hardegsen

Hyperaktives Kind – Arbeitskreis überaktives Kind (früher: Phosphat-Liga), Dieterichsstraße 9, 30159 Hannover

Körperbehinderte Kinder – Bundesverband Selbsthilfe e.V., Altkrautheimer Straße 17, 74238 Krautheim/Jagst

Bundesverband für Körper- und Mehrfachbehinderte e.V., Bremstraße 5–7, 40239 Düsseldorf

Krankenhaus, Kind im – Aktionskomitee Kind im Krankenhaus e.V. – AKIK, Kirchenstraße 34, 61440 Oberursel

Lernbehindert – Bundesverband zur Förderung Lernbehinderter, Rolandstraße 61, 50677 Köln

Leukämie – Deutsche Leukämie-Forschungshilfe-Aktion für krebskranke Kinder e.V., Dachverband, Joachimstraße 20, 53113 Bonn

Teilleistungsstörungen – Bundesarbeitsgemeinschaft Teilleistungsstörungen, MCD-HKS (= minimale cerebrale Dysfunktion/Hyperkinetisches Syndrom), Wendelinstraße 64, 50933 Köln

Mukoviszidose – Deutsche Gesellschaft zur Bekämpfung der Mukoviszidose (Cystische Fibrose), Bendenweg 101, 53121 Bonn

Neurodermitis – Deutscher Neurodermitikerbund, Mozartstraße 11, 22083 Hamburg

Pro Familia – Deutsche Gesellschaft für Sexualberatung und Familienplanung e.V., Stresemannallee 3, 60596 Frankfurt

Rat und Hilfe Kindernetzwerk e.V. Hanauer Straße 15, 63739 Aschaffenburg

Rheuma – Arbeitskreis Eltern rheumakranker Kinder, Deutsche Rheumaliga, Melanchtonstraße 31, 24114 Kiel

Rechtschreibschwäche – Bundesverband Legasthenie, Königstraße 32, 30175 Hannover

Säuglingstod, plötzlicher – GEPS, Gesellschaft zur Erforschung des plötzlichen Säuglingstods (SIDS), Postfach 1126, 31501 Wunstorf

Schwerhörigkeit – Bundesgemeinschaft der Eltern und Freunde schwerhöriger Kinder, Pirolkamp 18, 22397 Hamburg

Skoliose – Bundesverband Skoliose-Selbsthilfe, Mühlweg 12, 74838 Limbach

Stotterer – Selbsthilfe e.V., Bundesvereinigung, Gerionswall 112, 50670 Köln

Zöliakie – Deutsche Zöliakie-Gesellschaft e.V., Filderhauptstraße 61, 70599 Stuttgart

Österreich

Allergie/Asthma – Österreichische Lungen-Union, Selbsthilfegruppe Asthma-Bronchitis-Allergie, Obere Augartenstraße 26–28, 1020 Wien

Behinderte – Arbeitskreis Eltern behinderter Kinder und Jugendlicher, Kapuzinerstraße 84, 4020 Linz

Blinde – Elternselbsthilfe für sehgeschädigte Kinder in Österreich, Hyrtlstraße 33/10, 2340 Mödling

Diabetiker – Österreichische Diabetikervereinigung, Moosstraße 18/1, 5020 Salzburg

Epilepsie – Österreichische Liga gegen Epilepsie, Montlearstraße 37, 1160 Wien

Krankenhaus, Kind im – Kinderbegleitung, Familienselbsthilfeverein – Zentrale, Stadtplatz 14, 4840 Vöcklabruck

Morbus Crohn – Österreichische Morbus Crohn/Colitis ulcerosa-Vereinigung, Obere Augartenstraße 26–28, 1020 Wien

Mukoviszidose – Österreichische Gesellschaft zur Bekämpfung der Cystischen Fibrose, Obere Augartenstraße 26–28, 1020 Wien

Neurodermitis – ATOP – Selbsthilfegruppe für Neurodermitis, Barthgasse 9/7, 1030 Wien

Rheuma – Österreichische Gesellschaft für Rheumatologie, Ketzergasse 200, 1235 Wien

Tagesmütter – Verein Initiative Pflegefamilien, Tagesmütterzentrum, Pfeilgasse 8/4, 1080 Wien

Zeckenimpfung – Magistrat 15 der Stadt Wien, Gesundheitsamt, Schottenring 24, 1010 Wien

Zöliakie – Österreichische Arbeitsgemeinschaft Zöliakie, Anton-Baumgartner-Straße 44/C5/2302, 1232 Wien

Adressen/Bücher, die weiterhelfen

Schweiz

Asthma/Allergie – Schweizerische Elternvereinigung asthma- und allergiekranker Kinder, Schaufelgrabenweg 28, 3033 Wohlen

Behinderte – Schweizerische Arbeitsgemeinschaft zur Eingliederung Behinderter, Bürglistraße 11, 8002 Zürich

Homöopathie – Homöopathischer Ärzte-Verband, Sennweidstraße 45, 6312 Steinhausen

Rotes Kreuz, Schweizerisches Rotes Kreuz, Abteilung Gesundheits- und Sozialwesen, 3001 Bern

Team Selbsthilfe, Verein zur Weitervermittlung an Selbsthilfegruppen, Dolderstraße 18, 8032 Zürich

A.G. Allergiekrankes Kind (Hrsg.): Unser Kind ist allergisch; Ravensburger Verlag, Ravensburg

Ayres, A. Jean: Bausteine der kindlichen Entwicklung; Springer Verlag, Berlin

Borelli, Prof. Dr. med. Siegfried, Rakoski, Prof. Dr. med. Jürgen: Neurodermitis; Falken Verlag, Niedernhausen

Braecker, Solveig, Wirk-Weinrich, Wilma: Sexueller Mißbrauch an Mädchen und Jungen; Beltz Verlag, Weinheim

Cramm, Dagmar von: Für Kleinkinder – Was kleinen Kindern schmeckt und gut bekommt; Für Schulkinder – Was alle gerne essen!; Gräfe und Unzer Verlag, München

Flade, Dr. med. Sigrid: Allergien natürlich behandeln; Neurodermitis natürlich behandeln, Gräfe und Unzer Verlag, München

Gürtler, Helga: Kinder brauchen feste Regeln; Südwest Verlag, München

Janosch: Mutter sag, wer macht die Kinder; Mosaik Verlag, München

Kast-Zahn, Annette, Morgenroth, Hartmut: Jedes Kind kann schlafen lernen; Verlag Oberstebrink

Kindernetzwerk: Wer hilft weiter? Einrichtungen der Vorsorge und Rehabilitation für Kinder und Jugendliche; Verlag Schmidt-Römhild, Lübeck

Kurz, Marey: Vollwertkost, die Kindern schmeckt; Gräfe und Unzer Verlag, München

Lange, Petra: Hausmittel für Kinder – Naturgemäß vorbeugen und heilen; Rowohlt Taschenbuchverlag, Reinbek bei Hamburg

Maltzahn, Birgit von, Schetar, Daniela: Mit Kindern unterwegs; Piper Verlag, München

Polennin, Miriam: Die natürliche Hausapotheke; Christian Verlag, München

Rittinger, Eva: Süßes aus der Vollwertküche; Gräfe und Unzer Verlag, München

Schmidt, Sigrid: Bach-Blüten für Kinder; Gräfe und Unzer Verlag, München

Stellmann, Dr. med. H. Michael, Warner, Wolfgang: Mein Kind – die ersten sieben Jahre; Gräfe und Unzer Verlag, München

Stumpf, Werner: Kinder mit Homöopathie natürlich behandeln; Gräfe und Unzer Verlag, München

Vannini, Vanio: Bildatlas des menschlichen Körpers; Falken Verlag, Niedernhausen

Vannini, Vanio: Gesund durch die heilenden Kräfte der Natur; Humboldt Verlag, München

Vollmar, Klausbernd: Autogenes Training mit Kindern; Gräfe und Unzer Verlag, München

Ziersdorf, Ruth: Mit Neurodermitis leben; Haug Verlag, Heidelberg

Beschwerden- und Sachregister

Beschwerden- und Sachregister

Beschwerden- und Sachregister

Beschwerden- und Sachregister

Beschwerden- und Sachregister

Beschwerden- und Sachregister

Impressum

Wichtiger Hinweis

Dieser große GU Ratgeber stellt die häufigsten Krankheiten im Kindesalter und ihre ärztliche Behandlung sowie Ratschläge für die Selbstbehandlung vor. Jeder, der sein Kind bei leichteren Erkrankungen und Alltagsbeschwerden selbst behandeln beziehungsweise die ärztliche Behandlung mit Naturheilmitteln unterstützen möchte, muß sich genau an die angegebenen Rezepte und Anleitungen halten.
Wenn Sie sich bei der Behandlung nicht sicher sind, wenn unvorhersehbare oder unklare Begleitumstände auftreten, wenn Krankheitssymptome von den im Buch beschriebenen abweichen, suchen Sie unbedingt ärztlichen Rat!
Bitte beachten Sie: Naturheilmittel ersetzen grundsätzlich nicht eine schulmedizinische Behandlung. Jeder Leser und jede Leserin sind verpflichtet, in eigener Verantwortung zu entscheiden, ob und inwieweit sie die in diesem Buch dargestellten Naturheilverfahren beziehungsweise Pflege- und Vorbeugemaßnahmen einsetzen möchten. Handeln Sie vorsichtig und verantwortungsvoll und halten Sie sich an die im Buch angegebenen Hinweise.

Fotos:
Christian Grusa

Weitere Fotos:
Alete: Seite 57, 96, 233
Bavaria Bildagentur, TCL: Seite 22
Bavaria Bildagentur, FPG: Seite 184
Fotoarchiv Intervent: Seite 19
Gruner + Jahr, Julia Heinemann: Seite 51; Edith Lauenstein: Seite 228; Marina Raith: Seite 40/41, 196, 217; Ines Thate: Seite 8
Gilbert Heerwagen: Seite 24
Dr. Torsten Hoff: Seite 146
Dr. Helmut Keudel: Seite 176
Klinische Visite, Thomae: Seite 163, 165
Milupa: Seite 43, 194, 207, 215, 227 und Umschlagrückseite (Mitte links)
Dr. Helmut Moll: Seite 121
Penaten: vordere Umschlaginnenklappe, Seite 2/3, 5, 6, 7 (rechts), 212/213, 225
Norbert Schäfer: Seite 4, 12, 58/59 und Umschlagrückseite (oben rechts)
Rainer Schmitz: Seite 192/193, 202, 211
Odette Teubner: Seite 93
Isabella Valdivieso: Seite 56, 166

Zeichnungen:
Tomek
Gerlind Bruhn: Seite 28

Wir danken:
Prof. Dr. Hans-Joachim Suschke für die fachliche Begutachtung. Den Firmen Alete, Intervent, Milupa, Penaten, Thomae für die freundliche Überlassung der Fotos – und natürlich allen Kindern, die sich für die Fotoaufnahmen zur Verfügung gestellt haben.

Zum Autor:
Dr. Helmut Keudel, Jahrgang 1940, Studium der Humanmedizin, Facharzt für Kinderheilkunde mit Zusatzbezeichnung Homöopathie. Eigene Praxis.
Dr. Keudel betreut zwei städtische Kinderheime in München und engagiert sich für behinderte und entwicklungsgestörte Kinder.

Redaktion: Dr. Felicitas Zorn
Herstellung: Monika Pamp
Layout und Umschlaggestaltung: Marcus von Hausen
Satz: Design-Typo-Print, Ismaning
Lithos: PHG, Planegg
Druck: Appl, Wemding
Bindung: Großbuchbinderei Monheim, Monheim

ISBN 3-7742-1470-0

Auflage:	9.	8.	7.	6.
Jahr:	01	00	99	98

Umwelthinweis:
Dieses Buch wurde auf chlorfrei gebleichtem Papier gedruckt. Um Rohstoffe zu sparen, haben wir auf Folienverpackung verzichtet.